你不可不知的兩岸醫養大未來

掌握高齡化浪潮九大優勢

採訪撰稿 胡芳芳、張成華、孫浩玫、殷千晨

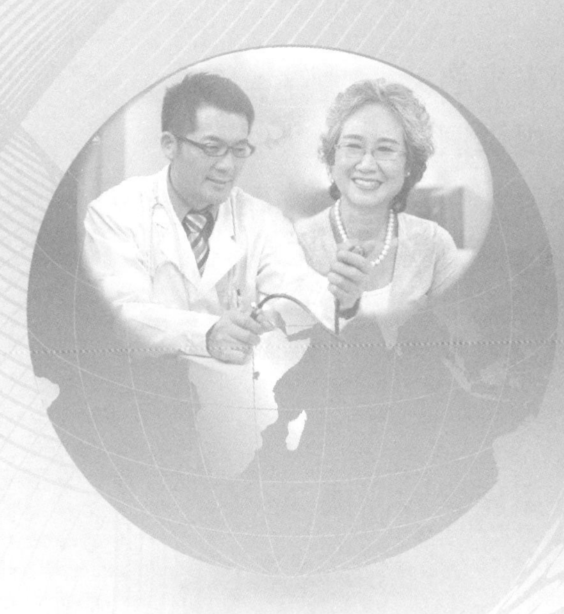

訪談專家/

邱文達（衛生福利部前部長）

蔡芳文（雙連安養中心執行長）

劉庭芳（北京清華大學醫院管理研究院院長高級顧問）

林重文（上海鑫山保險代理有限公司董事長）

吳永平（徐州醫科大學黨委書記教授）

廣樹誠（聯合國開發計畫署前「絲綢之路區域發展」項目經理）

王其鑫（上海悅心健康集團總裁）

余金樹（慧誠智醫股份有限公司總經理）

《你不可不知的兩岸醫養大未來》
掌握高齡化浪潮九大優勢

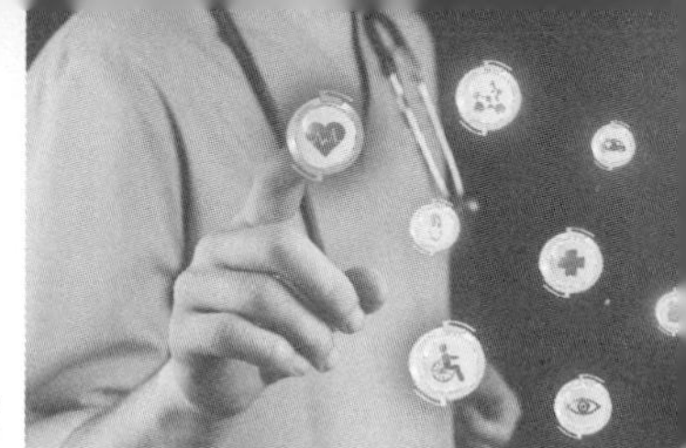

目錄

第 2 章　高齡化社會帶來的危機與轉機

訪談專家 / **廣樹誠**

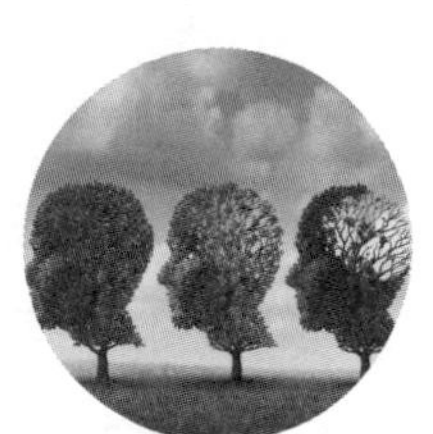

第 3 章　尋找安居之所——各國特色銀髮住宅與創建思維

訪談專家 / **蔡芳文**

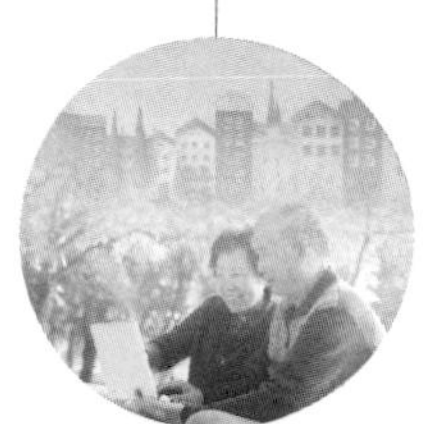

第 4 章 對老年醫療的需求，你準備好了嗎？

訪談專家 / **余金樹**

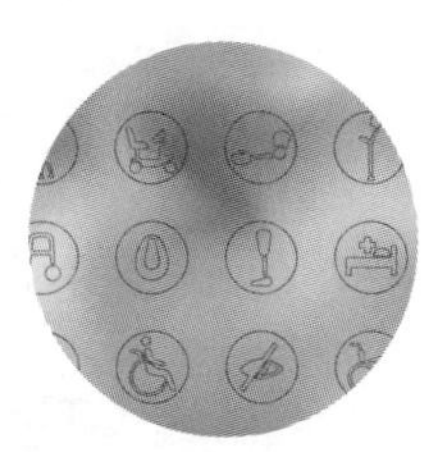

第 5 章 醫養結合，將成為高齡化社會的必修課

訪談專家 / **邱文達、蔡芳文**

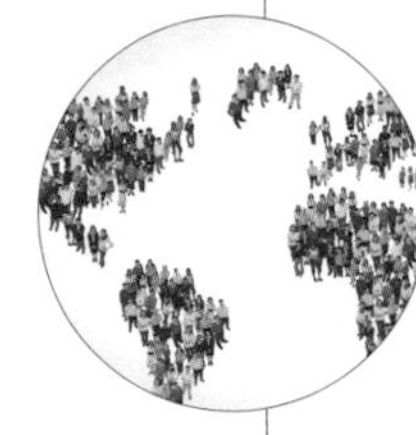

第 6 章 養老保障的兩大支柱：社會保險 vs. 商業保險

訪談專家 / **林重文**

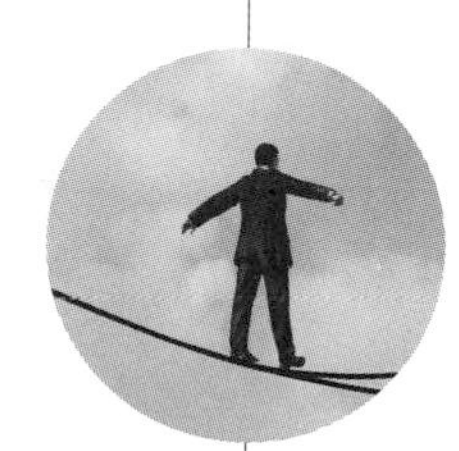

第 7 章 國際醫療旅遊，為何備受關注？

訪談專家 / **邱文達、劉庭芳**

第 8 章 銀髮產業人力大爆發——你瞭解嗎？

訪談專家 / **蔡芳文、吳永平**

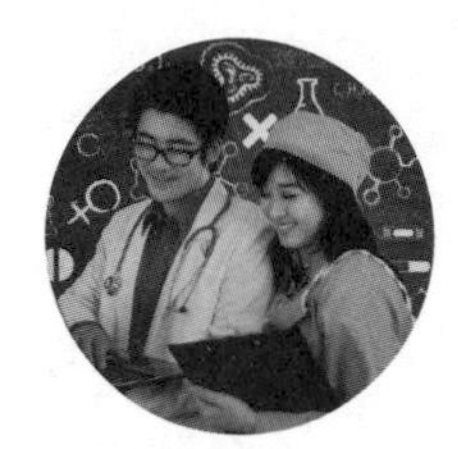

第 9 章 掘金四十兆，不容台灣缺席的中國大陸大健康盛筵

訪談專家 / **王其鑫**

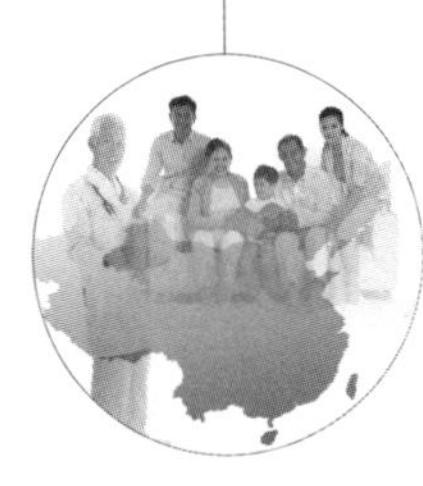

推薦序

醫養整合，是全球未來趨勢

邱文達

美國 AHMC 醫療集團聯合總執行長，衛生福利部前部長

差不多在這三、五年之間，全世界的醫療政策都發生了翻天覆地的變革。台灣在實施 20 多年的全民健保後，2013 年執行「二代健保」，除了增加補充保險費外，又推出 10 餘項醫改新制。中國大陸在推動「十二五」的醫改及「十三五」新規劃之後，2013 年「全民醫保」的覆蓋率一下子由 3 ～ 40%擴大至超過 95%；而 2016 年 8 月，習近平主席更指示要推動五項基本醫療衛生制度建設：一、分級診療制度；二、現代醫院管理制度；三、全民醫保制度；四、藥品供應保障制度以及第五項的綜合監管制度，可說是中國大陸醫療史上最大改變的一次。再以美國來說，美國原本奉行自由市場精神，但於 2014 年歐巴馬總統推行歐記健保突然傾向社會主義制度，雖然納入二千多萬無保險的人，卻造成政府財政赤字更嚴重。實施兩年，2017 年川普當選美國總統，又將廢除歐記健保，改為川普健保，美國也面臨一個史上變動最快的時代。

在長期照護政策方面，也發生了劇烈的變化，「醫」和「養」的整合已是全球趨勢。英國是最早提出醫療和長期照顧整合的國家，緊接著加拿大等各國均朝此方向發展。中國大陸在研究了全球

優勢的養老模式以後，提出「醫養結合」策略，以醫帶養，以養帶醫，而在醫養結合及長照保險的新計劃，也在上海、山東等各地試辦。日本的介護保險舉世聞名，是各國學習的對象，但因未能與健康保險整合，近年來財務壓力越來越大，因此提出2025年的願景：發展全人醫療和社會照護整合系統。美國也以老齡普及照護計畫（Program of All-inclusive Care for the Elderly, PACE）來進行健康照護（Medicare）和長照體系（Medicaid）的醫養整合。台灣在2015年通過長照服務法，規劃在建立長照網絡後，逐步推出長照保險，但在2016年政權交替後，推出長照2.0，建立ABC三級長照網絡等，暫緩推動醫養整合的長照保險制度。

從產業觀點，前瞻趨勢與機會

全球性的人口結構改變，老齡化社會的到來，必然將改變人類生活的各個層面，醫療政策和長照政策的劇變只是其中一部分而已，要做到更完善的對策，需要更全面和全球化的觀點。《你不可不知的兩岸醫養大未來：掌握高齡化浪潮九大優勢》集合了兩岸各領域的專家，貢獻各自的專長與經驗，嘗試為此波全球化的浪潮找出更恰當及全面的切入點和解決方案，化危機為機會。本書從銀髮浪潮的衝擊與轉機談起，詳述醫療政策和照護政策各方面現況與發展，並從產業的觀點前瞻將來的趨勢與機會，將問題與方案做一次全面且徹底的討論。

筆者在本書中也和蔡芳文執行長與劉庭芳教授負責了兩個專章（第五章與第七章），除了前述醫養整合的各國發展現況與趨勢的分享，筆者認為國際醫療也是這一波浪潮中重要的機會。國際醫療就是做到醫療服務走出去，也能夠將醫療需求帶進來，美國從 20 世紀以來一直是全球國際醫療的中心，接著歐洲、泰國、新加坡、印度、馬來西亞、日本、韓國等。中國大陸也完成了很多國際醫療園區如上海浦東、新虹橋等，傾力在發展國際醫療。台灣醫界許多醫療院所主動從事海外人道救援，以及幫助其他國家醫護人員教育訓練，都是國際醫療很好的基礎，也是筆者長期努力的目標。

身為一名醫療及公衛學者，長期從事醫療政策及醫務管理工作，謹提出「全球化健康照護管理核心能力」的建立做一點補充。醫養及各界在檢討和反省了制度和機構的缺失以後，發現問題癥結常在領導者及管理人員缺乏核心能力或適當訓練。於是來自 15 國的 19 個國際學協會，從 2013 年開始進行全球性問卷調查及廣泛研究，終於在 2015 年提出「全球健康照護管理五大核心能力」：領導力、溝通及人際關係管理、專業及社會責任、醫院環境及經營的知識與技巧。在體系與制度建立與改革以外，如果再加上核心管理能力的改善與協助，最終將會實現為全球帶來更好的醫養照護品質及效率。

推薦序

為兩岸醫療交流，提供洞見

郭守仁

彰化基督教醫院院長

我們知道一個國家的醫療產業，除了象徵著該國的經濟繁榮程度，也反映出國民的健康及生活品質。所謂的醫療產業，前台大醫院院長李源德教授曾經指出，「醫療產業泛指和身體及心理健康疾病之預防、檢查、治療、復健、護理、照顧等相關之行業機構。其主要功能為治療及預防疾病，以控制疾病傳染；照顧以幫助抵禦疾病，並教育病人、輔導病人日常生活活動等。」由此可見，醫療產業的性質與一般行業不同，管理與經營的方式也有所差異。以醫院來說，醫療從業人員從過去提供治療以滿足病患需求演變到全人醫療。醫院的經營模式，更從過去偏重個人英雄「單打獨鬥」式轉變為全人團隊照護，因此，病人從入院到出院，以至於回到社區時皆能得到最完整、完善的全方位團隊醫療。

另一方面，隨著醫學科技日新月異的進步，衛生教育及環境的改善，醫藥研發的創新等因素，使人類壽命愈來愈延長。本書《你不可不知的兩岸醫養大未來：掌握高齡化浪潮九大優勢》提到，2013年世界衛生組織（WHO）指出，醫療照護費用增加、人口老化、醫療資源分配不均和慢性病病患人數增長，是全球政府必須面對的問題。現代醫學已經從以往的治療走向預防的發展，也就是「防患於未然」、「預防勝於治療」，運用數位化科技結合 ICT（資通訊）的智慧醫療，一方面有效控制醫療資源，另一方面透過遠端監控遠距醫療掌握患者狀況，可以達到預防的功能。所以現代的醫療除了講求智慧醫療，提供更人性化的照護服務之外，應該還要考量未來隨著人口老化的趨勢，如何更有效的開拓及分配醫療資源，結合政府或是民間企業異業合作、相關的保險制度及資金，提供醫療及健康照護產業更廣大的禾場，深耕社區的需要，提供更多更貼心的服務給民眾，才是醫療及健康照護產業從業者必須思索的方向之一。

高希均教授曾說過:「大格局決定大思路，大思路決定大出路。」他認為有三方面可以展現大格局。一是面對全球的競爭，華人企業應該互相協助、彼此交流真誠合作。二是勇敢走向開放，以交流合作直追世界級的企業與世界的標準接軌。三是發揮自身的優勢與軟實力，將其運用在產業的提昇、創新、綠能、資通訊、文化甚至是品德的示範等。我經常勉勵彰基同工「共好」、「共榮」；以彰基體系為平台勇敢迎向世界；及以信仰、經濟、環保三要素締造卓越醫療，與高教授的大格局觀點可以說是前後呼應。彰基早在十年前就走出去，走向世界，也很早就開始與對岸交流。為什麼當時會有這種能量、有這樣的動能？事實上，彰基做的工作就是一種使命，就是傳承創院院長蘭大衛醫師及兒子蘭大弼醫師無私奉獻、謙卑服務的精神。

合作之道，在於「接地氣」

誠如本書所言，「世界在變、大陸在變，台灣也在變，在這個不停轉動的世界裡，不會給任何人留下一點點『故步自封』的餘地，也沒有人有這個『能力』以昨日的標準來判斷明日的是非。」未來是無限寬廣的，結合全人醫療團隊打造品牌，進而將這個品牌再邁出一步變成王牌，不斷的創新與進步。不要用傳統的方法做現在的事，知識如果無法複製則沒有價值，知識也要經過創新才有價值，才能產生質 × 量的總價值。當然，如何將團隊經營因時、因地、因人制宜，才是立於不敗之地的法則。

上銀科技蔡惠卿總經理談到在進行國際投資中所面臨的挑戰，其中一項就是文化智商。所謂的「文化智商」是指各國文化不同，做事習慣不同，思維方法也不同，而且是根深蒂固的。因此，在與各國人員互動的過程中，最重要的是發揮同理心與傾聽力，展現文化智商！這與上海悅心健康集團王其鑫總裁在本書提出的「入境問俗」及「接地氣」有異曲同工之處；他認為接地氣就一定要做 B2C，不能停留在 B2B；要將醫院對醫院或機構對機構的輔導與顧問關係，改成直接參與管理和經營的模式。

台灣與大陸的醫療交流方興未艾，其中不乏許多失敗的案例及存在許多困境。如何運用現有醫療管理與服務基礎的優勢與對岸的醫療資源、養老資源共創雙贏，本書也提供了許多洞見。我們所走過、共同創造的文明、文化是靠累積，是無法計價的。歷史、文物、經驗一旦被喚醒，就會產生能量，即使現在非主流，也別看輕，因為這些將會厚實我們的內涵，會贏得對方肯定與尊敬。本書由大好文化胡芳芳總編輯及採訪團隊訪談海峽兩岸學者、專家與業者，對時下高齡化社會現象、銀髮議題所衍生的保險、醫養資源以及兩岸醫養未來提出精闢針砭，在此誠摯推薦。

推薦序

平台助嫁接，老幹發新芽

劉順仁
臺灣大學管理學院會計學系教授

《你不可不知的兩岸醫養大未來》一書，對於全球性老齡化的大趨勢，特別是中國大陸因應老齡化在公共政策及產業結構上的大幅度改變，有很具體深刻的討論。讀完此書後，相信每一位讀者都會同意，中國大陸是一個「醫養」產業成長快速、商機無窮的市場。儘管如此，「醫養」產業起步較早而且管理較先進的台灣，過去十幾年來在中國大陸的發展卻是舉步維艱、規模非常侷限。本書點出問題出在「不接地氣」（例如，不了解中國的社會及醫養體系，無法找到適當的醫養人才），更進一步提出以「嫁接」取代「移植」的新方法，我覺得這是全書最具產業實用價值的部分。

然而，要讓本書中所提倡的「嫁接」能夠成功，非常重要的關鍵是要存在一個有效的平台中介者（以下簡稱平台）。具體而言，這個平台要有下列三種核心素養。第一，這個平台要有謀略，要能布局出「優勢互補」的競爭型態。中國市場如此龐大，以台灣有限的營運規模與資金，絕對無法與全國性的大集團或大城市的三甲醫院（類似台灣的醫學中心）正面競爭。因此，這個平台必須幫助「嫁接」後的醫養組織，在利基市場中取得以「老幹發新芽」的局部優勢。例如，局部優勢的取得可能必須離開大城市及沿海地區，進入大陸三四線城市（例如併購當地較小型醫養機構），或者快速切入大陸市場需求方殷、但還不夠成熟的項目（例如醫療美容）。第二，這個平台要有高度的誠信，並能夠取得各方的信任。由於大陸市場變動速度及幅度都很大，任何計畫或契約經過一段時間後，都很有可能必須重新制定或談判。而過去一直為不夠「接地氣」所苦的台資，更是擔心一旦合作稍有成果，陸資就會運用種種手段「整碗捧走」，甚至平台也可能在兩造之間上下其手牟取私利，這些造成互信基礎喪失的事件，是讓「嫁接」失敗的重要原因。因此，平台如何認知並實踐「好道德造就好生意」（good ethics is good business），非常重要。第三，這個平台要能建構合理的資源投入與利益分享機制。「嫁接」過程中牽涉到三方的貢獻與利益：有接地之根的陸方組織，有結甜美果實枝幹的台方組織，以及搓合雙方的平台組織。處於關鍵地位的平台，必須建立合理的機制解決資源如何投入（現金出資或換股比率，及規範各方所應擔負的責任），績效如何衡量、監督（例如完整的財務報表及內控系統），並設計足以激勵「嫁接」雙方發揮企業家精神追求成長的誘因。

人性關懷、專業與財務報酬，需平衡發展

由本書中看到，赴上海經營三十年的台商斯米克集團正在透過悅心健康做快速的企業轉型，建立上述平台中介者的核心素養。當然，悅心健康集團過去欠缺醫養產業的經驗與能耐，是一大限制。但以悅心集團的戰略思維與初步布局來看，頗有成為成功平台的企

圖心與謀略，非常值得期待。而我更是希望台灣醫養產業（例如牙醫專科等）能夠自行串連磨合，發揮「打群架」的精神，與平台組織共同設計出更有規模更有效率的「嫁接」之道。

醫養產業是一個具有長久需求及可以穩定成長的行業，因此一旦政府政策開放鼓勵後，立刻吸引大量資金及人才追逐其龐大商機。但醫養產業與一般服務業不同，它具有公有財明顯的外部性；例如，病人之痛會是至親之苦，病人之喜會是至親之樂，影響範圍絕非只有個別消費者。不論醫養產業的組織型態是公營或是民營，在全世界都受到政府嚴密的監理，以及民眾對其誠信高度的期待，因此，投入醫養產業者千萬不要急功近利或見利忘義，否則長期中必有信譽與品牌嚴重受損的風險（例如近年來莆田體系所發生的重大醫療糾紛）；相對的，世界級的醫養機構，無一不是強調人性關懷、專業能力與財務報酬三者必須平衡發展，因此才得以建立起數十年甚至百年不墜的永續事業。謹以此遠大胸懷與欲投入兩岸醫養大潮流者共勉。

出版緣起

兩岸攜手，共迎醫養大未來

李慈雄
上海悅心健康集團董事長，恒南書院院長

為紀念南公懷瑾先生誕辰，弘揚傳承先生思想教化及其終生致力於復興中華文化、開創人類新文明的志業，自 2013 年開始，每年恒南書院都會舉辦一場紀念研討會。2013 年的主題是「身心性命」、2014 年是「中華文化與世界文明」，2015 年是「生命的學問」，2016 年則是「社會福利與全民健康」。

此次講座特別邀請了備受推崇的專家學者與會，包括衛生福利部邱文達前部長、北京清華大學醫院管理研究院劉庭芳教授、雙連安養中心蔡芳文執行長、上海鑫山保險代理有限公司林重文董事長、徐州醫科大學吳永平書記，以及前聯合國開發計畫署「絲綢之路區域發展」項目廣樹誠經理等名家作了相關專題演講。

因師事南師多年，感懷南師以宏揚中國傳統儒、釋、道三學為己任，窮畢生之力於探索生命科學內涵與實踐的精神，在致開幕辭時，我提到了目前整個華人社會最關注的就是健康、醫療與養老。南老師早於一九八〇年代就看到這一新世紀的高齡化趨勢，並曾提出要興建一所理想的老人住宅社區——「安頤別業」。

1991 年有人問南老師：中國的前途在哪裡？南老師寫下了「共

產主義的理想，社會主義的福利，資本主義的管理，中國文化的精神」四句話，當時許多人都認為這太理想化，缺乏執行介面。但是對照現下中國老齡化的整體情勢，以及許多機構做出來的成果，南老師所說的四句話完全可以做到，而且應該要這麼去做。

早在兩千多年前，《禮運大同篇》就已經把共產主義的理想：「世界大同」很清楚地描述出來了。文中提到「故人不獨親其親……使老有所終」便是大同社會的特徵，也是共產主義理想和中國文化精神的交集。至於社會主義的福利和資本主義的管理，也早已在歐美許多先進國家中落實，到哪裡都不是新鮮想法。

機遇與挑戰並存

當前，高齡化已為全球帶來了前所未有的挑戰。同時，醫療科技的飛速發展，網路的發展與電腦、手機的革新，已經為醫療養老產業開啟一扇又一扇的新天地，也帶動了銀髮經濟產業模式的改變，這些都說明機遇始終與挑戰並存。

上個世紀結束前，許多國際政治觀察家紛紛提出：世界重心正在向東方移動，21 世紀，世人必將面對中國的崛起。如今，這一趨勢已無人懷疑。然而，名列全球經濟成長速度最快的中國大陸，也難免於高齡化帶來的衝擊。中國領導人已經意識到，人口快速老化，不但造成人口紅利下降的苦果，甚至可能因背負龐大高齡社會而帶來國家安全的威脅。幸而，過去四十年的改革開放，已為中國累積了足夠的經濟基礎，可以提供醫養所需的建設，因而也潛藏著無限商機。

作為和中國大陸文化相承，血脈相連的臺灣，更早遭受老齡化的衝擊，也已經在醫養結合的發展上先跨出了一步（例如將衛生署提升為衛生福利部）。因此，台灣應該如何在這波兩岸高齡化大浪潮來襲之際，站穩腳跟，進而掌握商機，在中國銀髮經濟中開創新局，應該是有識之士關注的焦點。

本書的出版，即是以「社會福利與全民健康」研討會的內容為主軸，以高齡化時代的各項需求及可能產生的趨勢，邀請台灣長期投入醫養領域的資深作家胡芳芳、張成華與孫浩玫，親自專訪與會的演講嘉賓等專家，從社會趨勢與福利、醫養結合、保險、國際醫療、養老人才培育以及中國大健康產業等多個面向分析，再多方蒐集全球各國面對高齡化社會的因應之道，透過九大主題，為讀者做了寶貴的歸納分析，並提出觀察和建言，相信能提供有心人士參考。

是為序。

前言

全新視野，掌握健康產業大商機

根據世界衛生組織（WHO）2016 年發表的《關於老齡化與健康的全球報告》，老齡化是一個加速撲來的全球性浪潮。統計顯示，法國 60 歲以上的人口所占比例從 10％攀升到 20％，前後歷時 150 年，但是同樣的增長比例，中國、印度和巴西等國家卻只花了 20 多年；換句話說，過去像法國等歐美先進國家有近百年或以上的老齡化適應時間，然而發展中國家卻只有一、二十年的時間來因應。

兩岸老化速度，全球最快

如果我們把眼光放大，就全世界來說，2000 年到 2050 年這 50 年間，老年人口（60 歲以上）所占比例將從 11％增長到 22％；屆時歐洲 60 歲以上人口所占比例將達到 34％，亞洲、拉丁美洲將達到 25％，即使是擁有最多年輕人口的非洲，也會從現在的 5％增長到 9％。因此，老齡化浪潮是一個正在加速向全球迎面撲來的現象，地表無人能免於它的巨大衝擊和影響。當然，老齡化不僅是挑戰，也將帶來巨大的商機，綜觀而言，銀髮族產業大致可包括四個領域：日常生活協助、醫療保健、休閒娛樂、金融理財與保險服務，日本產經省就預估，2025 年全球銀髮產業的市場規模將達 37.38 兆美元，

在台灣，內政部人口統計資料指出，2017 年成為高齡社會

（六十五歲以上占 14%），老化指數突破 100%，老年人口（六十五歲以上）約達 316 萬人，比幼年人口（十四歲以下）還多，這代表著少子化、高齡化的曲線呈現黃金交叉。台灣在 2025 年將達超高齡社會（六十五歲以上占 20%，初估約 460 萬人），到 2050 年，聯合國《全球人口老化報告》更進一步預測，台灣六十歲以上人口將攀升至 44%，是全球最高比例，其次才是日本的 42%。在此趨勢下，產業機會也隨之而來，工研院預測，2025 年台灣高齡產業市場規模將達 3.59 兆元新台幣。

大健康產業晉級兆元產業

至於中國大陸，更是備受關注。2014 年，65 歲以上的老年人口已高達 1 億 3,800 萬人。2015 至 2020 年，超過 60 歲人口占總人口的比例將自 15%增加至 17.17%。到 2030 年，中國 60 歲以上的老齡人口將達 3.71 億，占總人口比例達到 25.3%，也將進入超高齡社會。隨著平均壽命增加、國民健康意識提升，銀髮族的商機也愈發蓬勃，2010 年中國大陸老年人口消費規模已達人民幣一兆元（約新台幣 4.4 兆），預計到 2020 年、2030 年、2040 年將分別突破人民幣 3.3 兆、8.6 兆和 17.5 兆，成為全球老齡產業市場潛力最大的國家。

高齡化帶來的衝擊，不只是社會動能放緩，或是老人照護的需求，還有醫療開支遽增，政府財政難以支應等一連串的深層問題。所謂「生之者寡，食之者眾」，加速老齡化將帶來經濟遲滯、社會焦慮、國家衰落的苦果，也因此，中國大陸從 2016 年開始放棄了施行已久的一胎化政策，正是看到老齡化將造成國家全面衰落的危機，而不得不改弦更張。

當然，危機也帶來轉機，世界各國都意識到，必須透過科技手段來讓醫療和養護更具效率，才能讓人民福祉不墜而政府又不致破產！在此情況下，生物科技、人工智慧、機器人等產業，勢必得到長足的發展機遇。

在老齡化的衝擊下，中國大陸的醫療需求日益殷切，醫療體系也正面臨一個大變局和大轉折。種種跡象顯示，大陸正在步台灣的後塵，鼓勵私人辦醫；近年來，大陸每年新開醫院約 2000 家，等於四個台灣的存量，而大陸醫療體系被人垢病已久，在龐大的輿論壓力下，政府正設法在醫療的量與質雙管齊下，大力推動醫療改革。

反觀此岸，台灣在醫療方面的成就可謂舉世同欽，但近年來在政府財政壓力導致的健保瓶頸，卻也讓醫界不少人才倦勤，萌生轉戰大陸的念頭，養老產業亦然。台灣的老化曲線比大陸早了十年，養老機構和相關產業也比大陸早了十多年到二十年的發展，因而吸引大陸業者紛紛來台取經。

但轉戰大陸並非易事，兩岸分隔多年，早已發展出非常不同的社會體系和文化，因而台灣業者鎩羽而歸者比比皆是，究竟何去何從，如何做才是台灣贏的策略，可謂眾說紛紜。本書邀請跨足兩岸醫界業界的專家學者，從醫療、養老、保險、發展策略等各方面做第一手的深入分析。就大健康產業而言，這實在是兩岸一個波瀾壯濶的大時代，不容台灣有志之士錯過！我們希望本書能拋磚引玉，邀請更多業界賢達來共獻讜論。

第 1 章

21 世紀銀髮經濟來臨

高齡化社會的趨勢變化，對於個人、產業、環境、國家都會產生重大影響，沒有任何一個人可以置身事外。

另一方面，人口高齡化也為未來消費市場帶來無限商機，隨著有錢的嬰兒潮世代步入老年，長壽醫學將是最大的一塊全球市場，相關「老有所養、老有所醫、老有所樂」等銀髮產業，將有效提升社會經濟發展，全球相關大健康產業，即將進入黃金發展時期，尤其是中國大陸市場。

各個國家也都致力於推廣長照與醫養政策，調整公共醫療保險和養老保險制度的覆蓋率；提高法定退休年齡以應對相關勞動力市場的緊俏情況；企業在工作場所也應善待年長勞動者，提供更多增強技能的機會，社會也應在技術與制度上面做創新，來發揮作用；同時，為了能促進更健康的老齡化過程，也將會對城市重新進行設計。

新的浪潮在新舊世紀交替之際紛至沓來，工業4.0、AI人工智慧、大數據、恐怖主義、保守主義、世界秩序重洗牌、人口結構老齡化……不管您的態度是樂觀或悲觀，但有一點是毫無疑問的，沒有人能置身事外。

如今，我們即將面臨的，是史上最大一波的高齡化浪潮，你準備好了嗎？

高齡化的世界趨勢變化，將比我們所預期的要快許多，對於個人、各個產業、環境、國家都會產生嚴重影響，所以，很多人都希望能夠蒐羅更多的訊息，從更多專家學者的研究分析中，能夠對未來趨勢有更多掌握與因應，希望在面臨可能的新變革時，可以從容應對將其轉化成新的機會。

2015 年根據聯合國經濟和社會事務部正式發布的《世界人口展望：2015 年修訂版》報告（World Population Prospects: The 2015 Revision），截至 2015 年 7 月世界總人口為 73 億，預計到 2030 年將增加到 85 億，2050 年將升至 97 億，並在 2100 年達 112 億人口。

報告中指出，隨著人均壽命增高和出生率下降，世界人口成長實際整體呈現放緩趨勢，也因此導致老年人口比例逐年升高。根據報告預測，全球 60 歲及 60 歲以上的老年人人口數量，到 2050 年將增加 1 倍，並在 2100 年增加 3 倍以上。其中，歐洲將是老年化問題最為顯著的地區， 2050 年，當地 60 歲及以上人口將佔總人口的 34%，而亞洲的老年人口比例則將增加到 25%以上。

趨勢一：高齡化的時代轟然來臨

管理學大師彼得．杜拉克，在《下一個社會》一書中，曾明白指出「人口結構變遷，加上全球化與知識經濟，將成21世紀上半葉，國際間三大關鍵趨勢」。

哈佛大學教授大衛．布魯姆（David E. Bloom）在2016年3月號的《金融與發展》期刊中發表「全球人口結構的劇變」文章中提到，「在2009年的一項調查中，人口統計學專家便表示全球老齡化，是未來20年全球面臨最嚴峻的人口問題。由於人口快速老齡化，將會出現國家勞動力短缺、經濟成長放緩、資產市場崩潰、國家財政壓力、養老金和醫療保險系統虧空，及人口紅利的損耗等負面影響。」

另一方面，老年人口比重提高也表示高齡化程度將持續加深，因為年齡結構的變化，相關老年人的消費品和消費服務將有更大需求，也會帶來消費市場擴大，尤其是在醫療保健上支出將更加明顯。人口高齡化也為未來消費市場帶來無限商機，相關「老有所養、老有所醫、老有所樂」等銀髮產業，也將有效提升社會經濟發展。全球相關大健康產業，即將進入黃金發展時期，尤其是中國大陸市場。

為何預見中國大健康產業得以快速發展，主要是因為一、人口高齡化，為提高人民保健，有潛在醫療需求；二、政策推動健康產業建設，加大了醫療領域的開放，鼓勵社會資本進入醫療和健康服務領域，活絡了社會資本活力。而這也將支撐讓大健康產業持續發展，包括藥品製造、醫療器械、保健品、醫療美容、健康服務產業、兒童醫療及老人醫療、養護產業等都將有十足的成長空間。

根據經濟合作暨發展組織（OECD）的研究，一個國家邁入高齡化社會後，實質 GDP 成長率將降低 0.35％至 0.75％。金字塔倒轉，整個人口結構的「質變」，是對經濟、產業的考驗，更挑戰都市承載能力。

因應人口老齡化，高齡化社會的來臨，各個國家也都將在政策上進行調整，社會也會在技術與制度上面做創新，包括調整公共醫療保險和養老保險制度的覆蓋率、供款率和社保金支付；提高法定退休年齡以應對相關勞動力市場的緊俏情況；包括企業也可以通過改變人力資源管理方法，在工作場所善待年長勞動者，為各年齡階段勞動者提供更多增強技能的機會，來發揮作用；同時，為了能促進且面對更積極、更健康的老齡化過程，也將會對城市重新進行設計。

健康不僅是幸福的基礎，更是國力的一種展現，如何提升老年人的幸福指數，同時提升健康國力，成為各國政府的重要課題。

●台灣——長照2.0 計畫

在高齡化社會因應政策方面，行政院於2016年9月29日通過「長期照顧十年計畫 2.0」（簡稱長照 2.0），自 2016 年 11 月 1 日起推動長照 2.0 試辦計畫，衛生福利部頒布的總目標及策略如下：

一、長照 2.0 總目標：

(一) 建立優質、平價、普及的長期照顧服務體系，發揮社區主義精神，讓失能的國民可以獲得基本服務，在自己熟悉的環境安心享受老年生活，減輕家庭照顧負擔。

(二) 實現在地老化，提供從支持家庭、居家、社區到機構式照顧的多元連續服務，普及照顧服務體系，建立關懷社區，期能提升失能者與照顧者之生活品質。

(三) 向前端優化初級預防功能，銜接預防保健、活力老化、減緩失能，促進老人健康福祉，提升生活品質。

(四) 向後端提供多目標社區式支持服務，轉銜在宅臨終安寧照顧，減輕家屬照顧壓力，減少長期照顧負擔。

二、長照 2.0 實施策略：

(一) 建立以服務使用者為中心的服務體系。

——整合衛生、社會福利、退輔等部門，排除部門各自為政的弊端。

(二) 培訓以社區為基礎的健康與長期照顧團隊。

——向前銜接預防失能、向後發展在宅臨終安寧照顧，以期壓縮失能期間，減少長期照顧需求。

(三) 發展以社區為基礎的整合型服務中心。

——以在地化原則，提供失能者綜合照顧服務；並藉由友善 APP 資訊系統及交通服務，降低服務使用障礙。

(四) 提高服務補助效能與彈性。

——鬆綁服務提供之限制、擴大服務範圍、增加新型服務樣式、提高服務時數，以滿足失能老人與身心障礙者的長期照顧需求。

(五) 鼓勵服務資源，發展因地制宜與創新。

——透過專案新型計畫鼓勵發展創新型整合式服務模式，並因地制宜推動維繫原住民族文化與地方特色之照顧服務模式。

(六) 開創照顧服務人力資源職涯發展策略。

——透過多元招募管道、提高勞動薪資與升遷管道，將年輕世代、新移民女性、中高齡勞動人口納入，落實年輕化與多元化目標。

(七) 健全縣市政府照顧管理中心組織定位與職權。

——補足照顧管理專員與督導員額，降低照顧管理專員個案量，進行照顧管理專員職務分析，建立照顧管理專員訓練與督導體系，俾利建立專業照顧管理制度。

(八) 增強地方政府發展資源之能量。

——縣市應推估鄉鎮市區需求人口分布，盤點鄉鎮市區長期照顧資源，釋出在地可用公共空間。

——定期分析各縣市鄉鎮市區長期照顧服務需求、服務發展以及使用狀況。

——透過資源發展策略，縮短照顧需求與服務供給之落差，且與服務提供單位共同研商品質提升機制。

(九) 強化照顧管理資料庫系統。

——分析與掌握全國各區域長期照顧需求與服務供需落差，與地方政府共享，作為研擬資源發展與普及之依據。

(十) 建立中央政府管理與研發系統。

——落實行政院跨部會長期照顧推動小組之權責。

——成立國家級研究中心，發揮管理與研發功能，以供政策修正與調整之依據。

● 中國大陸——健康中國 2030 規劃綱要

中國大陸在2016年10月印發了《「健康中國2030」規劃綱要》，綱要的第十章第二節〈促進健康老齡化〉直接闡明維護和促進老年人口健康的施政重點，撮其要者有以下數點：

一、〈促進健康老齡化〉開宗明義即提出，要針對老年人口建立起一個醫療衛生的服務體系，並且這個體系的服務必須要落實到社區和家戶單位。

二、〈促進健康老齡化〉的第二個重點即醫養結合，又可以分為三個細項，分別是在醫療衛生機構和養老機構間建立起合作機制；中醫藥和養老的結合，其目的是在老年患者的治療期、康復期、穩定期或安寧療護期，提供一系列、整體性的醫療和養護服務；而在積極預防方面，是在老人自己的家裡、社區和養老機構中提供慢性病的防治服務。

三、鼓勵民間力量興辦醫養結合機構。

四、從健康管理的層面加強預防老年常見疾病和慢性病。

五、預防老人心智疾病。包括老人心理問題和老年痴呆症。

六、〈促進健康老齡化〉的第六個重點，可說是因應老齡化社會的社會福利政策面向，包含了經濟困難者的補貼制度和建立長期護理的保障制度、老人基本藥物的綠色通道，以及推動居家老人的長期照護服務。

面對高齡化社會，未來將會朝「知識化社會」發展，也就是一個「結合多數人智慧」（Wisdom of Crowds）的社會，非貨幣型經濟也將隨之興起，亦即部份企業型態不單單只為了賺錢為目的，整合「貨幣經濟」與「非貨幣型經濟」後，以往強調的「企業的社會責任」將轉為「企業對社會的貢獻」，當中包括了老人照護、社區教育、地區經營、環境保護等社會企業型態都會不斷增加。

隨著網際網路不斷的創新，知識社會化已然形成，而知識（Knowledge）、人際關係（Relation）、信任（Trust）、品牌（Brand）以及文化（Cultural）是知識化社會的五項資本，從 Google、Wikipedia 百科、YouTube 網路影片、部落格、Facebook、Twitter、Line、WeChat、百度等，都是使用者自願免費提供知識、智慧、資訊與社會全體共享，同時，配合著各種雲端業務與數位技術，還能創造出新的企業型態與社會活動。

在上一個世紀，使用者主要多在追求物質的豐腴，追求速度、追求價格，著重在物質的各種需求，但是在 21 世紀，使用者需求已經有所轉變，從重視物質轉而追求內在需求的豐盈，處處希望國際化、期待能有安全與安心舒適的生活環境，強調休閒有文化等多元化的精神價值理念。

趨勢二：長壽醫療經濟學的五大最夯領域

全球著名的未來學家詹姆斯．坎頓（James Canton）將他長期觀察未來趨勢，深入接觸產業的心得出版了《超限未來 10 大趨勢》（The Extreme Future）一書，並且提出面對未來 5 年、10 年甚或 20 年挑戰的因應之道。這位曾經三度出任白宮顧問，至今仍是眾所敬重的商業顧問詹姆斯．坎頓，在這本書裡提供了他對 21 世紀的預測，究竟有哪些趨勢會改變我們的商業型態、市場與社會。

檢視目前我們所面對的環境，的確，大師當年所預測的一些趨勢或現象，它們正在發生。其中，包括了經濟創新模式、長壽醫學的發展、全球化無國界的經濟體以及未來人力資源的競爭與需求，同時，詹姆斯．坎頓更提出「中國以新超強姿態崛起，勢將界定 21 世的紀全球經濟。中國將主導世界貿易、能源資源、創新與安全。」

詹姆斯．坎頓在這本書中，進一步提及「奈米科技、生物科技、資訊科技和神經醫學將成為驅動未來經濟的四大動力，蘊含了無窮的商機。」同時，「隨著有錢的嬰兒潮世代步入老年，長壽醫學將是最大的一塊全球市場，提供各種抗老及增強健康產品，對社會、政治、財政、法律、環境造成衝擊。」

醫學科研的確讓人們的健康獲得了更好的預防與治療，尤其在未來的醫學使命，將更強化對於預防的必要與需求。在這本書中觀察主要的發展，認為長壽醫療經濟學中，共有以下五大最夯領域：

一、營養基因組學：

現代人注重健康，希望吃得好，但是不要發胖，因此，各種可能的減重食療都在瘋傳。詹姆斯．坎頓在書中提到，根據研究顯示，有些希臘人在參與各種飲食療法後，卻仍無法減重。後來，醫師改從 DNA 著手，讓他們攝取較多的馬鈴薯和洋蔥，結果體重真的減輕了許多。因此，這種所謂的「營養基因組學」（Nutrigenomics）新科技，提供醫師從基因組和個體的生化特性來重新認識、決定飲食，將能為人體健康揭開新的紀元。

二、幹細胞修護：

2000 年，住在美國加州的一位八歲小女孩茱莉，罹患了罕見的遺傳性疾病范康尼氏貧血症，她的骨髓失去功能，導致造血細胞無法分化，嚴重時將可能致死，而治癒的可能性只能藉由骨髓移植。當時，茱莉的父母親經過檢驗都不符合，無法進行移植，於是弟弟亞當的出生便成為全家人的希望。醫師在獲得茱莉父母的同意後，將弟弟亞當的臍帶血內的造血幹細胞移植入茱莉體內，成功地拯救了茱莉的寶貴生命。

在十幾年後的今天，臍帶血銀行已經在各國普遍盛行。臍帶血幹細胞能在人體出現損壞時負責修復，屬於再生醫療（Regenerative medicine）的一部分。所謂再生醫療，是一種修復受損細胞功能或替換身體內組織器官的治療方式，運用幹細胞、基因治療、基因轉殖技術及組織工程等四大領域，針對目前無藥可根治的許多疾病，包括血癌、阿茲海默症、糖尿病、心臟病等提供可能的治療。

再生醫療的確給予現代人帶來無窮的希望，同時，也帶動了市場的商機遐想，根據工研院產業情報網（IEK）的估計，全球組織工程市場值在 2013 年約有 66.8 億美元規模，預計將成長至 2016 年的 88.3 億美元；而英國《Nature Review》期刊的報告指出，全球幹細胞治療市場將由 2011 年 27.2 億美元成長至 2016 年的 46.5 億美元，年複合成長率皆達到 11%以上，成長速度相當快速。再生醫療為 21 世紀的新興產業，儘管整體產業還未完全成熟，還有許多關鍵技術有待開發，但仍受全球醫界的重視與看好，也有研究資料大膽預測，全球幹細胞治療的潛在市場規模大約有 800 億美元，而詹姆斯．坎頓也對幹細胞市場提出他的預測，他認為將會有二十億人的消費市場，在醫學市場中是規模最龐大的。

三、健康晶片：

什麼是健康晶片？這是一個可以記錄個人病史紀錄的小電腦，例如台灣的健保 IC 卡就是其中一種形式，卡上所嵌的 IC 晶片內，同樣存放有保險人的醫療紀錄，包括過敏藥物、重要醫令項目、長期處方箋、門診處方箋等。但台灣健保 IC 卡只是健康晶片的一種概念形式而已；2015 年三星開發出可穿戴設備晶片 Bio Processor，採用了系統級封裝（SIP）設計，整合嵌入式心電圖（ECG）閱讀器、應用處理器以及藍牙模組。Bio Processor 內置的傳感器，不僅能監測個人的健康狀況，還能用於保護資料安全。這一顆 Bio Processor 晶片，實現了心電圖、脈搏和身體脂肪率的全面監測，可協助使用者通過監測 ECG 模式以及與個人醫生聯合檢查的方式，了解可能患有哪種疾病，預計未來將可用於多種智能醫療保健服務。例如，醫院可藉助 Bio Processor 分享的用戶個人 ECG 信息，為病人提供持續性醫療服務。

類似三星 Bio Processor 晶片這種如何強化個人健康的新發明，在這幾年經常見到，就如同是一張記錄我們個人健康的智能卡，在小小的方寸裡，載入了我們的個人健康史相關訊息，包括可能的用藥紀錄、是否有藥物過敏等等，在個人未來需要幫助時，能適時提供醫療院所給予最妥切的治療。詹姆斯．坎頓認為，下個階段，健康晶片可能會植入皮下，作用就如同一部小電腦，這是通往網路的另一個途徑，能配合特定需要搜尋所需的資訊，並在個人需要幫助時，通報醫療院所。它會檢視個人的健康統計資料，知道某個人在什麼時候有什麼需要，或許有朝一日，人體健康晶片會救人一命。

四、手術機器人：

很多人認為工業 4.0 就是要達到人機互動，鴻海集團於 2007 年設立了機器人相關部門，經過將近 10 年時間，在 2016 年第三季鴻海的商用 Pepper 機器人已正式在台灣和消費者見面了，消費用機器人則會在 2017 年上市，機器人的應用領域正不斷在擴張與精進。

在醫療領域也同樣不斷在創新，外科手術由傳統的開腹式手術到微創手術，而今天外科手術的第三代創新就是機器人手術了。2016 年，美國有一位公衛研究員金彼得（Peter Kim）博士，發表一篇報告，在少數人類監管操作下，讓外科手術機器人「智慧組織自動機器人」（STAR）執行手術，雖然還未達無人狀態，但機器人成功縫合了活豬的腸子。這隻機器手臂由電腦程式控制，執行縫合、打結等手術動作，在外科醫生的監看下，STAR 縫好了活豬的腸子。

在團隊的研究顯示，STAR 機器人與目前專業外科醫師最常使用、也是發展最成熟的「達文西手術系統」相較要更加厲害。「達文西」能讓醫生手控、開幾個小傷口進行子宮切除等手術，而 STAR 則完全自動化，不僅能自行運作，以更靈活的「手臂」動手術，同時具有智慧、能在無指令下，因應軟組織手術的不確定和變動情況。

在 21 世紀，達文西手術系統已經被全球外科界廣泛接受使用，隨著人工智慧高科技系統日新月益，STAR 機器人又將技高一籌，運用高速的網路傳輸系統，醫療領域也開始打破疆域限制，全球外科醫師將可以運用機器人的協助，為病患執行遠距手術。

五、聰明藥：

現代人罹患憂鬱症、躁鬱症的比例愈來愈多，來自心理、社會、家庭、人際關係等等環境因素，很多人每天都承受許多壓力。美國在 2005 年的一份研究報告中指出，有超過半數的美國人現今正在接受某種形式的藥物治療。而美國未來研究院與飛利浦共同製作的《飛利浦健康指南》（Philips Health Index）也發現，在所有接受藥物治療的美國人裡，有三分之一強的人是為了改善情緒不穩、壓力、焦慮或沮喪等因素而服藥。

為治療憂鬱症、多動症等疾病，目前主要使用「莫達非尼」和「利他林」（Ritalin）兩種藥物，以「莫達非尼」為例，這是一種中樞興奮藥，服用者在服藥之後可以保持清醒和警覺；而「利他林」多用於過動症患者，尤其是兒童患者，在服用「利他林」後，小朋友注意力不集中的情況多有明顯改善，於是這類藥物後來被稱為「聰明藥」。

「聰明藥」具有強大的市場潛力，因此藥品製造商紛紛投入巨額資金進行研發與生產，2008 年瑞士醫藥巨頭諾華公司在利他林類藥品一年銷售額就高達 44 億美元；而美國強生公司則在 2008 年第三季就已達 28.4 億美元銷售額。

直到今日，科學界仍然持續在開發藥效更好、作用更強的新藥物。詹姆斯．坎頓認為「這股趨勢勢必還將包括那些能提供快樂的藥物，而抗憂鬱劑或抗沮喪藥都只是開始而已。提供快樂藥丸是個新構想，這種構想將挑戰人們對休閒、工作和娛樂的看法。二十一世紀的製藥魔術，將迫使世人從全新的角度看待藥物對社會的影響。」（註：以上趨勢二資料來源，參考自《超限未來 10 大趨勢》（The Extreme Future），作者詹姆斯．坎頓 (James Conton)，台北遠流出版公司，2007 年。）

第 2 章

高齡化社會帶來的危機與轉機

｜訪談專家｜廣樹誠

（前聯合國開發計畫署「絲綢之路區域發展」項目經理）

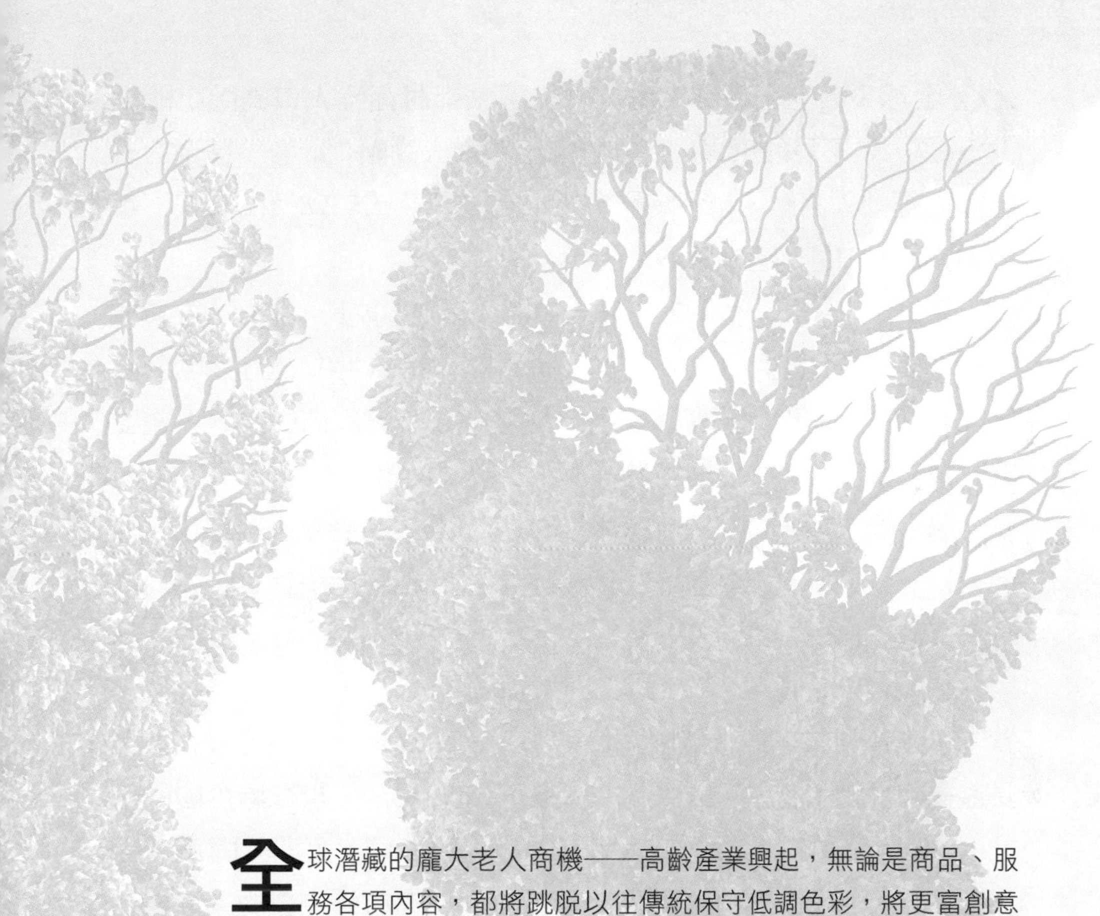

全球潛藏的龐大老人商機——高齡產業興起，無論是商品、服務各項內容，都將跳脫以往傳統保守低調色彩，將更富創意與創新。

未來 10 年，台灣老化速度將成為世界第一，2025 年台灣的老年人口占比將會超過 20%，如果加上準熟齡族人口，55 ～ 65 歲人口將超過全部工作人口半數以上。台灣更應該創造「熟齡族人口紅利」，善用高齡人口長年所累積的工作智慧與經驗，整個經濟體系，必須從貢獻體力為主的生產行為，轉型為以腦力為主的知識密集產業，高度發揮中高齡人口的專業優勢，善用熟齡人才，共享熟齡族紅利。

從全球人口老化趨勢來看，所有國家都將面臨人口高齡化的問題，是不爭的事實，部分國家已經進入高齡化社會，甚至有些國家已經進入高齡、超高齡社會，但是在新生人口遞減的時代，每個國家的人口紅利也在逐漸消失。

想像一下，當一個國家工作人口開始呈現負成長，年輕人要負擔扶養老年人的比例將會增加；加上長壽醫學在 21 世紀處在蓬勃發展之際，當基因研究、抗老醫學不斷地發達之後，人們要長命百歲並非難事，那麼現今的退休年齡是否需要做改變呢？

以台灣來看，目前法定退休年齡是 65 歲，當老年人口超過了幼齡人口，人們當真一到 65 歲可以退休嗎？未來高齡生活又會如何變化？又該如何規劃自己的下半生？

在人口結構產生巨大變遷後，高齡族群人口不斷高升，抗老、養老、醫療科技等商機無限，例如養生村、高齡者的照護服務、輔具產業等相關高齡產業市場都將持續成長。另外，根據聯合國的統計，2014 年全球前 30 個最大都市中，有 17 個在亞洲，因此，亞洲已成為都市人口最集中地區。目前全球已有超過半數的人口居住在都市中，同時，每星期還有大約 100 萬人移往都市居住，預估在 2030 年，全球居住在鄉村的人口將只剩下 40%。

都市人口日趨密集，各項建設包括運輸、娛樂、社會福利、市政、安全等都是各個政府要嚴正看待的問題，人民居住在城市，城市的變化必須要更貼近人民的需求，尤其進入高齡化社會，相關策略規劃應該要更為縝密。

表一　世界前三十大都市人口

單位：千人

國家及都市別		2014 年		2030 年(估計數)	
		人口	排名	人口	排名
日本	東京	37,833	1	37,190	1
印度	德里	24,953	2	36,060	2
中國大陸	上海	22,991	3	30,751	3
墨西哥	墨西哥市	20,843	4	23,865	10
巴西	聖保羅	20,831	5	23,444	11
印度	孟買	20,741	6	27,797	4
日本	大阪	20,123	7	19,976	13
中國大陸	北京	19,520	8	27,706	5
美國	紐約	18,591	9	19,885	14
埃及	開羅	18,419	10	24,502	8
孟加拉	卡達	16,982	11	27,374	6
巴基斯坦	喀拉蚩	16,126	12	24,838	7
阿根廷	布宜諾斯	15,024	13	,6,956	18
印度	加爾各答	14,766	14	19,092	15
土耳其	伊斯坦堡	13,954	15	16,694	20
中國大陸	重慶	12,916	16	17,380	17
巴西	里約熱內盧	12,825	17	14,174	23
菲律賓	馬尼拉	12,764	18	16,756	19
奈及利亞	拉哥斯	12,614	19	24,239	9
美國	洛杉磯	12,308	20	13,257	26
俄羅斯	莫斯科	12,063	21	12,200	31
中國大陸	廣州	11,843	22	17,574	16
剛果	金沙夏	11,116	23	19,996	12
中國大陸	天津	10,860	24	14,655	22
法國	巴黎	10,764	25	11,803	33
中國大陸	深圳	10,680	26	12,673	29
英國	倫敦	10,189	27	11,467	36
印尼	雅加達	10,176	28	13,812	25
南韓	首爾	9,775	29	9,960	43
秘魯	利馬	9,722	30	12,221	30

資料來源：聯合國「2014 年世界都市化展望」(內政部統計處製表)

台灣人口紅利，已經消失

所謂人口紅利（Demographic dividend），是指「勞動人口」佔總人口的比例呈現上升的狀態，並隨之帶來經濟成長的效果，中國學者蔡昉、胡鞍鋼則將總撫養比的下降稱之為「人口紅利」。無論前者或後者，都極易造成解釋上的誤區，認為人口紅利和高生育率呈正相關，一旦生育率降低了，人口紅利即消失；事實上人口紅利是描述當一個地區經歷一段生育率成長期後，開始步入生育率降低期，因為生育率的驟降，使近期需撫養的幼年人口減少，相對來說，前期生育率成長時期出生的人口於此時轉成勞動力人口，使該地區有充足的勞動力資源。

然而生育率如果持續降低，雖然幼年人口仍將繼續減少，勞動人口卻將轉成下降趨勢，前期因高生育率得以擴張的勞動力，在此時因老年人口急速增加，不但人口紅利消失，同時也加快了老齡化社會到來的步伐。因此，人口老齡化雖然不是造成人口紅利消失的原因，人口紅利的消失，卻預示著一個地區人口的加速老齡化。

台灣因為少子化，人口結構已經出現改變，這十年來，各縣市的國民小學每年入學班數都在遞減，加上五、六〇年代的嬰兒潮，逐漸進入高齡階段，根據行政院主計處的推估，到 2025 年，台灣總人口將呈現零成長。資料顯示，台灣在 1993 年，老年人口占總人口比例超過了 7%，成為高齡化社會，在 2017 年超過 14%正式邁入高齡社會。從 2013 年之後，台灣 65 歲以上的老年人每年至少增加 10 萬名，在 2017 年老年人口數就會超過幼年人口數；推估到 2060 年，台灣將有一半人口是 57.4 歲以上的中高齡者，到了 2025 年老年人口比例佔總人口比例將會超過 20%，將成為「超高齡社會」的一員。

在中國，所謂的老齡人口是指 60 歲以上的人口，根據大陸相關單位的統計，2015 至 2020 年，超過 60 歲的人口占總人口的比例，將自 15%增加至 17.17%。到了 2030 年，中國的老齡人口將達到 3.71 億，占總人口比例達到 25.3%，也將進入超高齡社會。如果以 65 歲計算，日本早在 2005 年的時候，老年人口即占總人口的 20.2%，早已來到高齡社會，人口老齡化的問題持續嚴重下去，似乎沒有回頭的趨勢，截至 2013 年的統計，日本 65 歲以上人口已占總人口的 25.1%。

圖一　1980 年～ 2060 年台灣人口數量變化走勢

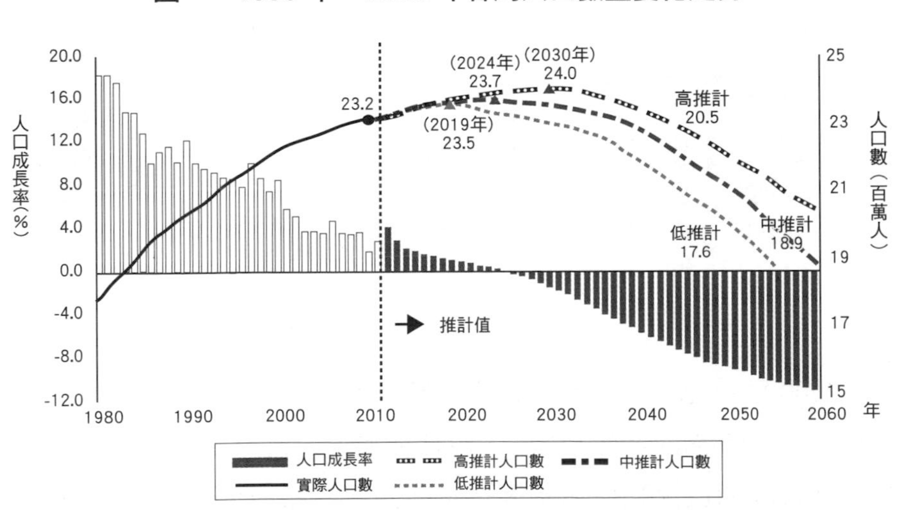

資料來源：內政部「人口統計年刊」

總之，2060 年台灣的半數人口將在 60 歲以上，從世界各國老年人口的比較來看，在已開發國家中，台灣目前的老年人口比例還不算太高，可是因為台灣的出生率相當低，因此，長期的老年化比例成長速度非常快，推估在 2060 年左右，台灣、日本以及南韓將會成為全球最老的主要國家之一。

圖二　1960 年～ 2060 年台灣老年和幼年人口比例

	老化指數	老年人口：幼年人口	65歲以上人口所占比率	年齡中位數
2060年	401.6%	4.0:1	(39.4%)	57.4歲
2045年	332.6%			54.1歲
2030年	199.4%			48.0歲
2016年	101.1%	1:1.0		40.6歲
2011年	72.2%	1:1.4	(10.9%)	38.0歲
2006年	55.2%			35.2歲
1990年	23.0%			27.5歲
1983年	15.2%	1:6.6	(4.7%)	24.2歲
1975年	9.9%			21.3歲
1960年	5.5%	1:18.3	(2.5%)	17.6歲

資料來源：內政部主計處

2000 年曾經是台灣經濟轉折的關鍵時期，但是，當時台灣卻錯失調整人口結構的契機，由於人口紅利消失，台灣進入高齡化階段，相關社會福利負擔和退休制度是當前面臨的嚴重問題之一，對於台灣各個產業結構、民間消費經濟都產生衝擊與負面影響。

圖三　三階段高齡人口年齡結構變動趨勢

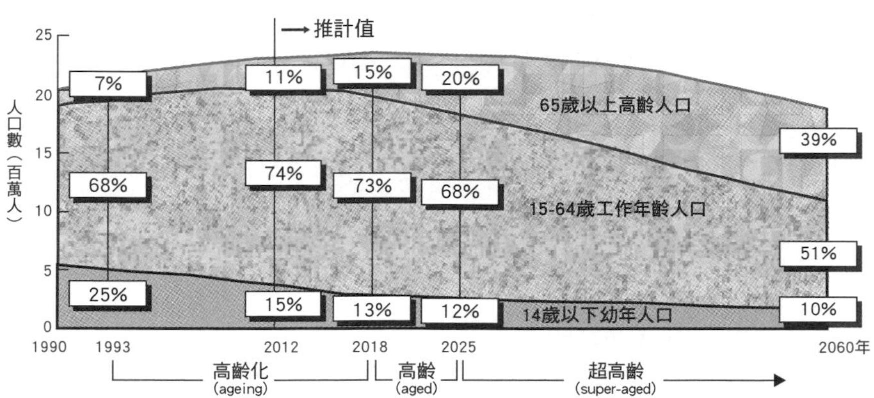

方格內百分比數字，代表三階段年齡人口結構百分比。

資料來源：「人口統計年刊」

圖四　1960～2060年世界各國老年人口比例

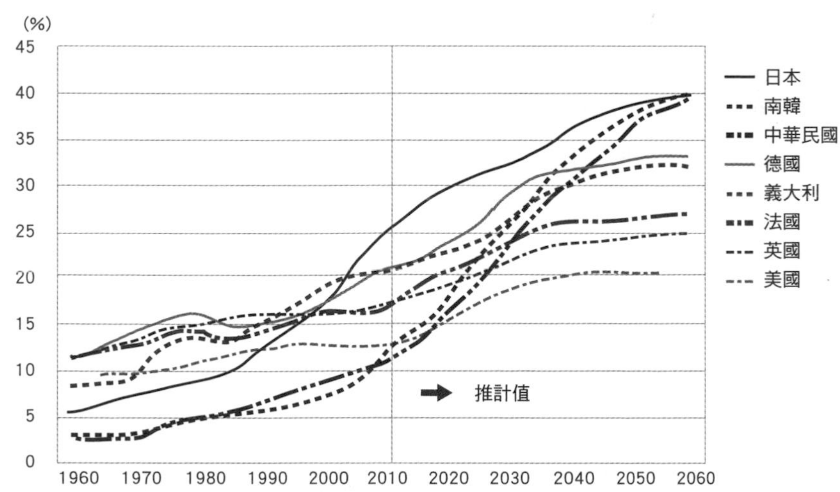

資料來源：日本－日本國立社會保障人口問題研究所，2012年1月。
韓國－韓國國家統計局（National Statistrcal Office），2011年12月。
英國、法國、德國及義大利－EUROSTAT。
美國－United States Census Bureau。

美國學者大衛．布魯姆與傑佛瑞．威廉森（Jeffrey G. Williamson）在 1998 年提出，亞洲四小龍等國家的經濟成長是拜人口紅利之賜，然而不管人口紅利帶來經濟成長是否屬實，這些國家在經歷一段出生率成長期之後，已來到了出生率持續下降的過程，正面臨人口老齡化加速到來的窘境卻是事實，所謂的人口紅利消失不見，如果不及早因應，甚且將對經濟產生嚴重的衝擊，並陷入長期的衰退。

人口危機，將重創中國大陸

在 2016 年 6 月，一項由人口學者調查的研究結果顯示，中國大陸未來或將出現的最大的問題，其中一項便是少子化問題。同時研究也指出，這個問題也將會制約社會經濟發展，導致中國未來面臨經濟大幅度滑坡和難以實現現代化的重大風險。

據大陸官方統計數據，中國年出生人口從 1960 年代的 2,600 萬人左右下降到 1,600 多萬人；0 ～ 14 歲人口占總人口比例從 1982 年的 33.6%下降到 2015 年的 16.5%；少兒人口數則從 1982 年 3.4 億人下降到 2.2 億人，三十多年間下降了 1.2 億人。

同時，在 2016 年 5 月，知名的投資分析專家約翰．莫爾丁（John Mauldin）在 Mauldin Economics 網站發文說，目前全球老年人口的增長速度遠遠快於兒童人口下降速度，現今世界人口最低增長率就在東歐、俄羅斯、中國和日本等四個國家，而且，人口危機將首先重創中國。

此外，根據聯合國的資料預測，到 21 世紀中期，中國將有近 5

億人口超過 60 歲，而這個數字將超過美國人口總數。目前中國 80 歲以上的高齡人口已接近 2,400 萬，占整個老齡人口的 11%。

圖五　中國大陸 60 歲以上人口趨勢及增速預測

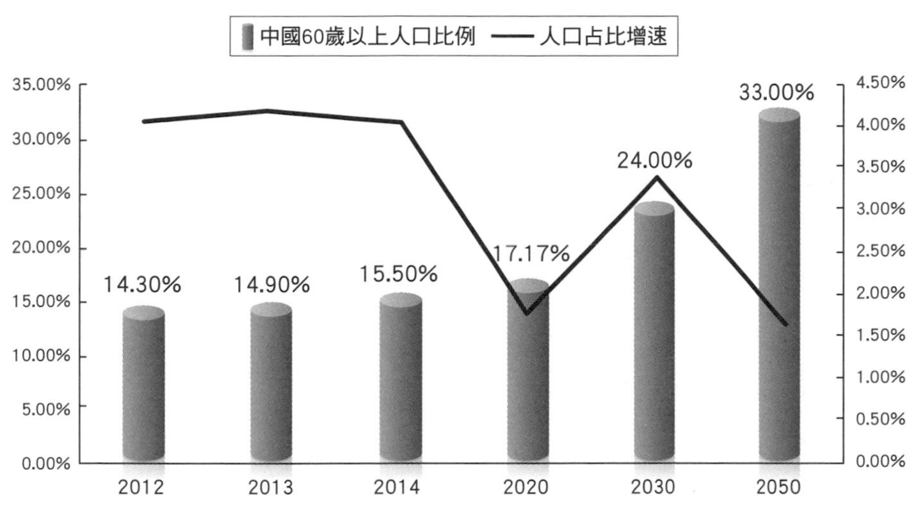

資料來源：聯合國

於是，有多位中國人口學者不斷提醒，中國人口結構已經發生了重大扭曲，同時在這期間，勞動年齡人口的絕對數將持續下降。有人口學者預測在 2021 年後，中國勞動力的供需失衡將更為加劇，少子化以及老年人口增加的雙重影響，2020 年後，中國人口危機極可能爆發，連帶將影響勞動力、養老等種種問題，中國政府當局不可不謹慎。

上海，中國最早步入高齡化的城市

上海的進步舉世有目共睹，更是國際化的都會城市之一，但是在地鐵上、街道裡，除了熙來攘往的商務客、觀光客，也常看到更多老人家的身影，例如要走出新天地地鐵站時，發現到要走過好多階梯，這一路可沒有手扶梯，這麼多又長的階梯，老人家要花多久時間與費多少力氣才能爬得上去，希望住在上海的老人家們身體都很健康。

上海是中國成長最快的城市，也是中國人口最多的城市之一，根據《2015 年上海市國民經濟和社會發展統計公報》顯示，截至 2015 年，全市常住人口總數為 2415.27 萬人。然而，上海面臨著許多人口問題，其中一個就是上海人口高齡化。上海市老齡科學研究中心的最新調查預測，上海人口老齡化可以分成兩個階段。第一階段是從 2010 年至 2025 年，這是上海人口老齡化快速發展階段。根據統計，自 2010 年到 2015 年，上海 60 歲及以上老年人口年均增長 21.2 萬人，戶籍老年人口超過 430 萬。截至 2015 年底，全市 60 歲以上老年人口已占 30.2%，是全市人口總數的三分之一，其中 80 歲以上高齡老人更占了 23.6%。

根據預測，到 2030 年上海戶籍人口中將有 40%是老年人，2040 至 2050 年，上海 60 歲以上老年人預計占比達 44.5%，成為全球老齡化程度最高的城市之一，上海已經成為中國大陸最早步入高齡化的城市。

為了因應上海市人口的高齡化，上海市老齡科學研究中心主任殷志剛於 2016 年 3 月表示，「十三五」是上海應對今後高齡化、加快發展老齡事業的重要戰略布局期。根據統計，截至 2015 年底上海市共有養老機構 699 家、床位 12.6 萬張、日間服務機構 422 家、居家養老服務中心 163 家、社區助老服務社 202 家，以及社區老人助餐服務點 634 個，與往年相較增速比較快，可見相關單位已加快「醫、養設施建設的腳步」。除此之外，中國在 2014 年放寬計畫生育政策，允許父母一方為獨生子女的情形下可以生育第二胎，即一般稱為「單獨二胎」的政策，到了 2015 年 10 月的第十八屆中央委員第五次全體會議時更決議全面開放二胎政策，以期減緩出生率降低的速度，在未來也能夠減緩人口老齡化的增速。

因應人口高齡化的創新服務

邁入高齡化社會，對於各個國家的經濟與社會都會帶來衝擊，包括政府與各種產業的服務型態和經營方式。同時，高齡化社會，高齡人口增加，因應高齡人口需求也將會有相關新興產業出現，加上年輕人口減少，在人口結構改變下，職場人力資源結構也會出現變化，如何提升高齡化階段的中高齡人口的工作轉換與能力再應用，都成為高齡化社會中，眾人所關心的議題。

面對人口高齡化，高齡長者在食、衣、住、行、育、樂等都有大量且多元的服務需求，而首先面臨衝擊的就是政府服務體系，政府這個最大的服務業者，會面臨哪些挑戰，需要哪些創新服務？

一、以前瞻、全觀、創新的思維，提前規劃

在台灣，無論到政府機關辦理事務，或是陪長輩到醫院看診，抑或與朋友家人到餐廳用餐，高齡長者出現在這些機構場合的人數比例明顯增加許多，足證台灣已經進入高齡化社會。所以，未來多數機關所服務的對象將以高齡長者為主要客群，因此，在規畫服務策略、空間運用、軟體服務等，都要有更前瞻、全觀的思維提前進行思考，並提供更為創新的服務模式。

二、交通行動安全政策與服務提供

高齡長者隨著時間身體器官會逐漸磨損，原有機能因此慢慢喪失，導致身體機能退化。包括各種反應出現遲鈍現象、視力模糊、耳朵重聽以及行動不便等等問題，於是生活型態也隨著種種身體機能的變化而有所轉變，為了維持原有的生活方式與品質，各種輔具需求因應而生。其中，交通行動就是一個大問題，提供安全、舒適、方便的大眾交通工具以及行動輔具補助，讓高齡長輩不會畏懼出門或減低出門意願，同時可以縮短外出時間與頻率是重要課題。

以日本來說，由於日本在 1970 年就進入高齡化社會，是亞洲國家中最早成為高齡化社會的國家。截至 2015 年 9 月的統計資料，日本 65 歲以上的人口已經到達 3,384 萬人，占總人口的 26.7%，已經屬於超高齡社會。因此，日本政府在交通運輸相關問題提出了因應策略。比如，在日本偏鄉地區，高齡化問題較都會區嚴重，因為在地人口外移，留在當地的多為老年人，導致公車的載客率低，並且造成嚴重虧損，如果從經濟面考量，理應裁撤虧損的公車路線，可是，就現實狀況，公車卻又是當地老年人日常生活高度依賴的交通工具。

如何在經濟效益及高齡長者生活支援之間取得平衡？由於在地高齡者多，因為行動較不方便，體力也相形較差，出門購物對老人家也成為一種困擾。於是，日本政府便與公車業者發展了一個創新的服務模式：「公車客貨混載」。也就是將公車空間做充分的有效利用，公車業者將公車部分空間改裝為載貨區，承租給宅急便業者使用，提供在地高齡者購物上的方便需求。所以，「公車客貨混載」的服務，不僅維持了原有的提供高齡長輩載客服務，同時，也帶動銀髮服務產業的發展，提高業者的經濟收益。

三、高齡者健康照護需求日益迫切

高齡長輩在身體機能逐漸退化的同時，健康情況也慢慢在衰退，高血壓、心血管疾病、骨質疏鬆、糖尿病等慢性疾病也會逐漸侵襲，因此，隨著社會人口高齡化，高齡人口比例增加，如何延長健康歲數、減緩高齡者失能發生比例，讓健康、亞健康與失能的高齡長輩的生活，可以獲得妥善的照顧與滿球，是政府另一項重要議題。

此外，根據調查，現今社會 65 歲以上的高齡者與子女同住的比例並不高，大多是與配偶同住或是獨居，因此，高齡者對於健康關懷訪視、健康照護、醫療，甚至於送餐服務等需求都會升高，而這也將牽動相關健康醫療、高齡銀髮照顧與社會福利等公共服務的服務需求增加，在相關人力資源的因應與配置上，也將會是政府的一大挑戰。

關於高齡者的健康照護，台灣除了中央積極推動的長照計畫外，也將服務內容從照顧服務，擴及促進高齡者健康、提供友善環境與鼓勵社會參與等服務構建。有些地方政府與機構考量高齡長者身體機能，因此研擬了客製化的專屬服務，例如北市大同區公所便主動改善內部設施及空間規劃，設置「樂齡專用服務櫃檯」，改造櫃檯硬體設施，放大相關表單、提供老花眼鏡及聲音擴大器等，方便高齡者的視聽與理解。而新北市政府為協助長期臥床的長者沐浴，維持基本生活品質，於是結合民間團體，推出「行動到宅沐浴車」服務，由專業護理師、服務員及社工前往高齡長者的家中協助沐浴。至於嘉義市政府衛生局則結合產、官、學、民各界資源，培訓體適能志工，來為高齡長輩檢測體能數值，之後為高齡長輩客製化開立個人運動處方箋並進行運動指導，讓長者可以透過正確的運動改善體能，強化健康肌力。

台灣許多醫院設有老年醫學科，2006 年台北榮總成立的高齡醫學中心則是第一個落實且堅持國際高齡醫學模式的醫院，提供「多重疾病」、「單一窗口」的醫療照護。中心主任陳亮恭強調，有別於過去對急性醫療的需求，現今重視的是提昇日常生活功能的醫療保健服務與心智健康，成立多年來，已成為推動整合式老人門診醫療服務的最佳典範。

四、高齡長輩對於數位化的熟捻程度有限

在數位化時代，網路科技發展快速，為提高服務品質與效率，無論是政府機構還是各個產業，都不斷地結合各種智能與雲端科技，發展各種便捷的服務模式，行動化服務與線上服務成為政府單位或服務產業的服務發展重點。然而，電腦化時代，對目前正屬於高齡族群的長者來說，相對還是比較陌生的，尤其是在資訊的使用上，可以說是使用頻率較低的一群。所以，政府機構在追求高效率導入資通訊科技創新服務的同時，對於高齡長者在數位應用可能不足的問題，要多加考量思索，找出妥切的因應策略。

五、有效整合資源，提升服務需求

因應高齡化社會高齡長者服務需求增加，但是相關人力資源確有嚴重短缺的逆現象，在有限的資源下，政府不僅僅是服務提供者，更應該要做一個資源整合平台，藉由制度規劃與實質利益誘因，導入民間企業或團體，跨領域整合資源，進行各種服務流程的串聯，發展創新的高齡族群服務模式，可以更貼近高齡者的生活需求，提供高齡族群更具安全性、便利性的服務。

六、運用網路科技，整合虛實服務內容，提升品質效率

運用網際網路提供相關創新服務已經是個趨勢，對政府機構來說，這是可以樽節服務成本，更能夠跨越地域限制的服務方式，每個國家都會有偏鄉地區，在偏鄉，也都會有高齡長者居住。儘管是少數，但他們仍然需要被照護。因此，在導入網路科技創新服務時，最好考慮高齡族群的使用需求，在介面和各種使用方法上力求簡單、好操作。另外，也要鼓勵高齡長輩能夠持續做學習，提升資訊使用的能力。在行動或網路服務推行外，實體的生活照護、到府服務也要並行，整合虛體與實體的服務內容，讓服務更具效率與品質。

七、提供專屬高齡長者的服務

最近這幾年，台灣各政府機關為因應高齡社會到來，以客製化服務、主動到府服務和結合社會資源提供服務等 3 項服務策略，提出各項創新服務方式，期能提供高齡族群更多元的服務內容。

在中央機關，教育部終身教育司便結合地方政府、學校、鄉鎮市區公所、民間團體等在地組織，共同推動「一鄉鎮、一樂齡」的在地化樂齡學習中心，設計具各項地方特色的多元課程，鼓勵高齡長者能夠持續地「快樂學習、忘記年齡」。

而地方政府，南投縣政府衛生局自 2013 年起推動「高齡友善商店認證計畫」，主要是針對縣內的藥局、餐廳、旅館、金融業及便利商店等納入推動高齡友善商店示範行業，並由縣府針對參與認證的業者進行輔導，協助業者改善硬體設施，或增加專為高齡者所設計提供的特色服務，例如主動提供放大字體的圖文資料或提供老花眼鏡、放大鏡供高齡顧客借用、客製化養生菜單及調理服務等，結合民間業者共同打造南投縣內的高齡友善環境。而新北市政府則從 2013 年起推動「新北市高齡照顧存本專案」，號召年輕志工和身體健康的年長「佈老志工」一起合作，陪伴需要照護的高齡長者散步、運動、購物以及提供送餐、文書處理等服務。這個專案導入了志工銀行的概念，每位個人志工可以累積服務時數，在未來自己或親友有被服務需求的時候，可以兌換佈老志工或特約照顧服務員的服務；同時也可以再捐贈做公益，藉由社會資源引進，擴大長者服務的量能，可說是項創新的服務。

熟齡族的新未來

日本是亞洲最早成為高齡化社會的國家，在面對高齡社會的多項服務需求，日本政府就是從整合性的觀點，重新設計服務流程，串聯各個不同領域範疇的服務供應者，透過制度設計或提供誘因，吸引私人企業投入高齡族群服務，補足政府資源不足的最佳實踐者。之前我們提到過在日本偏鄉地區，日本政府結合公車業者所推動的「公車客貨混載」服務，將公車的部分空間承租給宅急便業者，提供載貨使用。而宅急便業者更藉此推出加值服務，由宅配員定期前往獨居老人家中問候，並且協助當地商店進行日常用品的配送協助，高齡長者只需要打一通電話，服務就會送到家，協助解決當地高齡長者的生活以及健康、安全等問題。日本政府透過與民間業者合作與服務整合設計，將公車的服務範疇從單純的載客服務延伸到貨品運輸，甚至擴及到居家照護，不但維持了大眾運輸網路的營運，還適時照護高齡長者的生活，並且整合串連了各種不同服務領域，拓廣了服務效益。

此外，日本地方政府也與民間團體生活協同聯合會合作，運用雲端科技建置了「送餐到府雲」，提供客製化「訂餐→配送到府→收款」的一條龍服務。這項送餐服務，餐食以低鹽、低熱量且營養均衡為訴求，由專屬營養師監督製作，並且每日更換菜單，每餐的菜色內容都會詳列熱量、蛋白質、脂肪及鹽分含量等營養成分，此外，還能依照高齡長者的個別需求，調配餐食內容物的軟硬、大小和口味，而送餐員也要同時負責查看高齡長者的健康情況。

有鑑於高齡族群在健康、醫療、照護、生活、學習等面向有多元需求，日本政府在 2011 年召開了「ICT 超高齡社會構想會議」，邀集產、學、研各領域集思廣益，希望以資訊科技建構高齡族群安全、便利的生活環境與服務。而且還提供研究開發輔助金，鼓勵企業投入提高使用者便利性的技術研發，或發展創新高齡服務模式，進一步形成新興銀髮高齡產業。

上海是中國經濟成長最快速的城市，也是都市風貌變化最為快速的城市，有人形容她「一日不見，便恍如隔世一般」。1990年代末，上海經濟起飛，許多舊社區被遷拆重建，而新天地這社區原本充滿了石庫門弄堂平民住宅，於是設計師便將這富有上海建築特色的元素部分保留，另外再融入新的建築主題概念，建設成目前上海現代時尚的購物街區。經過些許時間，再度來到這裡，發現又多了許多高檔的住宅大樓，而這地區更成為現今上海人眼中的蛋黃區。

但就在這幢幢大樓間穿梭的同時，停下了腳步，就在這條馬路上，眼中的景象一分為二，一邊是高檔的商辦住宅區，另一邊卻是殘破不堪的木造平房舊屋，許多門窗早已腐朽，但仍有少數居民住在裡頭，這強烈的對比讓人內心震撼不已。

面對全球高齡化的趨勢，上海市也走在這趨勢的前頭，對於因為高齡化可能產生的個人、環境與城市的負面影響，上海市政府已經開始做因應。在民間，也已經有企業看到這潛在的影響，希望能藉由企業的力量為社會做出貢獻，師事國學大師南懷瑾的上海悅心健康集團李慈雄董事長便是其中的企業家之一。李董事長自 2013 年開始，每年在南老師誕辰前的周末，都會在恒南書院舉辦紀念性研討會，2016 年探討的主題便是「社會福利與全民健康」。

這次研討會的內容主題就是以高齡化時代來臨，探討老齡人口的各項需求以及可能產生的趨勢面向，聯合國開發計畫署前「絲綢之路區域發展」項目經理廣樹誠，在專題演講中特別提出未來全球潛藏的龐大老人商機——高齡產業興起，無論是商品、服務各項內容，也都將跳脫以往傳統保守低調的色彩，將更富創意與創新。

高齡化人力六大工作趨勢

美國人力資源管理協會（Society of Human Resource Management, SHRM）曾委託經濟學人智庫（Economist Intelligence Unit, EIU）研究關於人力資源的未來議題。同時在 SHRM 年會中發表研究調查內容。這其中包括了 2014 年所發表的「工作與工作者的演進」、2015 年「全球族的興起」及 2016 年的「人才大數據挖寶」等三大主題研究報告。

在 EIU 以「全球上班族的動員與整合」為標題的研究報告中，我們可以得到與高齡化浪潮有關、六項未來全球人力資源的配置趨勢與方向：

一、全球上班族高齡化，性別和種族趨向多元化：目前全球人口結構正在急遽改變著，其中最令人擔憂的就是人口老化情況日趨嚴重，未來 65 歲將不再是傳統的退休年齡低標。此外，女性上班族群人數也會明顯增加，尤其在高階主管階層也都會有大量女性有傑出表現，加上全球人力資源跨國界，在同一企業中也將會產生多元種族融合，在語言與文化議題上產生新的融合與創新。

二、在新興國家中的技術工作者會改善當地生產力，並同時對外尋求待遇更好的工作機會：在這裡，我們所說的生產力並非狹隘的製造生產力，應該還要包括專業技能與語言能力，在專業與語言能力提升後，自然向外尋求更好的工作機會，希望能獲得更好的薪資待遇。

三、遠距雇員與臨時員工數量增加，為因應對員工僱用的彈性需求，將同時增加管理上的負擔：在遠距工作模式型態確立，同時，為因應人力短缺與人力成本控管考量，企業聘用遠距雇員和臨時員工數量增加，並且提供更多的工作彈性，不過，也因此跨國企業的管理難度提升，包括了不同文化的融合、語言溝通障礙和知識移轉等等，都將增加企業管理的負擔。

四、需努力在社會文化和企業文化之間取得平衡：跨國企業的組織很可能跨越許多國家甚至洲際之間，各國的社會文化與企業文化如何取得平衡，是企業經營者重要課題，通常，企業文化會受本國社會文化影響形成，但在經營領域擴張之後，企業文化和其他經營連結點的國家社會文化並不見得一致，對非本國的員工企業如何取得文化認同，獲得實質的工作效率與利益，需要經營者與人資工作者細細思量。

五、文化差異將會影響管理風格和員工的發展：文化差異會影響著工作觀念、態度和種種習慣，所以不能輕忽這個環節，加上不同的語言障礙可能導致溝通困難，這都會衝擊企業的管理風格以及員工的發展，有許多併購案（Mergers and acquisitions，M&A）的失敗，就是因為文化和語言的衝突所導致。

六、多元文化是成功的關鍵要素：雖然說文化差異可能會影響整體企業的管理，但是也因為文化的多樣性，帶來了企業創新的可能性，成為企業創新主要的成功因素。

另外，根據許多長期趨勢研究，我們可以發現因為人口結構與世代改變、全球化與科技的發展，是促使現今傳統工作模式與型態轉變的主要力量：

一、人口結構與世代改變

在 21 世紀，千禧世代已經成為上班族的最大主力，而嬰兒潮世代出生的人們已經進入退休潮，各個世代對於工作的動機與定義都有所不同，所採用的工具也不一樣，當然對於工作的方式，也各有自己的想法與習慣。

二、全球化

SHRM 的執行長漢克・傑克森（Hank Jackson）曾說：「人才無國界，所以我們現在都要參加全球競爭求得最好的人才。」在智能時代與數位化時代，企業不再侷限於本地尋找人才，因為只要找到適合企業的員工，無論他身在何地，都能夠為企業主工作。

三、科技發展

在 IPAD、智慧型手機出現之後，實體辦公室的需求逐漸消失了，先進的高科技也創造出新產業與新工作。行動辦公室正逐漸增加當中，沒有以往實體凝聚人氣與能量的有形辦公室，那麼新的企業文化又該如何塑造，將是未來企業另一個新嘗試。

七大銀髮明星產業

這些年，從 SHRM 基金會或其他人力資源研究團體的研究，都有共同的結果，那就是老年人口不斷增加，多數國家都進入了高齡化社會，人口結構正迅速改變中，不僅職場工作人力資源產生變化，也衍生出新產業。高齡者的生活所需和社會環境是相互結合的，食、衣、住、行、育、樂種種面向，面對高齡長輩的生活所需，也帶動另一波高齡產業的發達。

一、鼓勵高齡者熟悉數位學習，銀髮數位教學潛藏商機

在台灣，許多老人社會大學都會設立「銀髮族電腦課程」，社會進入高齡化，但高齡者未必就與無用者劃上等號，在醫學科技的發展下，許多初階高齡者依然擁有健康智能，高齡者的社會經驗與智慧則是未來社會很重要的寶藏。只是，現今六、七十歲的高齡長輩，對於電腦或科技智慧化的 3C 用品操作相對陌生，所以，許多針對老年族群設計的電腦課程應運而生，甚至將原本在資策會或是學校教室的上課地點轉移到網咖。消除了傳統教室的嚴肅，多了些生活樂趣，也讓長輩們能在輕鬆中學習印象中冷漠的電腦機器。

在高齡長輩不再懼怕電腦之後，能適應各種操作之後，高齡者或許還能再創造人生另一個工作高峰。除了銀髮電腦課程補習產業具潛力，高齡者也能為自己退而不休做另一個階段規劃。

除了電腦課程外，其實高齡者還會為了修身養性，選擇自己的興趣課程進修，包括攝影、音樂、美術、書法、插花等，都是許多高齡者所熱中，讓自己的樂齡生活更充實。

二、高齡者安養機構與休閒住宅需求增加

其實，人就如同是一部機器，除了定期需要維修保養，也同樣

有使用年限，所以，人從一出生，身體機能就開始運轉，當進入遲暮之年，身體機能也會隨著年歲增長逐漸老化，除了醫療照護之外，規劃與設置良好的醫療照護機構與機制，來照顧高齡長輩的健康與生活問題，也是政府與社會應該正視的部分。

以台灣為例，根據衛福部國民健康署所公布「台灣老人 10 年間居住、工作與健康實況改變調查」的資料顯示，從民國 1989 年到 1999 年，10 年間台灣老人與子女同住的比例由 71% 下降到 49%，足足下降了 20%，其中獨居比例沒有太大改變，反倒是夫妻同住的比例上升了。從資料相關數據顯示，台灣高齡者與伴侶同住或自己獨居的比例將逐年增加，高齡者愈來愈趨向自成一個生活圈，就和美國一樣，大部分老年人會選擇住在安養機構或老人住宅、老人社區而且不與子女同住，美國三代同堂的比例只有 1%，因此，未來安養機構、老人住宅抑或是老人社區的需求也日益趨增。

台灣高齡者的安養照護機構需求甚殷，但要留意優先選擇合法立案的機構為要，而且台灣高齡者目前居住安養院的比例還不算高，僅佔全國所有高齡人口的 6%，與美國 22% 相較還有一段距離，可見安養照護市場仍有很大的成長空間。

三、銀髮族的生活用品與輔具

高齡者基本和一般居家的生活要求沒有太大不同，但是因為年紀漸長，身體機能逐漸退化，在進入高齡階段之後，可能會有反應能力較為遲緩或行動不便的現象發生，例如腿部肌力變差，或是吞嚥困難影響進食與安全等，所以，針對各種生活用品的設計或製造，都要有一定的考量，包括相關生活輔具等許多創意商品，陸續在高齡消費市場上出現，更有銀髮族用品專賣店，在日本更有老人百貨商圈，提供高齡長輩生活、娛樂、健康、保健、通訊等相關服務。

四、抗老產業具高競爭力

在長壽醫學的發達之下，高齡者對於健康有了更高的意識，甚至大家對於養老之外，更著重如何抗老，在醫療部分包括基因修復與疾病管理、人工器官與義肢移植及製造；此外，美容保健產品、SPA、健康食品與健康諮詢，都是在拒絕老化的觀念下，應運而生的新興商機。

五、居家照護需求日增

高齡者除了有醫學治療需求，更有生活與健康照護的需求，相關居家照護包括遠距問診、健康通報系統等等服務產業，都隨著高齡人口增加有更多契機。

六、高齡休閒旅遊照護市場夯

由於一般高齡者擁有穩定的財務，在美國與日本，高齡者的高消費休閒相當常見，尤其是在旅遊與運動相關的消費更是主力。以美國來說，最高價的旅遊商品，消費者幾乎都是老年人，主要原因除了老人家比一般人有錢之外，而且還有更多的閒暇時間，所以可以到處旅遊，而這個現象，在日本，甚至台灣也是如此。以台灣來說，有旅行社推出分齡旅遊概念，主推高齡旅遊市場。而台灣第一家民營的復康巴士——多扶公司，更以「無障礙環境的全面連結」觀念，提供「多扶接送」服務，讓身障、高齡、幼兒等行動不便者能有更好的自主行動需求，甚至還提倡無障礙旅遊，更要將其推廣到全台灣。

另外，高齡者也經常藉著運動來強健身體，包括打高爾夫球、晨間公園打太極拳、上健身房等，休閒運動產業也將因應高齡者提供適合的服務商品。

七、心理諮商需求增加

根據美國大型流行病學研究，發現有13%的老年人患有精神疾病，而依世界各地研究老年人口的各種精神疾病中，又以憂鬱症的盛行率最高（16～26%），老年癡呆症居次。

另外，高雄醫學大學與成大醫學院精神科曾調查台灣地區1500名65歲以上的老人發現，老人憂鬱症患者竟高達21.1%。甚至世界衛生組織（WHO）將憂鬱症、心血管疾病與惡性腫瘤並列為21世紀三大疾病，主要就是因為憂鬱症會造成明顯且嚴重的失能。對於老年人，憂鬱症會造成身體與心理各種功能的下降，嚴重影響老年人的健康，並且加重照顧者的負擔。美國國家老年研究院（National Institute on Aging）的一項研究顯示，由於罹患憂鬱症的老人家身體活動減少、社交範圍與接觸也逐漸縮小，使得老年人身體失能的指數明顯增加。

那麼未來罹患憂鬱症老年人是否會愈來愈多？這答案是肯定的，主要是因為環境變遷速度加快，對於老年人來說是不容易適應新世代的變化速度，加上慢性疾病隨著年紀增加襲身日益加劇，由生理疾病引發心理憂鬱的可能性也隨之增加，同時，過度使用藥物也會造成憂鬱症患者增加，所以，老年人罹患憂鬱症者比例增多無庸置疑。

如何緩減，心理諮商就顯得必要與重要，近些年來，心理諮商師在台灣已經成為一項熱門的新興行業，在近幾年內成長了將近兩倍。至於中國大陸，根據統計，目前十三億人口之中，就有一千六百萬人患有精神和心理障礙，由於目前中國受過專業心理課程的諮商師數量相對較少，因應市場需求導向，心理諮商師也成為現下火紅的職業。

以國際社會發展的基本需求，平均每一萬人需要一位心理師，若以此推算，大陸心理諮商師將有一百三十萬名的需求量，但是目前中國從事心理諮商的專業人員還不到四十萬人，可見心理諮商師的未來發展值得期待。

善用熟齡人才，共享熟齡族紅利

全球各國人口大多陷入少子化的困擾，很長時間，很多人將有關少子化的人口經濟學研究，視為「憂鬱科學中的憂鬱學科」，再加上嬰兒潮世代退休潮即將來臨，因此，無論是歐美、日本、台灣，甚至中國大陸等國家都還找不到有效緩減衝擊的方法，甚至因為原有的社會福利政策，使得國家經濟與財政陷入困境，成為另一種新的階級鬥爭，目前，台灣就陷入這種困境中。

另外，日本從事社會工作（社會福祉士）的藤田孝典，在 2016 年出版了《下流老人：一億総老後崩壊の衝擊》一書，這本書一出版就震撼日本社會，因為，藤田孝典在書中很直接也很殘酷地陳述，日本老人若不幸處於低收入、低儲蓄、低社會支持的族群，恐怕就會落入難以維持基本生活所需的「下流老人」，陷入老年貧困的境地，「老年貧窮」的現象在早已進入高齡社會的日本已經發生。

或許大家從「老年貧窮」角度出發，最先想到的就是政府社會政策如何因應的問題，不過，大家似乎都忽略了健康高齡族群的智慧與工作經驗，可以再創一波人口紅利。廣樹誠進一步提出了善用熟齡人才的想法與概念，他引用 SHRM 基金會執行董事馬克・史密特（Mark Schmit）在 2015 年年會中的報告：《銀髮人力》（The Aging Workforce: Leveraging the Talents of Mature Employees），在這份研究報告裡，打破了我們原有的高齡退休者在退休後就進入養老狀態的刻板印象，事實上，人口紅利不一定來自青年勞動力，其實也可以來自熟齡族，所謂的熟齡族群包括了高齡化階段、高齡階段及超高齡階段等三階段的高齡長者。其實實際年齡不一定等同於健康年齡，所以，只要能善用熟齡族群的人才，不僅能夠彌補因為少子化所缺少的勞動力與人才，更可以保留上一個世代的技能、經驗等智識資本，帶來創新經濟契機。

根據調查，有 40%的美國老年人希望能夠退而不休，而且美國高齡人口的勞動參與率也有 12.3%左右，預計未來這個比例還會再成長。面對經濟、產業、生活各種結構的改變，高齡者依然具有潛在的工作能力，只是需要重新調整，以不同的工作內容或工作形式投入職場，繼續工作，同時面對少子化、高齡化的人口結構改變，社會有現實勞動力的需求，許多行業也將會思考是否僱用退休銀髮族。

工研院產業經濟與趨勢發展研究中心主任杜紫宸曾經在接受媒體採訪時表示，未來高齡者退休必須要更彈性，學習、工作和退休不再是一分為三的觀念，而是學習、工作和休閒，組成不斷循環的周期。杜紫宸認為，高齡族群的工作者不一定要勞身，但更要借用高齡人口長年所累積的工作智慧與經驗。整個經濟體系，必須從貢獻體力為主的生產行為，轉型為以腦力為主的知識密集產業，高度發揮中高齡人口的專業優勢。

改變對熟齡工作者的認知

2015 年，哥倫比亞大學博士後研究生麥可．諾斯（Michael S. North）在 SHRM 基金會年會提出一份報告，針對企業組織對於熟齡工作者是否已經做好準備的調查指出，有 36%的企業才剛開始檢討公司對熟齡工作者的政策與實務，至於已提案變革與實務面對熟齡工作者的企業僅僅只有 5%。有 6%的企業採取特定變革政策與實務以及 5%的企業已提案特定政策變革與實務面對熟齡工作者。

表 1　組織對熟齡工作者準備與否的調查報告圖表

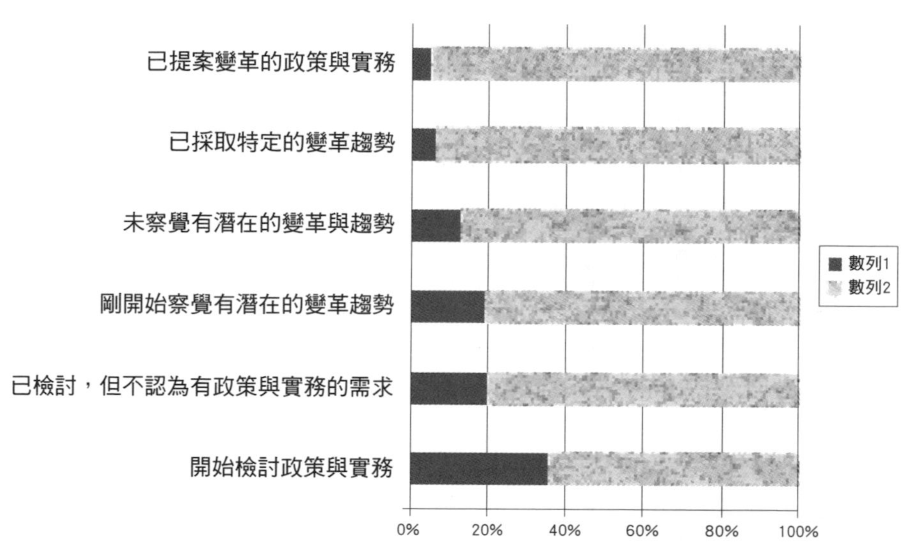

資料來源：SHRM（2015）Preparing for an Aging Workforce

而在現實美國的勞動力市場，諾斯的研究中發現，美國熟齡工作者人口成長率已經創下歷史新高，根據美國勞工局統計預測，到 2050 年，65 歲以上人口將成長 75%，至於 25 ～ 54 歲的人口成長卻只有 2%，因為少子化的問題，美國工作人口出現老化，而青年工作人口也逐漸減少，企業組織如何面對重新啟用熟齡族群，對於熟齡工作族群的工作特質有正確認知，是當務之急。

表 2　預測美國勞參率（年齡制）的 10 年變化率（2012-2022）

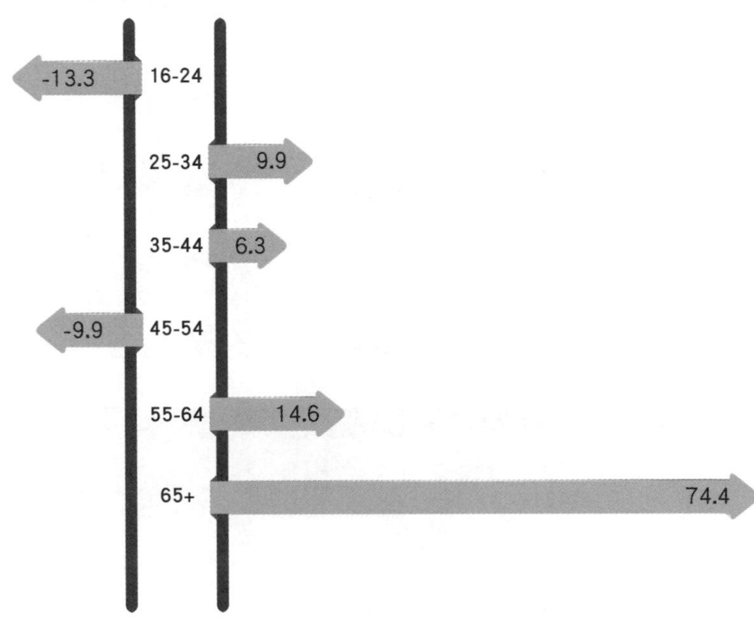

Source: Horrigan, M.W.(2014, Jane). Labor force parlicipalion: Trends and projections, a focus on older workers, Briefing provided by U.S. Bureau of Labor Statistics Deputy Commissioner at the Executive Roundable on the Aging Workforce sponsored by the Society for Human Resource Management(SHRM) Foundation, Alexandria, VA.
資料來源：社團法人中華人力資源管理協會

諾斯在這份「改變我們對年紀較長工作者的認知」報告中提出建議，企業若是想達成長期成長的目標，就必須要槓桿運用熟齡工作者，只是目前許多企業對於熟齡工作者仍然抱持著負面想法與偏見。至於為什麼會有產生這些偏見，他的研究發現主要有三個面向：一、熟齡族本身的自我障礙；二、雇主缺乏對熟齡工作者的理解；三、跨世代之間的動態關係形成的張力及誤解。反倒是部分開發中國家，還比較懂得善用熟齡工作族群。

事實上，近年來也有不少單位，開始針對熟齡上班族的特性展開研究，從社團法人中華人力資源管理協會所整理的研究報告資料中，發現熟齡工作者與青年工作者相較，或許體力、新科技應用不如年輕人，但是熟齡工作者具有較高的忠誠度與專業人際網路，更具優勢，而且熟齡工作者的創新力未必低於年輕工作者。

表 3　相關熟齡上班族特性研究

研究發現	參加研究者	研究來源
最抗拒改變的是年輕族群，而非熟齡族群	93 家德國公司，共 30,061 名員工	Kunzeetal, 2013
年齡與工作績效，並無整體關聯	涵蓋 96 單位的 22 年研究，共 38,983 名全職員工	McAvoy & Cascio, 1989
沒有證據顯示，熟齡族群的創新力低於年輕族群	涵蓋了 1980 年代至 2012 年的 98 個調查，共 9,779 名全職員工	Ng & Feldman, 2013
熟齡族群較年輕族群更受歡迎的因素： 可靠、忠誠、專業人際網路、技能水平勝任工作及生產力	578 個 NGO 組織，每單位的員工至少 50 名以上	Pitt-Catsouphesetal,2007

資料來源：Pew Charitable Trusts，經濟移動力專案
社團法人中華人力資源管理協會製表

熟齡族重入職場的自我障礙與雇主成見

當然，熟齡工作族群重新投入職場，還是有些企業需要思考與面對的實際問題，同時，對熟齡工作族而言，在退休生活與二度就業過程中，也都還有些需要重新適應與學習的地方。

諾斯進一步對於熟齡族群重新進入職場，也提出他的觀察，了解熟齡工作者以及他們與企業資方對熟齡工作者的顧慮，並且根據

這些問題，建議企業組織，應該要提供一個熟齡族客製化的工作文化與實務相關解決方案。

表 4　熟齡工作族群可能遇見的問題與解決方案

參照框架	問題	解決對策
熟齡族自我障礙	自我的負面預期或對年齡成見	用工作改變自我貶低的心態，轉為自我提升心態
雇主成見	・對熟齡族群負面預期 ・低估熟齡族群技能（特別是軟技能） ・雇用時未考慮熟齡族群需要與後果	・雇用時，以熟齡族群技能為本 ・對熟齡族群提供訓練機會 ・提供彈性、兼職（part time）及半退休工作機會 ・考慮職場的後續經濟改變
世代衝突	・世代之間不知如何共同工作及溝通 ・來自嬰兒潮 vs. 千禧世代產生的世代衝突	・培育企業文化、珍惜不同年齡經驗 ・不要人云亦云，不參與內容有誤的世代競爭論述

資料來源：Pew Charitable Trusts，經濟移動力專案
社團法人中華人力資源管理協會製表

利用差異化，強化世代合作與多元包容

在諾斯所提列的問題中，關於世代衝突這問題，是讓人感到最為憂心的，這現象是否真會發生，還有待觀察，不過，從英國脫歐公投結果，順利脫歐，引來年輕英國公民反彈的事實來看，世代衝突的確正在發生中。不過，在職場上因為世代衝突可能引發的張力與誤解，諾斯也有作解釋，他認為在資深員工延遲退休之後，職場上將會出現各世代年齡層員工一起上班的情況，由於世代間工作方式的差異、對經濟資源分配的差異等等，可能會在職場間產生合作上的可能衝突與風險，尤其是大眾媒體的論述幾乎都鎖定在千禧世

代與嬰兒潮世代間的衝突與摩擦，更讓一般大眾產生些許誤解。

事實上，在美國人力資源的研究上，的確重新認識了熟齡族群人口的價值，因為熟齡族工作者二度就業後，離職率偏低、對於職場的工作技能依然可以勝任，同時他們不抗拒改變，創新能力也不比年輕工作者差，只要企業組織能夠善用熟齡工作者與年輕工作者間的差異特質，反而可以創造出更有效率以及最好的生產力。

身為雇主應公開地重視每一世代的技能組合與優勢；強調世代之間互相學習的利益。分析不同世代具備軟、硬技能的各自特色。例如千禧世代潮較嬰兒潮世代，更輕易自在地使用新技術，但嬰兒潮世代擁有的經驗、可靠度、情緒智商（EQ），是智慧手機、社群媒體教不來的。2015 年，一部好萊塢電影《高年級實習生》（The Intern）之所以引起廣大共鳴，正是生動的描繪了不同世代的職場生態，影帝勞勃・狄尼洛所飾演的前輩實習生，正是巧妙的演繹了電影想要傳達的精神：經驗，永遠不過時（Experience never gets old.）。

規劃經驗分享導向的學習課程

全球各大企業若想對抗少子化危機，如何留住並延攬發展熟齡工作族群，提供友善的高齡族工作環境，是未來甚至現在就很重要的課題，SHRM 曾針對這個部分提出策略建議，其中，很重要的一環就是針對勞動者規劃進修課程。根據美國退休協會（AARP）於 2008 年進行的「投資 50 歲以上的工作者：一項人才管理策略」調查中，接受調查的熟齡族群認為如果再進入職場，共有 9 項訓練是他們最缺乏的，其中尤其以外語和電腦技能的占比最高。

這與全球化有著密切關係，尤其全球化併購潮興起，一起工作的夥伴、老闆都可能來自各個國家，因此，除了母語之外，第二國甚至第三國語言能力的訓練與提升，確有其必要性，尤其，根據一項調查預測，由於在美國西班牙裔的人口正在快速增加，預計在2050 年，美國的西班牙裔工作人口將超過美國工作人口的 55%，因此，西班牙語的普及率可能將會超過英文。另外，跨國的工作，主要就是依靠數位雲端執行，對於熟齡工作者，電腦技能的部分也是較為脆弱的一環。

除了熟齡工作者二度就業或是展延退休年限，需要有相關課程規劃，對於年輕工作者，也可以安排與熟齡工作者之間的經驗分享學習，熟齡工作者的工作態度、以往的工作經驗都是智慧的累積，珍貴的智庫寶藏，而年輕人不落窠臼的思維與嫻熟的電腦、行動數位技巧，正是各世代工作者可以彼此交融、交流的地方，給予彼此熟悉、理解、體諒的機會，減緩可能的世代衝突，創造更和諧的新工作環境與文化。

表 5　50 歲以上熟齡工作者，認為最需要的 9 項訓練

1. 外語	33%	6. 認證課程	21%
2. 資訊與電腦技能	33%	7. 談判技能	18%
3. 專業技能	23%	8. 生涯發展	16%
4. 管理技能	22%	9. 專業學分課程	15%
5. 專案管理	20%		

資料來源：Adapted from AARP.（2008） Investing in training 50+ workers: A talent management strategy. Retrieved from http://assets.aarp.org/rgcenter/econ/invest_training.pdf

銀髮人力資源行動方案

近年來世界各國為了因應高齡化社會，避免勞動市場出現衰退，已經開始針對國內人口老化現象，提出促進中高齡者與高齡者就業的方案，期待提升中高齡者與高齡者的勞動參與率。

● 日本成立「銀髮人才資源中心」

以亞洲最早進入高齡化社會的日本為例，政府在 2008 年 4 月即修法重新定義老人的年齡，將 65 ～ 75 歲者稱為前期老人，75 歲以上稱為後期老人，而且成立了「銀髮人才資源中心」，採會員制，必須年滿 60 歲才能加入成為會員。主要是運用現有公立的就業服務機構，結合民間資源在各地設置「中高齡與高齡者人才運用中心」，提供各項就業、職業訓練與退休準備規劃諮詢等服務。希望透過人才資源中心，協助中高齡族群進行退休前準備、規劃退休後生涯，另外，也提供維持與促進職業能力的學習課程，與短期及部分工時就業媒合，同時也向企業推廣漸進式或延長退休的觀念，留住既有的中高齡工作者。

● 美國推動「老人社區服務就業計畫」

至於美國，則提出「老人社區服務就業計畫」，主要是針對 55 歲及 55 歲以上的失業低收入者及就業前景不佳的中高齡者，協助參與以部分工時工作機會為主的社區服務工作，希望能夠藉此促使這些低收入者能在經濟上自給自足，以減低對政府社會福利資源的依賴，進而可讓政府的資源分配能更公平且有效能的運用。

●德國五大主軸，成功將高齡化危機化為轉機

德國在 2009 年已經正式邁入「超高齡社會」，也就是說德國 65 歲以上的人口已經占總人口比率達 20% 以上，所以，在九〇年代初期，德國政府就已經將人口結構變化與就業等議題，作為政策研究重點。2000 年德國公布「高齡化社會下的創新力」研究報告，發現人們的生產力與創新力並非由生物年齡決定，而是與其個別生活、就業及職業過程中所處環境，是否能夠促進這些能力發展有關。也就是說，高齡工作者的反應速度與身體勞動負荷力雖會降低，但他們所累積的專業與社會知識能力，可以在透過環境塑造後，將有機會持續擴增其知識與經驗，而這將可以降低甚至平衡未來可能發生的生產力減少和人口老化可能產生的經濟減緩的影響。

為了活化中高齡者及高齡者人力資源，德國政府由聯邦教育研究部、經濟能源部等五大部會，與德國工商會（DIHK）以及維護老人權益為定位的遊說團體 BAGSO 等六大產業及社會聯合協會，共同發起「經驗，即是未來」（Erfahrung ist Zukunft）的倡議，確立以形塑就業機會、鼓勵高齡人口創業、提供終身學習機會、鼓勵參與志工活動及強化高齡人口的健康照護等五大行動主軸，希望能夠藉此達到善用高齡族群的特質潛能，並且得以維持德國永續競爭力。

德國政府透過全民共同參與討論以及共同作為，為高齡社會的德國找出可維持永續創新力與經濟成長力的多元解決方案與落實力量。其中，關於終身學習計畫，主要是協助高齡工作者可以藉由學

習新媒體與科技，來確保他們在就業市場的工作機會，不被淘汰。這些計畫包括：協助高齡人口認識使用新媒體與新科技（例如：使用網路銀行、收發 Email 等）、鼓勵進入大學或其他類似教育機構就讀、提供職場在職教育等。至於培訓課程設計，則會考量高齡工作者的學習需要，以提高工作配置的靈活性來增加學習意願。

經驗，即是未來

此外，德國政府和產業協會還共同提倡「經驗即是未來」的概念，讓高齡者在職場引退後，依然可以積極參與社會活動，例如，從保險業退休的高階經理人，運用他們在保險的專業，擔任公益團體組織的專業諮詢，協助進行財務規劃，或協助同為高齡族群的退休者，針對退休後的保險與理財規劃提供妥善規劃與管理；另外，由一群退休工匠所組成的協會團體，提供他們自己的工作坊並且實地授課，提供柏林地區的中學生可以有實地製作的機會，可以進行練習，訓練創造力和手作能力，這也讓幾乎已經在學校消失的手工藝課程再度活化。德國的高齡退休者紛紛退而不休，投入各種社會活動與團體，提供他們的專業智識與技術，這項社會利益貢獻，彌足珍貴。

德國部分的參考文獻（整體文章參考見 2014-08-19 台灣經濟部人才快訊）

BMBF（2000），Zukunftsreport demographischer Wandel-Innovationsfähigkeit in einer alternden Gesellschaft〔聯邦教育研究部（2000），人口結構變遷未來報告 - 高齡化社會下的創新力〕。

德國聯邦統計局，參見 https://www.destatis.de/DE/ZahlenFakten/GesellschaftStaat/Bevoelkerung/Bevoelkerungsstand/Tabellen/Zensus_Geschlecht_Staatsangehoerigkeit.html;jsessionid=5A085B990CD2DA30E17B6F33DFEE5CE7.cae33.3

「經驗即是未來」倡議網頁，參見 http://www.erfahrung-ist-zukunft.de/DE/Home/home.html

德國努力激發與善用高齡族群的潛能，創造出可觀的社會利益，也帶來高產業利益，2011 年全球高科技產品，德國以 12.1％排名世界第一，儘管勞動力人口已經走向高齡化，但依然具有國際競爭力與創新能力。

●台灣推動「銀髮人才資源中心」

我們觀察資本主義發展史，由中世紀的重商主義到工業革命，來到 20 世紀的智識資本，而現今 21 世紀，人力資訊已經轉化重要的人才資本。在 SHRM 報告中也預測在未來 15 ～ 25 年間，全球年輕工作者的人力將出現嚴重缺口，供不應求，除了提高出生率，有效運用既存的熟齡族群人口，應該是最具競爭優勢。

在各個國家都開始轉變對高齡族群的認知同時，也已經積極正視高齡勞動者這更具價值的人力資本。根據國發會的推估，在 2025 年台灣的老年人口占比將會超過 20％，在未來 10 年，台灣老化速度將成為世界第一，如果加上準熟齡族人口，55 ～ 65 歲人口將超過全部工作人口半數以上。那麼台灣又該如何推動銀髮勞動力，創造「熟齡族人口紅利」呢？

台灣人口老化速度來得既快又急，勞動人口斷層（係指平均每年減少 18 萬勞動力人口，而 55 歲以上中高齡勞動參與率，相較日、韓、美與新加坡也明顯落後）明顯影響整體經濟發展，成為我國當務之急的主要課題之一。因此，如何推動銀髮勞動力再運用，以補充勞動力質、量、能的需求是政府首要目標。有鑑於此，勞動部勞動力發展署北基宜花金馬分署於 2014 年成立全國首座「銀髮人才資源中心」，希望透過各項業務推動與服務，讓銀髮人才發揮所長，提升銀髮族對社會參與及自我價值感；並藉由銀髮多元化資訊平台提供世代間經驗傳承， 創造資源交流與互動，期能有效補足勞動力市場需求。

銀髮人才資源中心的服務項目，包括：

(一) 求職服務

客製化專人一案到底服務、就業推介及規劃就業行動計畫、職業訓練、技能檢定、創業資訊提供職涯諮詢及職業心理測驗評量。

(二) 求才服務

求才及現場徵才活動、雇主座談會、僱用獎助等資訊提供。

(三) 倡議宣導

銀髮人力運用與發展政策倡議宣導、深入各鄰里、工商團體、校園進行銀髮人力再運用觀念推廣。

(四) 資源連結

開發跨界跨域跨部會資源，提供銀髮就業運用，高齡人力運用研究資料與數據蒐集。

(五) 其他服務

銀髮訓練、講座活動及相關資料提供、國內外團體參訪交流活動、提供辦理銀髮活動空間。

建構「熟齡族的人口紅利」

或許，「銀髮人才資源中心」的成立可以作為構建「熟齡族人口紅利」的概念參考，不過，需要有完整的配套策略，包括四個面向：

一、「選」——透過政府政策立法，利用各種顧問服務類型的 Crowd Sourcing 人力銀行網，包括法務、稅務、品牌行銷等，輔導網羅各方相關的退休高齡者，形成全方的人才庫，提供企業人力資源的選擇平台。

二、「育」——經過培育需求分析，規劃語言、領導力、技能相關在職學習課程，同時，熟齡工作者也可依照個人興趣與需求重新投入學習，提升再就業的工作能力，抑或運用高齡者的專業，提供創業青年或企業顧問人才。

三、「用」——企業組織可設計彈性的工作時間與地點，提供熟齡工作者友善的工作環境。

四、「留」——全球經濟與跨國企業的興起，人口結構改變，高齡化社會興起，職場上，將集合各世代的勞動力，因此，要留住優秀人才，必須能多元包容、形成世代合作的職場文化、同時也要考慮熟齡福利的策略訂定。

華人常說「家有一老，如有一寶」，老人家的智慧與經驗是最寶貴的，有長者在我們身邊，無形中就感覺到有安全感，運用在國家、社會、企業同樣可以套用，高齡者不該是國家、社會、企業，甚至是家庭的負擔，只要改變認知，將會有巨大的「熟齡族人口紅利」等待豐收享受。

幸福人生，從何而來——哈佛大學歷時 75 年的研究

全球即將走入高齡化，台灣與中國都不可避免，甚至還會比其

他國家來得更快，雖然高齡族群依舊擁有寶貴的勞動力，但依然無法避免生、老、病、死的過程。因此，在未來，除了要適應高齡族群勞動力的再生，養老送終也是所有人們需要學習的課程，利用社群經驗與智慧，以愛為核心的規劃設計與生活，發揮各年齡優勢的多元互補，為全生命歷程付出關懷的愛的人生，這也是出自《孟子梁惠王篇》「老吾老以及人之老」的真諦。

有健康與尊嚴的老年生活

早在二千五百年前，我們的祖先就對理想社會有了具象的描繪，這個具體描述就在《禮記》「禮運大同篇」：

「大道之行也天下為公，選賢與能，講信修睦，
故人不獨親其親，不獨子其子，使老有所終，壯有所用，
幼有所長，鰥寡孤獨廢疾者皆有所養。
男有分，女有歸，貨惡其棄於地也，不必藏於己。力惡其不出於身也，不必為己。
是故謀閉而不興，盜竊亂賊而不作，故外戶而不閉，是為大同。」

這短短 126 個字，雖然把過去的理想國全部道盡，但是盱衡高齡化社會的到來和衝擊，「老有所終」和「壯有所用」已難成大同理想，反而將使「老有所困」，同時「無壯可用」，因此未來的大同世界，除了需加大「醫」和「養」設施建置的力度，同時也要加強「醫」和「養」的預防功能，使「老而有健康」，進一步「老而

有用」，再進一步是「老而有尊嚴」。

當人們逐漸鬚眉皓然，他們最大的恐懼就是孤獨寂寞和不安全感，給高齡長輩一個舒適、安全、健康、歡樂的友善環境，也將是另一項重要課題。

尋找真愛與幸福感

在這裡，廣樹誠老師和大家分享了一個特別的故事：

這是一份來自哈佛大學長達 75 年，甚至到現在都還持續在進行的研究計畫，是由哈佛大學醫學院臨床精神病學教授羅伯·威丁格（Robert Waldinge）所主持、史上最長的「幸福感」（Happiness）研究。其實，威丁格教授是這個計畫的第四任主持人，1938 年，哈佛大學衛生系主任阿列·博克（Arlie Bock）教授發現當時整個研究界都著重在「人為什麼會生病、失敗、潦倒」，卻沒有人研究「人怎樣才能健康、成功、幸福」，於是博克提出了追踪一批人，將他們從青年到人生終結，記錄下他們的高低轉折與狀態境遇，再將他們的一生轉化出一個答案──「什麼樣的人，最可能成為人生贏家」。計畫確認後，即以當年哈佛大學大二學生與波士頓生活在最貧困地區的居民，共 724 位成人來自於兩大背景迥異的年輕人作為研究對象，每一年研究團隊都會拜訪研究對象，詢問他們的工作、生活、健康等等情況，並作記錄，這就是知名的「格蘭特研究」（The Grant Study）。

計畫每隔 2 年，接受研究的對象會接到調查問卷，問卷內容包括身體健康情況、精神狀況是否正常、婚姻、事業、退休等等生活相關情況與狀態。研究者則依據研究對象所交還的問卷給予分級，共分五級，情形最好為 A，最糟為 E。此外，每隔 5 年，還會有專業醫師前往評估研究對象的身心健康指標。每隔 5 ～ 10 年，研究者也會親自拜訪這批受研究者，藉由面談與採訪，更深入了解他們當下實際的生活情況，包括事業收入、親密關係、人生滿意度，及他們在人生的每個階段是否適應良好。

這 724 位研究對象，曾經歷了二戰、經濟蕭條、經濟復甦、金融海嘯等等重要階段，他們的人生也經歷了各種高潮起伏，有人結婚又離婚、曾經位在人生工作金字塔頂端，卻跌落谷底一蹶不振，也有人跌倒後又重新東山再起，另外也有人從社會底層一路向上爬到上流階級。這批研究對象，分布在各種行業，有律師、工廠工人、醫生、甚至是美國總統；有人順利退休安度晚年，但也有人因為酗酒、罹患精神疾病等，自毀健康早早死亡，每個人都走向全然不同的道路。目前，原先的七百多位受測者中，大約還有 60%還存活著，他們都已經九十多歲；而持續的研究計畫，則將研究對象轉向原先七百多位接受研究者的兩千名子孫。

經過這長達 75 年的研究，究竟得到甚麼研究結果和啟發呢？從調查資料中，有一項數據，那就是與母親關係親密者，年平均所得可以多賺取 8.7 萬美元。跟兄弟姐妹相親相愛者，年平均所得則多賺取 5.1 萬美元。而在「親密關係」這項上得分最高的 58 個人，平均年薪為 24.3 萬美元。得分最低的 31 人，平均年薪則不超過 10.2 萬美元。而且只要在 30 歲前找到「真愛」──無論是男女愛情、友情或是親情，人生呈現豐富美好的機率則會大大增加。

而另一位化名卡米爾的受研究者，是位哈佛的學生，身為美國人人稱羨的高學府畢業生，卻直到 35 歲才第一次知道被人全心關愛的感受是什麼。能夠感受到別人所給予的關愛，則是因為他罹患肺結核在醫院住了 14 個月時間，在醫護人員身上獲得了他一直所渴望的溫暖與愛。他在獲得醫護人員所付出的關愛後，脫胎換骨，從一個自殺未遂的神經病患者，變成了一個負責的醫生、丈夫和父親，也因此，他同時也從他的家人、病人、下屬和朋友獲得更多的愛。82 歲那年，他在攀登阿爾卑斯山的過程中，因心臟病發作過世，葬禮當天，包括他的家人、同事、病人都出席向他作最後的告別，雖然卡米爾在年輕時期並沒有一個好的開始，但在人生終點時，他寫下了美麗的成功人生故事。

美好人生，源自擁有良好人際關係

從研究報告中所記錄的種種故事，威丁格教授在台灣的一場演說中說，在研究中傳遞出一個很清楚的訊息，那就是「良好的關係，讓我們維持快樂與健康」。而對於「關係」則有三個特色：

一、人際好關係滋養人，孤獨寂寞害死人

從研究顯示，社交活躍的人是比較長壽的，而這裡所謂的社交包括了與家人、朋友、社群等，由於他們有較多的聯絡與接觸，所以心靈比較快樂、身體也較健康；研究也顯示，孤單的感覺對身心會產生毒害，如果人們非自願地感到孤獨，會容易感到不快樂，這也會導致在中年時健康會提早衰退，甚至大腦功能會提早退化，導致容易早逝。

二、關係不在數量多，關鍵在於品質好

相信有些人會有同樣的感覺，那就是即使經常接觸人群，參加聚會，甚至在婚姻中，並不代表就不會寂寞或孤獨，所以真正重要且要重視的是關係的質量。如果經常處於一種高衝突的關係，例如：在職場上與同事常處於鬥爭狀態，或是身處在一個爭執不斷的婚姻裡，對於人們的健康絕對會有負面影響；相反的，如果能夠維持在良好與溫暖的關係中，對於我們的身心健康會產生保護作用。

同樣的，在這個研究裡也得到了呼應，研究顯示，當人們進入五十歲時，影響他們日後的健康狀況的元素，不是膽固醇高低，而是他們對目前所存在關係的滿意度。也就是說，在五十歲對關係擁有最高滿意度的人，在八十歲時是最健康的一群，足見良好的關係，可以緩減老化帶來的身心衝擊。

三、溫馨關係，促進身心腦的健康

研究顯示，一位八十多歲的老人家如果能感受到有可以依靠的對象，那麼他的記憶力能有更長時間保持清晰，如果沒有，則有可能提早發生記憶力衰退現象。所以，當人們在年老之後，如果能有人可以讓他們得以仰賴或信任，是可以讓老人家的腦部獲得健康。

所以，計畫主持人威丁格認為，這個經過 75 年的研究結果，說明了「美好人生建立在良好關係上」。最快樂、最健康的人，就是與家人、朋友擁有親密關係的那群人，而且會熱中投入家庭、朋友等社群關係及新奇有趣的各種事務，而最重要的，是出自於內心真實的愛，這是經過 75 年研究所得出的濃醇雞湯。

快樂無關名望、地位、財富，愛才是重要關鍵，一個活在愛裡

的人，在面對挫折時，會產生正能量，選擇自我嘲諷或是作個運動、唱唱歌宣洩自己的負面情緒，並且會豁然接受朋友或家人所給予的鼓勵和安慰，之後，快速地重新振奮，產生一種良性循環。但若是個缺乏愛的人，每每遇到不如意時，總是會選擇獨自面對與療傷，就像是個悶葫蘆，甚至還會利用喝酒來自我麻醉，對於身體健康與生命都是一種傷害。

愛的生命關懷

馬克吐溫曾說：「生命如此短暫，我們沒有時間爭吵、道歉、傷心。我們只有時間去愛。」而一生為窮人服務，有「世界最偉大乞丐」稱號的德蕾莎修女，在 1979 年獲得諾貝爾和平獎，正說明她為愛奉獻的偉大情操。從她的默想祈禱文之中，更能夠感受到她無私的愛：

「一顆純潔的心，很容易看到基督，
在饑餓的人中，在赤身露體的人中；
在無家可歸的人中，在寂寞的人中；
在沒有人要的人中，在沒有人愛的人中；
在痳瘋病病人當中，在酗酒的人中；
在躺在街上的乞丐中。
窮人餓了，不僅只希望有一塊麵包而已，
更希望有人愛她，
窮人赤身露體，不僅希望有人給他一塊布，

更希望有人能給他人應有的尊嚴。

窮人無家可歸，不僅希望有一間小屋可以棲身，

而且也希望再也沒有人遺棄她，忘了他，對他漠不關心，

一顆純潔的心會自由地給予，自由地愛，直到成傷。」

因此，在面臨高齡化社會之際，我們更要對我們的高齡者付出更多的關懷與重視，根據工研院產業情報網在樂齡族群生活習慣調查上發現，兩岸中高齡族群多數傾向在地老化，中國大陸已逾80％，臺灣更高達95％，「在地樂齡」（aging in place）將是未來的生活型態，而這也就是一個社區概念。

然而不論是翻譯成「在地老化」、「在地安養」或「原居養老」，aging in place除了強調老人在自己熟悉的環境中養老，另外一個重要的概念是非留院式的老年「醫」、「養」服務提供；因此，「在地」、「原居」並不一定指「在家」，同時非機構的「醫」、「養」設施也不是完全沒有軟、硬體的建置，「在地」有可能指在老人原有的家中增加「醫」、「養」的設備，或是將「醫」、「養」的服務送到老人的家中或社區，同時也可能指由政府或民間設計並投資興建、「醫」、「養」設施完備的「老人住宅」。總之，擁有一處可以「安養天年」的安居之所，應是所有老年人眾所企盼的。

第 3 章

尋找安居之所——各國特色銀髮住宅與創建思維

｜訪談專家｜蔡芳文

（雙連安養中心執行長）

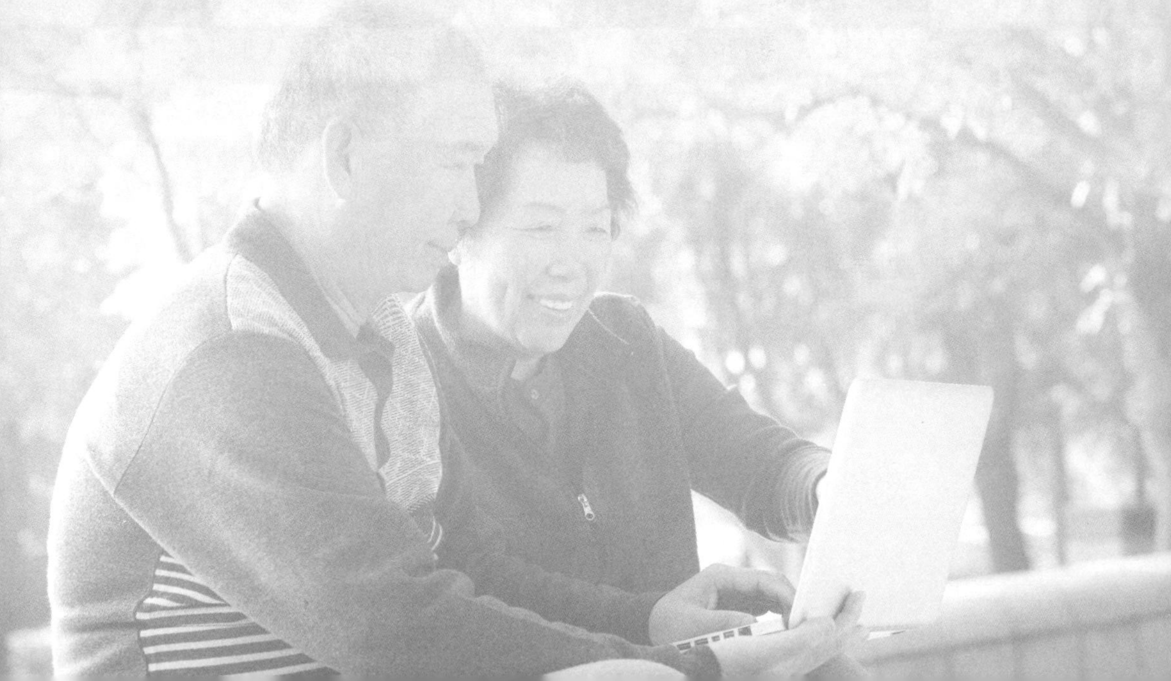

各國的長期照顧服務模式各有特色。例如，日本以機構式、社區式、居家式、失智症團體家屋、小規模多機能的長照機構為主；台灣則是機構式連結到社區式與居家式照顧。至於中國大陸，目前則以居家養老、社區養老和機構養老為主要長照構面。

醫養結合已經成為未來老人照顧的新趨勢，未來長照機構服務也必須要有大健康產業的思維，也就是結合長期照顧、醫療支援、適老化產品、照顧住宅、交通接送、康復中心以及健康促進等項目，構成完整的老人安養醫療系統。

目前，台灣社會許多老人家開始懂得追求自我的生活，希望能保留更多個人空間，追求更有尊嚴且獨立自主的老年退休生活，因此，具專業照護服務品質、有良好管理，且具智慧化科技系統的養生村或安養中心等，最具有潛力與市場前瞻性。

根據 2015 年的「全球老化觀察指數」（Global AgeWatch Index）報告，已經明確指出「全球人口 21 世紀出現空前轉變，人口老化是核心問題。」從調查數據可以發現，現今每一秒鐘，就有 2 人邁入 60 歲花甲之齡，若以此估算，在 2100 年，60 歲以上的人口達 32 億，占全球總人口數的 1/3，而且，到 2030 年，全球 60 歲以上長者人數，也將首度超越 10 歲以下的孩童，成為歷史交叉，高齡長者的安養問題成為各國政府的挑戰。面對人們實際生活的許多變化，在食、衣、住、行、育、樂等等面向都要有所因應。如何讓高齡長者可以有舒適、安全、愉快的生活環境，也成為全球各國政府規畫社會政策重要的課題。

這份「全球老化觀察指數」從老人收入、老人健康、老人能力與老人宜居環境等四大指標，匯總來自聯合國、世界衛生組織、世界銀行和其他全球性機構的數據，對全球 96 個國家高齡長者的生活進行評估與比較，進行最適合老人居住的國家調查。位居前十名的國家，西歐與北美國家就占了九成，掄冠者是瑞士，其次則是挪威與瑞典，而亞洲唯一進入前十大的就只有日本，排名第八。指數排名前 10 名的國家分別是瑞士、挪威、瑞典、德國、加拿大、荷蘭、冰島、日本、美國與英國。其他亞洲國家排名，泰國列第 34 位，越南第 41，中國則列第 52 位。至於最能應對人口老化挑戰的國家，則是以社會福利優渥聞名的瑞典奪冠，緊接在後的則是挪威與德國。

高齡長輩在年紀逐漸增高，行動力逐漸下降的情況下，在家活動的時間隨之增加，但是，許多調查報告也顯示，鼓勵高齡長者要走出原本的生活圈，能多參與些社交活動，所以，在英國，一個提倡公共服務改革的社會企業「Participle」曾經做過研究，針對高齡化社會裡所需要的龐大社會照顧需求，提出了一套由個人、社區及政府三方合作的公共服務方案，讓生活在社區裡的個人與社區彼此相互協助，形成一個互助圈（Circle）。

長者能貢獻能力，最有成就感

這個團體採會員制，50 歲以上的資深公民可申請成為會員，每年繳交年費 30 英鎊（約新台幣 165 元），由會員自行經營，提供情感、家務方面的互助服務。會員們可以從每個月的社交活動行事曆和免付費服務專線，開始了解他們。有任何需求撥打電話後，即有 Circle 的管理團隊從上午九點到下午五點為會員處理需求。項目包括日常生活的家事服務（例如整理庭院、油漆等）、社交類活動（例如看電影、聽音樂會、喝下午茶等）、學習類活動（例如學習使用科技 3C 等科技產品）及促進健康活動等四種類別，相關服務項目則依服務提供者和服務需求項目，決定是否額外收費及收費金額，服務方式可能媒合 Circle 會員處理，或由另外簽約的廠商提供。

在英國 Circle 裡，這個高齡化社會下所產生的新社會互助模式，最重要的就是以「關係」作為基礎的互信模式，讓高齡長者活出了自信，他們透過資源整合，鼓勵長輩們從事自身還能夠做到的事情，在必要時提供有效的支援，讓高齡長輩感受到自己還具有貢獻能力，這比一味地提供經濟協助更具意義。

所以，在目前放眼到處都是高樓林立的都會空間，是否能確實提供長者生活、行動、娛樂等所需，有待評估。即使是高齡長輩，也都希望能活出自信，能夠開心地享受生活與自主權，究竟甚麼樣的居住環境才是符合長者居住、行動與活動的住家環境？而各個國家又是如何規劃高齡長者的安養居所？我們就從歐美及日本等幾個位列世界最佳居住國家的銀髮住宅窺探一二。

瑞典——老人公寓，融入社區

在全球各種養老調查評等中，瑞典始終名列前茅。瑞典的養老保險制度實施至今，已經超過百年，在瑞典，目前年齡 10 歲的孩童，就可以依照現行保險制度來規劃他未來 100 歲時的需求，可說是個成功的福利政策。當年實施之初，瑞典平均餘命只有 59 歲，如今平均餘命則已經來到 81 歲，是世界人均壽命最長的國家之一。這個僅有 898 多萬人口的國家，65 歲以上的老年人口就高達 17%，80 歲以上的老人就有 30 多萬，預估在 6 年後，老年人比例將攀升到 23%，為全歐洲之最。

瑞典是個高稅收、高福利國家，但是隨著人口高齡化，致使勞動力減少、交稅人口減少，然而，退休金、醫療和老年護理等公共支出卻是逐年增加，也開始威脅到整個國家社會福利體系。因此，瑞典地方政府聯合會曾明確提出警告，由於瑞典人口高齡化，50 年後的瑞典將無法保持現有的福利水準；甚至，前任的瑞典首相賴因費爾特也曾警告瑞典人民，希望他們能夠工作到 75 歲，並且在 50 歲左右規畫轉換工作跑道，因為只有這樣，才能持續瑞典現有的福利與養老金制度，瑞典人民才能維持他們所期望的福利標準。

瑞典長照制度以居家和照顧中心為主，因為，瑞典的老年人很少與子女同住，主要的養老模式包括居家養老、養老院養老和老人公寓養老等三種型式。瑞典政府有提供老年人住宅服務，凡是有領取養老金的高齡長輩，都可以領取住宅津貼。並且在一般普通住宅區裡建造老年公寓，或是便於老人居住的輔助住宅，讓老人家能居住在子女住家附近，彼此方便探視。一般來說，在養老院養老不是瑞典老人家的首選，會進入養老院者，大多是在失去生活自理能力的孤寡老人，儘管養老院裡各項軟硬體設備齊全，並且全天都有照護者照顧起居生活，但總還是缺少了些人情溫度，所以，非不得已瑞典老人不會住進養老院。

所以，居家養老以及老人公寓是目前瑞典老年人最常見的養老型態，尤其是近些年來，居家養老更是瑞典政府大力推動的養老形式，甚至將在 20 世紀七〇年代盛行的老人公寓改建為普通公寓，讓所有的長者能在退休之後，盡可能地留住在自己原來房子裡安享晚年。關於老人家的生活起居以及照護，瑞典主管老人社會福利事務的部門則會依照老人家的需要，提供看護、送餐、個人衛生、安全警報、陪同散步等全天候服務。

至於行之有年的老人公寓，是瑞典專為健康老人所打造的住宅，由政府負責建造出租，周邊有藥局、超商、公車站和公園等，生活機能方便，也能與社區居民有所互動。老人公寓裡則規畫提供無障礙設施，和適合老人們生活的設施設計，例如，以白色為底的門面，搭配黑色門栓，讓老人家得以方便辨識門把；並且在門把上也做了特殊設計，當老人家在公寓裡發生意外時，公寓管理員可以從外開門進入，及時給予協助或搶救。老人家通常忘性大，萬一忘了關掉電器開關，例如微波爐等，也都會在公寓門口面板上顯示提醒，好方便管理員進行處理。居住在老人公寓的老人家們，他們一起生活，共享社交活動，因為有同齡者相互陪伴，還有助老人家的健康。

以瑞典烏姆薩拉市政府出租老人公寓為例，隱身在一般公寓裡，完全融入社區，除了超商、藥局、公車站還有公園，公園裡經常可以看見老人家們在散步。這裡的老人公寓有一個房間、或 2 ～ 3 房的房型格局，月租大約在 6,000 ～ 1 萬克朗之間（約合台幣約 2.4 萬元～ 4 萬元）。年滿 70 歲以上、生活自主的老人家都可申請入住，並且可以申請使用居家服務。而且，由地方政府所提供的老人公寓和一般公寓有所不同，除了有老人家需要的照護設施，還經常舉辦社交活動，讓老人家們可以參與，結交朋友。住在這裡的老人家，可以利用公寓裡的共用客廳進行交誼，自己做菜和其他老人家們一起吃飯分享，或是相約一起外出活動，讓生活更形精采。雖說政府開始倡導居家養老，但這裡的老人住宅還是很受歡迎，據說通常要排隊兩年才能入住。

德國——智慧建築，提升銀髮照護品質

被戲稱「歐洲老人院」的德國，是全世界排名第二「老」的國家，目前 65 歲的老年人口比例有 21%，依照德國官方推估在 2060 年，高齡長者比例將上升到 33%，也就是每三人就有一位高齡長者。

有別於瑞典，德國老人家選擇入住「專業護理老人院」是很常

見，也是最普遍的選擇。因為這些養老院都擁有世界頂尖的硬體設備和人員管理方式。但是，最近幾年，德國老人家的養老方式有了不同的選項，包括了「老年之家」的互助養老方式和「多代屋」的多元互助養老形式，各有訴求對象，也都受到老人家重視與歡迎。

每個人都會走入遲暮之年，很多人都說其實他們並不怕老，但是怕孤單，德國的「老年之家」就是由部分害怕孤單，又不想住養老院的一群老人家，自行發起建構屬於他們自己的生活天地；所有成員共同分擔各種家務，彼此協助，也一起參加各項社會活動，他們有共同的生活目標與興趣，安慰了彼此、不再有孤獨感，也重新體會家的溫暖與溫馨。

另外，「多代屋」是由德國部分社會團體和地方政府共同探索發展的的多元互助養老模式。在「多代屋」裡，有許多社會服務內容，顧名思義，在這裡有著各個世代相互扶持與共享的溫馨。包括有針對老年人的陪護式居住、社區健康諮詢服務以及協助雙職工父母的兒童看護，另外，還規劃了年輕人和老年人共享的讀書空間與咖啡廳等休閒娛樂空間，這裡齊聚了各個不同年齡世代的人們，大家相互幫助，樂也融融。

在一間名為「Geku-Haus」的「青銀共居」住宅裡，老人家和年輕人一起同住，年紀最大的住戶年齡 78 歲，老人家們來自社會各個職場領域，有著豐富的社會經驗與人脈，所以，有長者帶著疼惜年輕人的心，運用自己過往人脈，為同住的年輕人寫推薦函找工作；也有長者具會計師身分，因此主動替年輕人審查預算表，提供建議。在「Geku-Haus」，長者們為年輕人提建言解惑，而這些長者們也因為有年輕人的相伴顯得有活力，也重新找回人生價值。

無論是「多代屋」或是「青銀共居」，在協助開發高齡者的潛力同時，對於世代間的交流有所助益，在這裡沒有世代衝突，只有彼此互助與關心。

● Hattingen 智慧建築銀髮照護住宅

德國政府不僅僅是在軟體服務花費心思，對於如何建構安全、安心、健康、舒適、便利的居住空間，也付出不少心力，透過 ICT 科技提供各種不同生活型態的智慧化居住空間，協助老年人在居家生活上可以盡量獨立自主，並且能維持好的生活品質，成為德國政府的重點建設之一。

2004 年，德國北萊茵的西伐利亞省（North Rhine-Westphalia；NRW） 選定在杜賽道夫（Dusseldorf）附近的哈丁根（Hattingen）小鎮，建置銀髮照護住宅，作為實驗示範據點。這是西伐利亞省所推動的銀髮族經濟網絡計畫（Silver Economy Network of European Regions）項目之一，主要是提供一個智慧型住宅服務平台，這棟智慧住宅是做節能建築，並且具有無線網路通信、安全監控、健康照護、家電自動化等功能，希望能讓住在其中的老人家，能有更健康、更適意、更有安全感的居家生活，同時也提供德國老年人在養老院或獨居生活之外有另一種選擇。

2007 年底，結合地方政府與民間企業力量的「Hattingen」智慧型住宅的雛形完成，透過基礎硬體網路與軟體資訊服務，配合住家內部相關設備自動化，整體社區的安全獲得全天候的監控。例如：

大門採用指紋感應自動化設置，當中央遙控系統得到住戶離開住所或渡假的指示訊息，玄關便會自動開啟錄影監視系統，並維持室內17度溫度；透過電視或電腦可即時獲取醫院與醫藥相關資訊；啟動夜燈裝置，當老人家半夜起床時會先自動開啟廁所及走道電燈；採用廚房中央自動控制系統，爐具也具備自動感應與自動切斷電源的防止乾燒功能；透過客廳總控制系統，可以掌握宅內所有家電設施的情況，包括盥洗室的燈是否關妥，微波爐開關是否已關等。住宅內的科技產品都是提供免費服務，基礎的系統研發費用則由地方政府與建商共同負擔，如果居住者希望有更多的服務或是較高單價的產品，可以自行決定外加。

這棟集合式獨立型的智慧銀髮住宅，整合了網路、自動控制、家電自動化等，以使用者的需求做為考量，透過現代科技產品提供居住者人性化、舒適化、環保化、安全化以及具娛樂休閒功能的生活環境，成就了老人家「在家終老」的目標。

荷蘭——讓老人家有更好的獨居生活

荷蘭近年由於財政緊縮，所以，在各項政策都以減少政府預算開支、提升效率為主要訴求，但是仍以服務民眾的真實需求為最終目標。對於老人照護部分，荷蘭中央政府逐漸縮短了老人照護預算，將責任交由各市政府負責。面對高齡化的社會，阿姆斯特丹市政府曾調查訪問老人家，根據調查結果，絕大多數的老人家都傾向住在原本的社區，不願意搬到安養中心，因為他們想住在自己熟悉的環境，掌握自己的生活，能維繫既有的社交網絡。

除了老人家喜歡原本熟悉的環境外，荷蘭政府便利的社區規劃也是讓老人家想留在原本生活社區的主要原因之一。在荷蘭，理想的社區規劃，是讓所有民眾都可以在合宜的步行範圍內，滿足相關生活與服務需求。所謂的「合宜」，則包括了適用於老年人、身障者、一般人，甚至是家中有嬰兒、需要使用嬰兒推車者等對象的社區空間。這也是讓老人家能夠方便輕鬆地滿足各種生活所需、獨立生活的重要關鍵。

因此，阿姆斯特丹市政府在尊重市民意願、以人為本的考量下，將其住宅政策、空間規劃與社會福利緊密結合，決定與當地住宅組織合作，要求住宅組織可以將原社區一樓或二樓的公寓提供給可以生活自理的老人家居住，同時協助修改內裝成為適合老人家生活的居住空間。這項政策確實減少了政府安養中心的設置，減輕了市政預算負擔，更重要的是確實照顧到了阿姆斯特丹老人家的真正需求。

此外，在社區服務中心還提供許多服務和舉辦各種活動，創造各種空間協助地方老人建立社交與支援網絡。同時，也鼓勵獨居老人家提供自己家中多餘的房間給附近學生承租，在幫助學生方便租屋的同時，也能讓老人家獲得年輕人的陪伴。

● WoZoCo 老人公寓

以聲光影音成功行銷全球的荷蘭 MVRDV 建築集團，也為荷蘭的高齡長輩做出貢獻，在接受荷蘭政府的委託下，在首都阿姆斯特丹蓋建了 100 戶低成本公共國宅——WoZoCo 老人公寓。這棟老人公寓之所以名揚全球，就在於規劃初期，發現受限於原基地面積與限高問題，以及因投影可能影響附近鄰宅的採光問題，必須將 WoZoCo 西側進行局部降低調整，但若經修改，就只能規畫 87 戶的建築，無法達成政府 100 戶的要求。MVRDV 經過百般思考與發想，打造出了 13 戶懸吊式單位，不僅完成政府的委託，而且外型還創意十足，絕對想像不到這是棟老人公寓。

●失智者的幸福天堂——霍格威（Hogewey）

高齡社會中，也將面臨會有愈來愈多的失智症患者，尤其在少子化的世代裡，照顧失智老人的社會成本也會愈來愈高，許多家庭在不堪時間、體力、精神以及經濟的負荷下，都會將失智長者送往安養中心。

在荷蘭衛斯普（Weesp）的霍格威（Hogewey）小村莊裡，就住著 150 幾位重度失智病患，這占地 4900 坪、共 23 戶的小村莊，和一般村莊沒有兩樣，有超市、餐廳、咖啡廳、人行道，還有花園以及各種商店，只是這裡面住的全都是失智患者，他們可以在這裡過著和以往相同的生活，煮飯、購物、上餐廳吃飯、美容美髮等等，而且受到絕對的保護，不會受到傷害。

由於，失智患者容易對陌生環境產生排斥，所以，在這裡的每個公寓房間，都會依照每個病患的成長背景與習慣量身設計規劃，以便消弭老人家的不適應。除了購物生活所需的空間規劃，還特別設計了工藝區、文化區、宗教區等七個主題區域，並且有不同的色系和布置。在這村裡的 300 多名工作人員，都是受過訓練的志工，懂得如何與患者溝通和相處。並且協助這些老人家藉著重複的動作，練習思考、活動大腦，減緩退化速度，平均一個病患會有 2 名工作人員照顧。而且，因為屬於荷蘭國家福利的一環，入住霍格威的費用，與入住傳統安養院是差不多的。

美國——社區村落養老正風行

根據美國人口普查局的研究調查，2015 年美國 65 歲以上的老年人比例為 14.9%，推估到 2050 年，65 歲以上的老年人將會提升 22.1%。事實上，美國早已進入高齡化社會，對於高齡者的安養方式，主要是以老年公寓「半託制」的養老機構及社區互助的居家養老方式為主。不過，在經濟衰退情況下，美國養老院數量在 2000 年到 2009 年 10 年間下降了將近 9%。

因為生活習慣與文化，美國人從小多是自己擁有個人的臥房，而且非常注重個人隱私與空間，到了老年也很樂意享受獨居生活。所以，多數老人家會選擇住進老年公寓，稍微富裕些的長者會入住高級老年公寓，至於生活貧困的長者則會住進由政府資助的老年公寓。老年公寓主要是以身體健康、生活能夠自裡的老年人為對象。如果是已經臥病需要有專人照顧的老人家，則會以老人家的健康情況，若是較輕微的就會送往「家庭養老院」（care home），較嚴重者則住進「護理之家」（nursing home）或是醫院。

美國老人家喜歡人群，愛逛街和群聚，他們會參加各種藝文活動，所以，美國老年公寓都設立在交通方便、步行可以購物的市中心熱鬧地區。但是在私人臥室部分，那就是非常獨立的生活空間，除了夫婦外，即使是非常窮困的老人家，也都會要求獨立房間，所以，每個房間都會有衛浴間和烹煮設備，並且全天候供應熱水。老人公寓裡會另外設立公共空間，例如咖啡廳和交誼廳等，同時也會安排許多活動，將相關的休閒活動時間製成表格，提供給住戶參考自主參加。

美國老人公寓費用主要以入住者的收入百分比收費，收入高者多收，收入低者少收，有一定的比例標準。美國老人貧富差距大，窮人住的政府老年公寓，最低每月只收 30 美元；至於高級老年公寓無論是設施或服務則可比擬四星級酒店，會有游泳池、健身房、網球場、電腦室、圖書館等設施，也有洗衣房、緊急呼叫系統等服務設備，會定期舉辦休閒活動，例如電影放映，也會在固定時間提供打掃、供餐等服務。老人公寓雖然各種設施齊全，但是沒有設置醫務所及醫務人員，萬一老人家有醫療需求就必須送往醫院。在老人公寓裡，儘管有管理人員配置，但是住在公寓裡的老人家，也會主動在閒暇時間做義工，因為這是可以證明自己還是對社會有貢獻最佳的方式。

除了老年公寓，也有不少美國老人家會選擇「半託制」養老機構。所謂「半託制」，就是老人家白天到養老機構生活，晚上就回自己家。養老機構的經費可向美國聯邦政府申請，經審查合格後由政府撥補一定額度資助，此外，養老機構也可以接受社會捐贈，關於收費則依照托保人的經濟狀況而定，沒有具體標準。

近十年，在美國開始盛行以社區為單位，聯合互助的居家養老方式，華盛頓「國會山村」就是其中知名的典範。成立於 2007 年的「國會山村」是一家非營利社區組織，共有 260 個家庭、360 人居住在這裡，每人每年須繳 530 美元，一個家庭則繳 800 美元，低收入者，每人每年繳交 100 ～ 200 美元左右，以支應各項開銷，但是居民所繳交的費用僅能應付一半的開銷，另外一半則需要仰賴社會捐贈。

在這個村落裡，免費或低價提供居民交通、購物、簡單修理等，同時還會提供晚餐、會議、電影等服務，所有的項目都是由 215 位志工來負責，其中，有部分是來自「國會山村」的居民，這裡的老人家在享受服務的同時，也努力想盡己之力給予回饋。這樣的村落在美國開始風行，到 2014 年，已經有 213 個，並且還組成了「村落聯盟」，透過網路討論相關養老議題與研究，提供各種可能的支援服務的「虛擬村落」。

這些以社區為單位的「村」和老年公寓有著相同問題，就是沒有醫療護理服務，而且，無法與政府所提供醫療補助項目的長期護裡服務進行整合。所以，居住在此的老人家無法享受政府所提供的長期護理服務。不過，政府已經發現這些問題，並且開始重視居家養老對於美國老人的重要和需求，尤其又能減輕對政府的經濟負擔，所以，美國政府在患者保護與平價醫療法案（Patient Protection and Affordable Care Act）裡，增加了「家庭與社區服務條款」，將醫療補助計畫納入家庭與社區服務部分，這將有助於把政府的長期護理服務整合進「虛擬村落」提供的一站式服務。

日本——從著重健康生活的設計細節出發

從日本 2015 年的人口普查結果顯示，日本 65 歲以上的老年人已占全國總人口的 26.7%，而這比例同時也已經超過未滿 15 歲的人口占比，明顯可知日本社會老年化問題的嚴重程度。

目前全球最老的國家就屬日本，所以日本政府很早前就開始因應，對於老年人的安養規劃，主要包括老年公寓「半託制」養老機構和社區互助的居家養老。政府將養老機構做了細節分類，包括短期居住型、長期居住型、療養型以及健康恢復型等類型。目前，全國設有約 3,100 處的健康恢復型養老機構及大約 3,700 處的老年療養醫療機構。

多數的日本老人家會選擇住在養老院，由於日本強調老人們最好還是在自己家中和社區裡養老，並且能提升與社區的互動，所以並不主張蓋建大型養老院，而多數是屬於小規模、多機能的中小型養老院。除了政府興建外，也鼓勵企業和非營利組織建設養老機構。政府主要是提供基本福利範圍的養老機構，企業和非營利組織則可根據老年人的不同訴求與需求，構建相對應的功能性商業或公益性養老機構。例如，有部分中高收入的老人家對於生活品質有較高要求，或是部分已經患病較為嚴重或身體行動較不方便的老人家會有些個別需求等，就會由企業或非營利組織蓋建具個性化或具功能化的商業養老院、看護型養老院等。住宅型養老院主要提供身體健康的老人家居住，內部設施和設計大多採行酒店式管理，平常會打理老人家一切的日常生活家務，若是老人家需要看護服務時，企業會提供臨時看護服務。現今，各種商業養老院非常普及，數量已經超過 2,000 家，每家平均住房數在 50 間左右。

無論是政府或是企業、非營利組織，養老機構的建構包括住宅居室設計、家居用品設計、餐飲配備、看護和服務人員培訓等各面向，都非常著重專業與細節，鉅細靡遺。而政府也注意到有些老人家因為行動力日益衰退，還是需要有專人照顧，但是有提供專人照顧的銀髮住宅與全國老年人口數相較仍有嚴重差距，現在全國還有 42 萬銀髮族在排隊等候入住，因此，政府計畫要在 2020 年前興建 60 萬戶，讓未來生活無法自理的老人家都能單獨入住，所有生活起居都會有專人全程照顧。只不過，銀髮住宅收費不貲，對於的銀髮族來說，是個不小的負擔。

● 松下集團 PanaHome

松下集團（Panasonic）是著名的電器廠商，1963 年在集團底下成立了松下居家內裝公司（PanaHome），經營房屋營建與內修裝潢，九〇年代，松下就提出「網絡家庭」概念，並且在 21 世紀初，便大膽興建 IT 養老院引領未來新社會服務模式。2001 年 12 月，松下全資在大阪創辦第一家收費型養老院「香里園」，可入住人數為 106 人，儘管收費高，第一批入住繳納 1800 萬日元，以後每月 25 萬日元，醫療費、個人消費、理髮等費用另計，但在半年申請期間，仍有 120 多位申請入住，供不應求。十多年來，PanaHome 因應老化社會的需求，從北海道到九州，已經興建 1 ,134 棟包括老人住宅、日間托老中心、小規模多功能照護機構、以及專供高齡租賃的銀髮住宅。並且因應各地區的特殊需求，提供各種規劃，並且在銀髮族租賃住宅中融合可配合日間照護及到府照護服務的複合型方案，以及可利用「通勤、入住、到府照護」的小規模多功能型的居家照護方案，提供高齡長者多元的選擇。

在 PanaHome 所興建的養老機構，可以看到許多為老人家設想的小細節，例如，室內地板沒有高低差，行動遲緩或不便的老人家、坐輪椅的身障人士或銀髮族，可以自由行動不會受到阻礙導致跌倒等意外發生；此外，浴室門寬 80 公分可讓輪椅進出；在牆壁設置扶手、選用止滑地板等；臥室裡會在長者的臥床床腳裝設探測器，萬一老人家夜晚睡覺不小心跌下床，探測器會自動報警，通知管理中心；床單夾層也有探測器，主要是檢視探知老人家是否有大小便失禁等等。

此外，入住養老院的老人家都會配戴一個大約拇指大小的「定位儀」，老人家無論走到哪裡，都可方便管理中心人員尋人，萬一老人家有遇到危險或需協助服務時，只要按個鈕，就會有護理人員前往協助。

此外，每個房間還會配備遠程醫療終端設施，只需觸動液晶螢幕，老人家就可自我進行量血壓、測脈搏等簡單健康測量，所測得的數據會自動記錄在機器內，只要按發送鍵，就可將數據發送到醫療中心，等醫師看完報告，便可透過視訊或電話與老人家進行溝通與診療。

安全、安心是 PanaHome 建築的核心價值，所有的設計都必須要符合人性，比如家用設施的顯示面板要易懂、開關操作要簡單，即使操作錯誤，也要很安全等，透過專業技術，並且倡導符合環保革新，提供老人家安心舒適的居住空間。

除了松下集團，知名的化妝品公司 DHC 也向銀髮產業進軍，日本的養老服務這些年致力推展小規模、多機能的社區養老概念，所謂的多機能指的是可以 24 小時入住照顧，也可以包含白天的日托服務及居家照護服務。目前，在全日本大約有 3 萬 7 千多所「老人日托」機構，DHC 便鎖定社區日托機構領域，在提供老人家護理服務之餘，還免費提供化妝服務，要讓老人家們也能夠美美的，有好氣色，也因此吸引不少消費客戶，對於品牌行銷也算是雙贏的做法。

台灣——在地老化與活躍老化

壽命的延長已不再是全球最在意的議題，如何讓高齡長者生活得健康、快樂、安全、有尊嚴，身心受到妥善照顧，才是我們關心的重點。在台灣，1993 年政府制訂「護理機構設置標準」將護理之家、日間照顧、居家照護等定為長期照護機構，1998 年行政院核定了「加強老人安養服務方案」，明訂在每一鄉、鎮區普設「居家服務支援中心」提供居家服務。2002 年，行政院再核定「建構長期照護體系先導計畫」，確定未來養老政策要建立「在地老化」概念上，以「社區照顧為主，機構照顧為輔」為原則，讓老人家可以在自己熟悉的環境下，獲得照護與安老。

1993 年，台灣確定進入高齡化社會，銀髮住宅就已經出現需求，當時，經建會即積極著手推動銀髮政策，並且鼓勵民間企業投入老人住宅開發，許多台灣的企業包括潤泰、台塑、國泰、國寶、奇美、遠雄、中壽、富邦等大型企業集團，前後陸續加入銀髮住宅的開發行列。只是，政府長期以來，對於銀髮住宅政策部分，在居家服務與機構發展的資源投入一直有很大的差距懸殊，政府為獎勵投資，將社會福利資源做了兩極化的分配，實際受惠者集中在中低收入戶與中高所得兩部分，反使得占最大比例的中所得者成為社會福利政策下的被遺忘者。加上民間投資設立的養老村、養老院收費偏高，早期的市場反應並不預期，真正入住企業經營的養老村的老人家，主要是 70 ～ 80 歲、有較高教育水平，以及有穩定退休收入或資產的族群，大致包括了有公務員、大學教授、中小企業主及海外回國的僑胞，因此，是否真正照顧到需要被照顧的老人家，始終受到質疑。

目前，台灣市場上的銀髮住宅，是以 50 歲以上、行動方便、身體健康的中壯年退休族為主要客群，主要提供老年人退休後的休閒生活服務，內容包括生活照顧、健康管理、休閒養生以及專業諮詢。這些由民間企業所投資興建的銀髮住宅，入住方式大多採行「租賃使用權」而非「購買所有權」，主要可分為押租型、利用權型、年金屋及養生權契約等四種型態。其中，押租型和利用權型最為常見。

押租型的養生村，是在簽約時先繳交一筆高額押租金，退住時會無息退還，居住期間須另繳管理費及伙食費，由專業退休住宅服務公司提供管理，潤泰集團的「潤福生活會館」就是採取這種方式。位在淡水的「潤福生活新象」在 1996 年正式營運，是台灣第一座強調五星級飯店式管理的銀髮住宅。主要是以行動方便、生活可自理、50 歲以上的長者為訴求對象。入住押金費用自 650 萬元至 1,380 萬元不等，每月生活費另計，單人房每月 2.34 萬元，雙人住房每月 4.14 萬元，入住率都可維持在八成左右。

至於利用權型，則是於簽約時繳交一筆高額入居金，入居金分 10 ～ 15 年折抵租金，中途退住按比例扣減入居金，居住期間管理費及伙食費另繳，由專業退休住宅服務公司提供管理，最知名的就是台塑集團的「長庚林口養生文化村」。長庚養生村，保證金採年繳制，租約滿全額無息退還，未來可領回。這個佔地 34 公頃、約可容納 4,000 戶入住的長庚養生村，1995 年在當時台塑集團董事長王永慶的指示下開始籌建，2005 年正式營運，成為台灣規模最大的養生村。主要以身體健康、生活能自理的老人家為對象，入住時有健檢，平時由長庚醫院提供醫療支援，有慢性病的高危險群會有健康管理部門專人負責天天探視問候，至於無法自理生活的病患，則住進護理之家，24 小時專人照料。此外，豐富的休閒活動及成立銀髮學園是長庚養生村的重要特色之一，入住者可以學學太極拳、打麻將、唱歌或捏陶、寫書法等；甚至還提供有在做投資理財的長者，上網下單股票的獨立空間。入住者有 40% 住客是華僑。除了北台灣，南台灣由奇美集團經營的「悠然山莊」，也是受到歡迎的指標型銀髮住宅。

由台灣企業財團所經營的銀髮住宅，收費並不便宜，事實上，有不少企業都處於虧損狀態，甚至最後選擇轉型或是停止營業，例如，太平洋建設集團在北投經營的「奇岩居」、義大集團在高雄經營義大世界養生村等。銀髮住宅是需要長期經營的，老人家在醫療與照護上的軟體服務需要投注龐大的資金，加上銀髮住宅的設施需要經常翻修，如果只著重在商業考量，期待能在短期有回收是不可能的，而這也是台灣部分企業在銀髮住宅產業打退堂鼓的原因。

不過，目前，台灣社會對於「養兒防老」、「三代同堂」等傳統觀念已經愈來愈淡薄，許多老人家開始懂得追求自我的生活，希望能保留更多個人空間，追求更有尊嚴且獨立自主的老年退休生活，因此，具備專業照護服務品質、有良好管理，且具智慧化科技系統的養生村或安養中心等長期照顧服務機構，仍然具有潛力與市場前瞻性。

●雙連安養中心——感動式服務，創造生命價值與經濟產值

位在新北市三芝的雙連安養中心，共可照顧服務 432 位長輩，包括安養 212 位、養護 154 位及失智症 66 位，是目前台灣最夯的安養中心。在營運的第 4 年，進住率就達到百分百，並且在全台灣 1,000 多家老人照護機構中，屢獲評比第一名，成為台灣安養中心的第一品牌。這個由非營利機構雙連教會所設立的安養中心，要年滿 60 歲以上，而且沒有罹患法定傳染病的長者才可以入住，目前排隊申請入住者有 5 千多人，有統計指出，如果現在才登記的人，恐怕等上 80 年的時間，所以，有不少中壯年者都提早登記排隊。

在這占地 11,000 坪的社區，可以遠眺台灣美麗的北海岸，環境有如桃花仙境般地悠然，空氣清新，沒有吵鬧雜沓的車水馬龍聲，只有蟲鳴鳥叫聲，伴隨著老人家們的歡笑聲。院方提供家事服務、由專業的營養師調配營養均衡的膳食，和全年無休的護理照顧與必要的緊急醫療救助。雙連安養中心執行長蔡芳文就認為，「老」是

要學習的，每一個人都會老，要怎麼樣讓每一個人的老，都老得很成功，老得很活躍、很快樂，所以，在安養中心裡還辦理了松年大學以及各項適合高齡者從事的活動課程，提供落實終身學習的生活園地，倡導老人家應該有活到老、學到老、服務到老的精神。

在這個學習園地裡面，有拼盤式的課程，主要都是由院區裡的長者們主動發起安排的課程學習，老人家們是學生，也是老師，他們在這裡獲得了新的成就，也重新找回自我的價值。

蔡芳文提到院裡的一位陳奶奶，在 70 歲的時候入住中心，當時可說是院裡面最年輕的「女孩」，因為喜歡畫畫，所以參加了書畫班課程，在學習過程中，陳奶奶益發感到有樂趣，更許下了要開個人畫展的心願，就在陳奶奶 75 歲那年，她夢想成真，集結了 55 件作品舉辦了生平的第一次畫展，陳奶奶的畫作不僅受到台灣民眾的喜愛，更獲得日本老人家的青睞，陸續計畫到日本、德國等國家參展，陳奶奶原本以為到「雙連」是來養老的，卻沒想到意外地找出自己人生的第二春，開啟新的成長舞台。陳奶奶也將賣畫所得捐給了中心，盡自己的一份心力。蔡芳文說，每位老人家都有他成就的年代與燦爛的時刻，所以，還會找志工來與他們進行採訪，撰寫個人的口述歷史，最後集結成書，替每位長者留下一份可以紀念的禮物與紀錄。

蔡芳文強調，以真誠的態度與耐心提供服務，用心傾聽長輩們的需求，就會得到來自長輩良好的回應，包括社會亦然。以雙連安養中心來說，蔡芳文深刻感受到老人家有親子陪伴很重要，所以，在院區裡有 70 多個床位可供來探訪的親屬借住，而這些床位平均每天都有 90%以上的使用率，甚至在每年除夕圍爐時，長輩們都還將家人邀請到院區來一起圍爐，雙連儼然成為老人家和親人的另一個家園了。

雙連安養中心能獲得老人家和家屬的喜愛，主要原因就是來自於他們的感動式服務。以往安養中心總是給人一些負面觀感，例如，安養中心是專門收容被子女遺棄的老人、安養中心設備差，是個灰暗髒臭的地方等。不過，雙連破除了這些刻板印象，在這裡的老人家不再只是「等吃飯、等睡覺、等上天堂」的無用垂垂老者，而是人人都是充滿著生命活力的智慧寶藏，所以，如何讓服務產生感動是很重要的。

蔡芳文提出一個概念：感動式的服務所產生的是價值，有了價值就有產值，而這與安養中心的品質息息相關，所以，長照機構經營應該要先以價值為出發點，同時也建議政府機關能夠整合教育、法規與品質三個面向確實地給予輔導，並且落實執行。

成功關鍵——多層級連續性養老照顧

蔡芳文說「從生活出發」是「雙連安養中心」的核心概念，為了籌備安養中心，蔡芳文曾經考察 12 個國家，甚至直接住進各個安養中心，實際面對、體驗老人家在生活中需要甚麼樣的照顧，並觀察老人家們真正獲得怎樣的照顧服務，他希望能夠真正貼近老人家的心、符合老人家需求，而「多層級連續性養老照顧」則是雙連安養中心成功的關鍵，「適老化」的規畫串起院區的每一個設備與服務，並且善用高科技將網路、電腦系統導入園區每個角落，例如只要偵測到老人，電梯門就會自動長時間開啟，不需要按按鈕、更不怕快速閉合會夾傷反應不夠靈敏的長輩。

所以，在雙連安養中心的硬體設計，就是以「符合老人需求」為本，包括各項生活輔具、沙發、升降床，讓科技成為生活便利的助力，創造真正心理生理無障礙的空間；電梯裡設置了小沙發，照顧腿力較弱的長者在電梯裡的安全；自行開發加厚 10 公分並加強硬度的沙發椅墊，以方便長輩行動；室內通路走廊淨寬 240 公分，兩側有雙層扶手、無高低差、無突出物，提供長者一個安心的無障礙空間；為符合長輩營養需求及不同口味，配置了十一個餐廳提供餐飲服務等，雙連安養中心在每個細節中都暗藏巧思，處處都充滿舒適溫馨與貼心安全的有感溫度。

養老產業，需要大量專業人力參與

除了完善的設備，更需要員工有正確的觀念與服務，以及院區長輩和家屬的共同參與，才能成就一個真正受長輩們喜愛的家園。例如，銀髮產品的開發並非憑空設想，一定要老人會用才算成功。因此，蔡芳文特地在園區規畫了「雙連生活實驗室」（Living Lab），開放給國內外數十所大專院校的學生到安養中心來和老人一起互動與研習，老人家也可和年輕學生共同參與開發各種適老化商品與服務，目前已經有保護墊、床墊、居家床、沙發、棉被、輔具及浴缸等適老化產品，另外，安養中心更強調智慧科技的導入與智慧管理產品的開發，包括了資通訊管理系統（ICT）、服務連結器（SCD）、智慧居家管理系統（HOCA）、安全定位系統（RFID）等。

在雙連有近一半的老人家會使用電腦與上網，所以，每個房間都設有網路，與一台功能經過整合簡化的 SCD（服務連接器），長輩們只要輕輕觸控螢幕就能打電話給家人。

雙連安養中心除了完善院內的長者照顧設施，更積極推動在地老化及老人福利機構多層級連續性且多元化的照護政策理念，2001 年開始參與辦理社區照顧關懷據點業務，提供電話問安、送養服務、親臨訪視及健康促進等服務；2011 年起辦理居家服務，提供家事、身體照顧等服務。雙連安養中心總共有 350 名員工，提供 24 小時全天候生活與照顧服務，但是，老人家每個階段都有不同需求，例如健康的老人需要的是生活有活力、放得下能付出，子孫和樂共享天倫；對於失智尚有活動能力的老年人，則需要專業照顧人員給予尊重並且能保障他們健康安全的照護；至於已經臥床失能、接近人生旅程末端的高齡長輩，提供最體貼的醫療照護則是他們最需要的。

無論哪個階段，養老產業都是一門「活到老、學到老」的高深學問，照護者提供無障礙、滿足專屬於老人照顧需求的信念，是養老產業裡最重要的軟體。蔡芳文說，要發展養老產業，一定要從培養人力著手，以台灣來說，目前有 45 所大學設有老人服務事業管理系或是老人照顧科系等相關系所，每年相關科系的畢業生將近 6,000 人，政府應該引導協助這些學生，提供好的晉升制度與就業環境，同時也可以解決台灣安養機構人力不足的問題，讓高齡長輩可以獲得真正需求的滿足。

所以，雙連安養中心便與大學老人照顧學系進行產學合作，以期讓更多年輕人進入長照產業，讓老小快樂的相互照應。蔡芳文強調，老人照護需要非常專業的能力，以雙連的專業工作團隊來說，已經超越了政府所規定的人力標準，現在的 350 名專業團隊菁英，畢業於各個不同專業的學校，可以充分滿足老人家的需求。至於所謂的專業人員，除了護理人員、社工人員、照護人員，還包括了牧師、心理治療、物理治療、職能治療、營養師各方面不同的人才，要讓受照顧的長輩們在生理與心理全都得到滿足。

養老產業的專業學無止境，蔡芳文也從未停下學習的腳步，在接觸養老事業後，更進入台灣大學醫管所研修，將商管概念應用在非營利組織的經營上，並積極落實管理資訊化，將現今的智慧科技應用在長期照顧服務上。目前雙連安養中心的醫療管理顧問服務已經系統化，共分為行業初期進入的會勘與評估市場定位、投資興建的內部細部規畫、開發各種適老化生活產品、人才培訓、營運及最後階段陪伴營運等六個階段，並且都已制定所有的 SOP（標準作業程式）和資訊表單。

為了分享雙連安養中心的成功經驗，蔡芳文除了在台灣各大專院校相關科系擔任講師，同時，也前往全球各國進行演講，將自己的經營經驗與更多有心人交換心得以期精益求精，例如與德國萊茵 SQ+ 研發暨推廣中心合作，在德國萊茵養老培訓課程擔任國際養老講師。除了經驗分享，各國的長照機構也前來取經，絡繹不絕的求教者紛紛登門拜訪，光是 2015 年就有 720 組海內外參訪團到雙連觀摩，其中，有 300 多團自來自中國。

近年來，蔡芳文開始輸出養老管理顧問服務，在台灣，雙連已協助 3 家安養機構複製雙連經驗，並與 32 家中國國企簽訂 MOU（合作備忘錄），啟動了21個合作案，海外輸出管顧服務的客戶則以大陸國企為主，例如江蘇蘇州怡養護理院、浙江杭州桐廬縣江南養生文化村、北京泰康保險養老之家北京燕園等，2015年，更與位在上海的健康集團結盟，簽訂顧問合約，將要共同投入發展中國大健康產業。蔡芳文認為雙連安養中心能夠為各國的長照機構提供代為訓練種子幹部，讓這些種子部隊能回到自己國內開花結果，如果因此讓更多長者舒適安樂、心理平安的安渡晚年生活，尤其有意義。

長照服務建置與經營成功的關鍵因素

放眼世界各國的長期照顧服務模式仍有些差異。例如，美國是以發展許多多層級連續性照顧體系的大型機構（CCRCs Continuing Care Reticrement Community，即持續性照料退休社區）及居家照顧（護）；日本則以機構式、社區式、居家式、失智症團體家屋、小規模多機能的長照機構（單位）為主；加拿大以機構養護服務與社區、居家照護服務為主要健康照護體系，台灣則是機構式連結到社區式與居家式照顧。至於中國大陸，目前則以居家養老（佔90％）、社區養老（佔7％）和機構養老（佔3％），也就是9073的養老格局，為主要長照構面。

蔡芳文認為一個成功的長照服務機構的建置與經營包括有三構面：那就是設立的區域、組織的資源以及經營的理念。機構所在的區域選定應該要考慮交通便利性、需求密集度、周邊生活環境與公共設施的適合度以及基地價格；而組織資源則包括自有基地與足夠資金、具有完整專業團隊與設備以及爭取政府補助與社區資源；而最重要的經營理念，必須以非營利為目的，在符合顧客需求下，追求利潤最大化。

在相關的目標與條件下，搭建研究團隊與高齡長者之間完善的溝通橋梁，能夠先傾聽高齡長者的心聲，打造一個結合科技與人性的智慧生活環境，因為智慧社區與居家服務管理系統可以有效提升工作效率與流程控管，透過系統化流程，提升居服管理效率，擴大服務族群範圍，並且提供完善的紀錄資料及快速搜尋功能，運用資料分析，可了解服務品質狀況與思考衍生新的服務內容。

一個健康的養老環境，必須考慮各不同階段的受照顧對象，包括健康養老、半護理、全護理及記憶障礙者所需要的生活環境安排要有所設計與區隔，提供長者們一個生理、心理無障礙的環境，除了生活照顧服務、社會工作服務、營養餐食服務、衣物洗滌服務、護理照護服務、醫療支援服務、失智症照護服務（Unit Care）、短期照顧服務、康復照護服務（含物理治療及職能治療）、健康促進服務、音樂輔療服務（MCT）、感染控制服務、藥師諮詢服務、臨終關懷服務、住院探訪服務、醫療自主計畫服務（ACP）等日常生活服務項目之外，也可以引進美容美髮工作坊、郵局業務服務站、金融業務服務站、特約接送車服務、黃昏市場服務、槌球團體活動、多功能表演廳、多功能健康促進廣場、藥局服務、休閒渡假親子遊樂區、家屬探親陪伴房等具社區功能的商業服務項目，推廣到機構式養老服務。

醫養結合已經成為未來老人照顧的新趨勢，未來長照機構服務也必須要有大健康產業的思維，也就是結合長期照顧、醫療支援、適老化產品、照顧住宅、交通接送、康復中心以及健康促進等等項目，構成完整的老人安養醫療系統。

因此長期照護產業的發展，有賴於政府、非營利組織（NPO）、企業和被照顧者扮演著以下重要的角色：

政府單位：政策制定、立法與宣導。

教育單位：符合照顧服務與產業人才需求科系的設立，落實各種類別階層的專業人才之培育。

非營利組織：參與競標政府推展養老服務項目。

社會企業：以社會效益為目標，合法的盈餘必須被肯定。

公司企業：適老化產品開發，宣導使用者付費觀念，將利潤極大化，制定股東分紅制度。

服務提供者：提供符合長輩連續性需求的服務。

監督者：建立品質評鑑制度與推動。

日本和北歐的老年照顧制度，一直為人們所津津樂道，走訪過 40 多個國家的蔡芳文則認為，台灣的長照服務做得不比北歐或日本差，主要差別關鍵在於福利制度，如果台灣的長期照顧保險專法通過，也可以有和他們一樣優秀的表現，但目前台灣只通過長期服務法，政府並且自 2016 年 11 月 1 日起推動長照 2.0 試辦計畫。確立了服務體系的建構，以及社區整體照顧模式的運作（見下頁圖一及圖二）。蔡芳文強調，建構一個有品質、有品味、具品牌的長照服務機構，給予長者一個伸展的舞台，讓他們從中獲得成就感，完成自我實現的價值，那就成功了。

圖一　長照2.0服務體系的建構：成立社區整合型服務中心

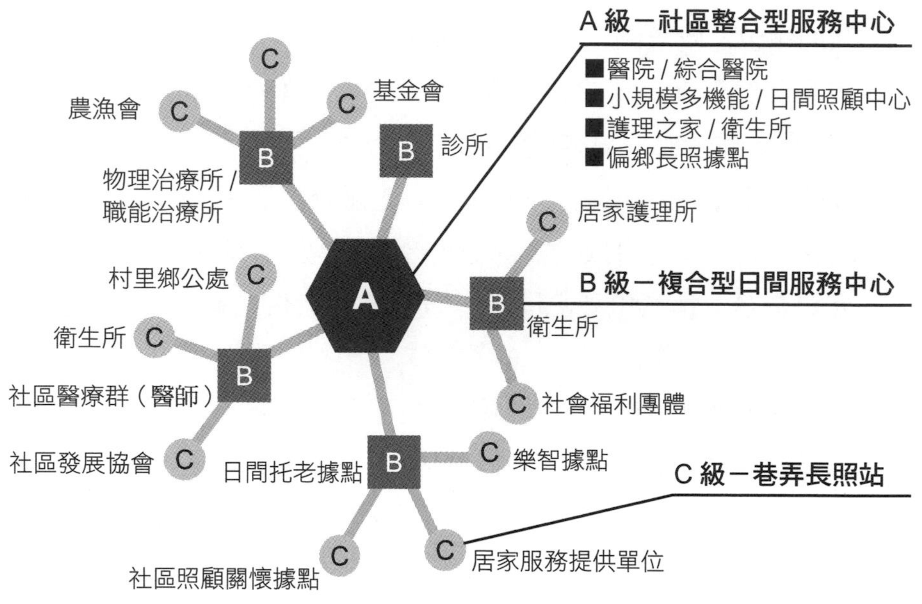

資料來源：衛生福利部

圖二　長照 2.0 社區整體照顧模式的運作

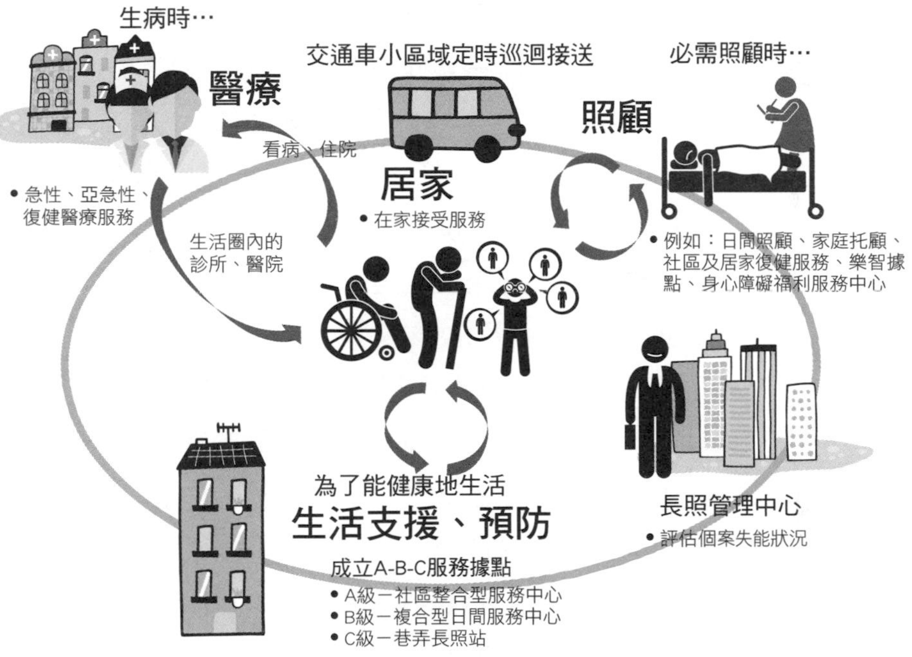

資料來源：衛生福利部

●「長照 2.0」——建立以社區為基礎的長期照顧體系

行政院「推動長照 10 年計畫 2.0」， 是為因應民眾多元長期照顧服務需求，達成在地老化目標，規劃發展以社區為基礎的整合式照顧服務體系，具體策略包括建立社區整合型服務中心（A 級長照旗艦店）、擴充複合型服務中心（B 級長照專賣店）、廣設巷弄長照站（C 級長照柑仔店），期使失能、失智長者在住家車程 30 分鐘內範圍，逐步建構「結合照顧、預防、生活支援、住宅以及醫療」等服務一體化的照顧體系，未來目標是每 1 ～ 3 個里至少有 1 個巷弄長照站，使照顧服務據點普及化。

長照 2.0 自推出以來，在 2016 年計有 20 縣市、23 案通過試辦，2017 年則鼓勵縣市政府以培植 A、擴充 B、廣布 C 為原則，廣結民間服務單位辦理。透過推動社區整體照顧服務體系，期能達成參與單位多元化；發展整合多樣性長照資源；促進長照服務彈性化、服務據點綿密化；促進就業，培育照顧服務員人力的目標。

長照 2.0 以社區作為基礎發展照顧服務，對服務使用者來說，可以在自己熟悉的環境中生活，落實在地老化的目標。以整個社區來說，也能建立自助、互助、共助的照顧體系。因此，「長期照顧十年計畫 2.0」就是以前述的社區化及在地化精神規劃，結合社會照顧、健康照護、預防保健資源，藉由「社區整合型服務中心」、「複合型日間服務中心」及「巷弄長照站」等 ABC 三級長照服務網的設置，建構優質、平價和普及的長照服務體系，讓所有需要長期照顧的失能者與失智者都可以獲得人性尊嚴的服務，逐步達成「老吾老以及人之老」的社會願景。

長照好厝邊·幸福不老在彰化

長照 2.0 自推出以來，彰化市是第一個優先拿到衛福部試辦機會的縣市，彰化縣政府為了配合中央長照 2.0 政策執行，由切膚之愛基金會爭取到試辦機會，彰化市也是彰化縣社區的參與率及醫療最進步鄉鎮市的地方，彰化縣 65 歲以上人口已達近 14%，正面臨高齡社會與人口老化問題，因此長照工作要如火如荼來展開。

切膚之愛基金會董事長也是彰化基督教院長郭守仁表示，世界一直在改變，老年化的時代來臨，政府推出長照 2.0，讓長期照護不再只適用於傳統模式，而是要讓長照與科技結合，用科技來協助照護人員，讓長者的子女在照護時，不需要 24 小時在旁照護，善用團體機構與科技智慧的力量，未來你我都能受用。切膚之愛基金會本身是社會與公益機構，不僅照顧失智老人，還提供許多服務，如為獨居老人送餐，而沐浴車也是與政府合作服務的項目，政府與社福機構等各界力量的結合，將可以創造幸福的城市。

以彰化市為長照 2.0 試辦地點，是因為因彰化市主要醫療、社區資源豐沛，包括行政區域分為 4 區，計有 73 里、14 個社區關懷據點、設有 17 間國小及 7 間國中學校、70 所社區發展協會、37 間社區活動中心、3 家農會。以個案的需求來資源整合及串連 ABC 各服務模式，讓民眾找得到、看得到及用得到。切膚之愛基金會執行長詹麗珠指出，藉由切膚之愛基金會(屬 A 級社區服務整合中心)十多年來承接彰化縣相關長照服務，提供多元創新服務，結合 B 級混合型日間照顧服務中心——忎本快樂協進會及崇愛老人長期照護中心、C 級長照柑仔店——彰化市向陽社區發展協會、彰化市牛埔社區發展協會、社團法人彰化縣音樂河社會福利協會、彰化市西安社區發展協會等單位共同來為彰化市提供社區整合式服務，希望能借重專才及豐富經驗，推動長照 2.0 試辦服務計畫，期盼能建立成功典範作為其他鄉鎮的模式，並發展出各自在地特色。

世間九十無稀奇，一百笑咪咪

縣府與彰基醫院、社區建立緊密的合作關係，一起推動長照 2.0，讓彰化縣長者能健康快樂活到老。長期照顧社區關懷據點的建立刻不容緩，長者白天可以到這邊過著團體的活動，晚上可以回家與家人團聚，未來面對長照 2.0 試辦計畫，讓個案的需求只需單一窗口即服務到位，成為彰化長者的友好厝邊。彰化縣配合中央長照 2.0 政策的推動，藉由社區整體照顧模式整合服務資源，擴大服務對象、把失智、虛弱的長輩也納入，服務項目由 8 項增加至 17 項，向前連結健康促進，往後包括安寧照護的服務，依照長輩的需求提供多樣化的服務，活動的地點更是深耕在地及社區化，目的是就在長輩住家的附近，讓長輩能走出來參加健康促進、延緩失能或失智的活動，增加社會參與的機會，減輕家庭照顧者負擔。

郭守仁表示，基金會以「在別人的需要，看見自己的責任」，在大眾尚未關注失智症議題時，自 2008 年即投注在失智症的健康促進事工上，2013 年成立彰化縣唯一失智日間照顧中心，預計 2017 年在大村鄉開設第二間失智日間照顧中心，基金會承接政府長照服務，包括居家服務、日間照顧、喘息服務、送餐服務、交通接送等，更不斷提供長照創新服務，如身心障礙自立生活方案、行動沐浴車服務、家庭照顧者支持方案、銀采瑞智友善社區認證等，長年重視基金會團隊人才品質發展，也剛獲得國家人才發展獎最高殊榮，面對長照 2.0 試辦計畫，基金會團隊必將發揮多年社區長照服務經驗，讓個案的需求只需單一窗口即服務到位，成為彰化長者的友好厝邊。

有一首歌，在台灣各地的樂齡學習資源中心很夯，原來是中心的志工們，為了讓在樂齡學習資源中心的老人家，能夠快樂學習忘記年齡，特別設計了一套〈不老歌〉（改編自銀髮族們耳熟能詳的〈望春風〉曲調）帶動唱方式，帶領老人家一起高高興興、快快樂樂的活動：

人生七十才開始，八十滿滿是；
世間九十無稀奇，一百笑咪咪；
六十歲是小老弟，五十是紅嬰；
四十睏在搖籃裡，三十才出世。

這首歌歡唱到每個人的心坎裡，也呈現出高齡化社會所必須因應銀色海嘯的重要議題。

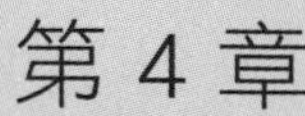

第 4 章

對老年醫療的需求，你準備好了嗎？

|訪談專家| 余金樹

（慧誠智醫股份有限公司總經理）

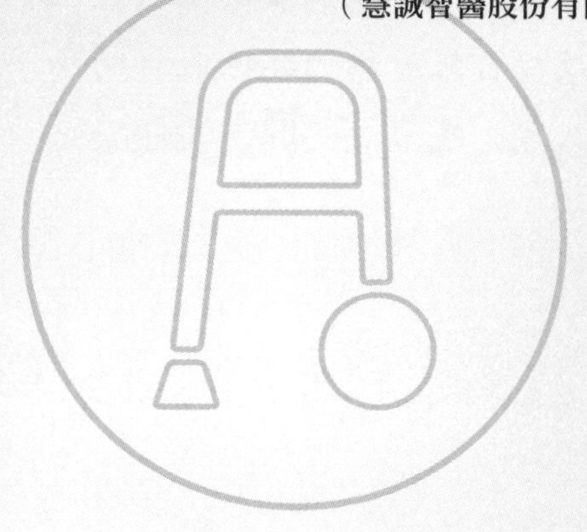

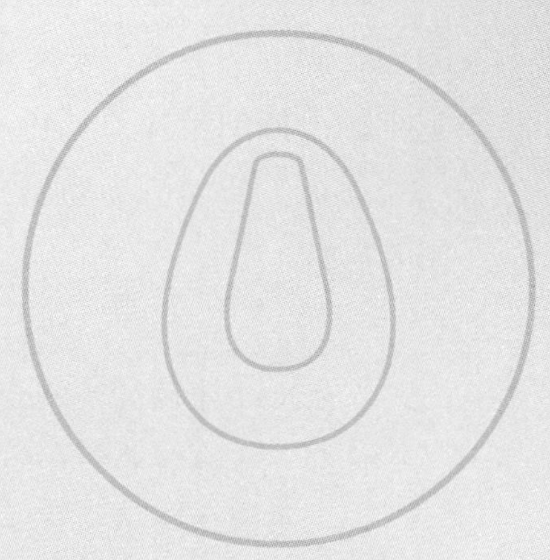

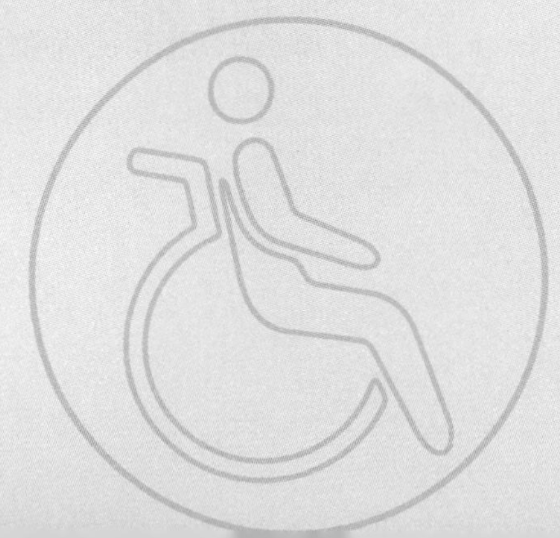

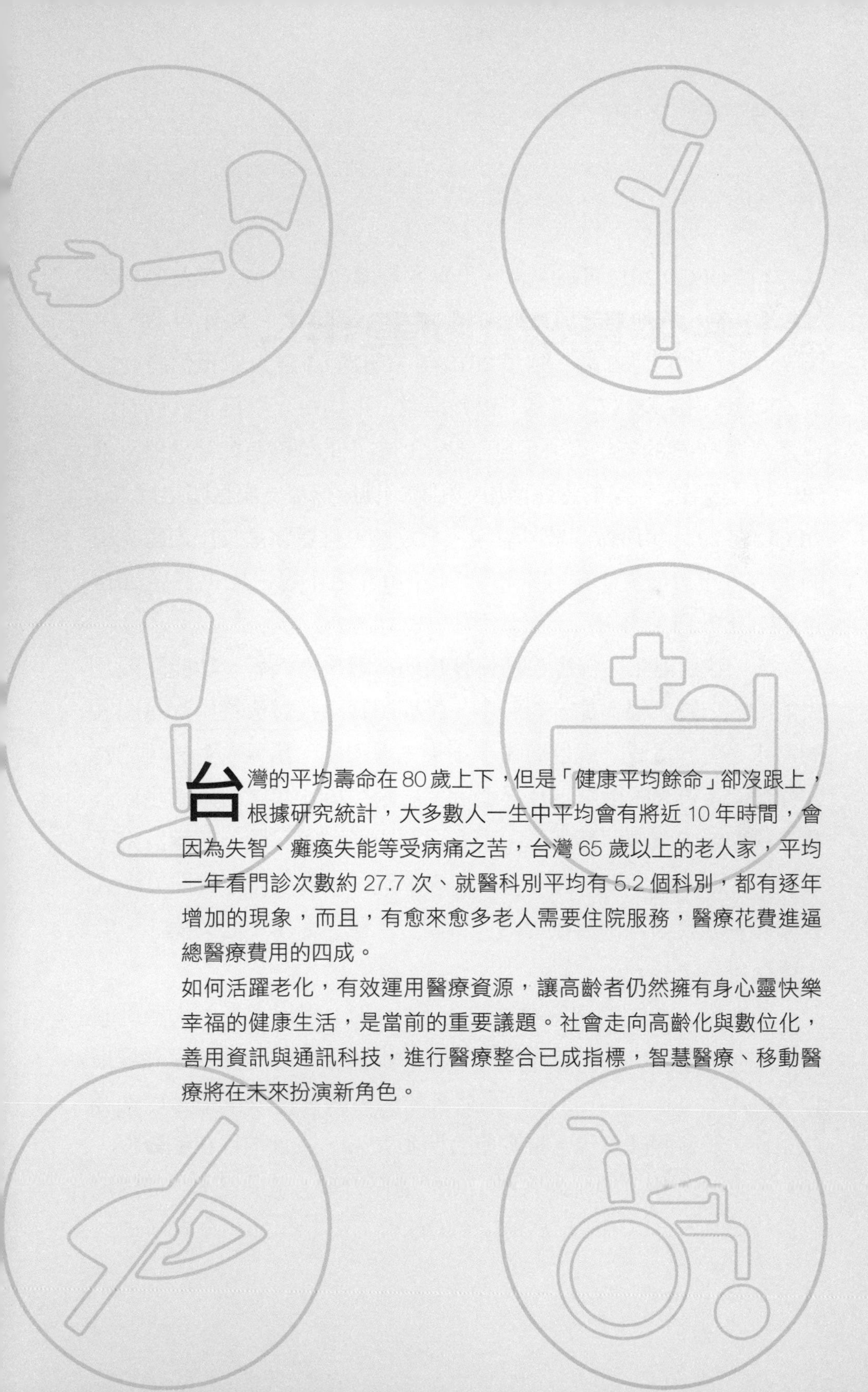

台灣的平均壽命在80歲上下，但是「健康平均餘命」卻沒跟上，根據研究統計，大多數人一生中平均會有將近10年時間，會因為失智、癱瘓失能等受病痛之苦，台灣65歲以上的老人家，平均一年看門診次數約27.7次、就醫科別平均有5.2個科別，都有逐年增加的現象，而且，有愈來愈多老人需要住院服務，醫療花費進逼總醫療費用的四成。

如何活躍老化，有效運用醫療資源，讓高齡者仍然擁有身心靈快樂幸福的健康生活，是當前的重要議題。社會走向高齡化與數位化，善用資訊與通訊科技，進行醫療整合已成指標，智慧醫療、移動醫療將在未來扮演新角色。

根據 OECD 2012 年的統計，全球平均壽命為 80 歲，最高為日本 84 歲，其他則分別為英國 81 歲、台灣 80 歲、美國 79 歲、中國 75 歲、印度為 66 歲。到了 2018 年，超過 65 歲人口預估將會達到 5.8 億，占全球人口 10%，也就是說，平均每 4 個日本人就有一位是超過 65 歲的老年人，足見全球人口老化的速度有如箭速般呈飛快成長。因著老人家的急速增加，相關的健康醫療支出也隨之擴大，OECD 在 2014 年所做的統計發現，發達國家健康醫療支出占總支出的 77%，至於發展中國家則預計到 2020 年，市場占比也將從 2014 年 23%上升到 32%。

人口快速老化，罹患各種慢性疾病、退化性疾病、功能障礙及失能的人口將大幅增加，對於中、長期照護以及醫療耗用都有龐大的需求，對於這波「銀色海嘯」不少先進國家已預見，對於可能為醫療體系所帶來的衝擊，及早進行了規劃。2001 年，英國衛生部公布了國家老人醫療服務架構，現在已經更新到第二版，明確訂定了發展全人照護、中期照護（急性後期照護）、醫學中心應設立老人醫學相關服務等八個醫療重點，目前，英國各醫學中心的病床，老人醫學科至少占一成。

2004 年，美國的智庫蘭德公司（RAND）提出了老年人應到的健康照護品質報告，並且發展一套對於虛弱老人的急性照護評鑑指標 ACOVE。此外，在當時美國總統歐巴馬的健保改革中，以社區為主體，整合照護資源，推動整合照護體系，並且推行在宅醫療，2017 年新上任川普總統則將提出新的健保方案。至於日本，面對現有醫療體系不足以因應超高齡趨勢的危機，決定自 2010 年起，要以

15年時間調整全日本的病床數，縮減28萬張原本占比偏高的急性病床，建構出26萬張中期照護病床，另外，也積極發展在宅醫療。

推動醫養整合，發展全人照護

在台灣方面，2005年衛生署委託「台灣老年醫學會」推動「社區醫院」轉型為老人照護醫院，然而該計畫仍偏重急症患者。除此之外，榮民醫院系統也將部分公務病床改為中期照護病床，服務對象主要是退伍軍人。國民健康署也在2011年開始辦理「高齡友善健康照護機構認證」，截至2014年11月，已有91家醫院獲得認證。

在中國大陸，為了因應老人醫療龐大的需求，2001年時北京市將原北京胸科醫院更名為北京老年醫院，設有400張病床，並和中國老年醫學會、全國老年醫院聯盟合作，以此為試點，推廣至全國，並建立完整的老年醫療服務體系，截至2013年3月，北京老年醫院已與12家醫院簽訂雙向轉診協議，並計畫與周邊20家養老機構進行醫養合作。

根據世界衛生組織2016年《關於老齡化與健康的全球報告》指出，隨著年紀的增加，老年人的能力逐漸衰退，罹患一種以上疾病的概率增加」，其結果必然是日漸增長的醫療服務需求。然而根據這份報告的統計，無論是高收入國家、中等收入國家或低收入國家，都普遍存在著獲得障礙與分配不均的問題。其中在醫療服務獲得障礙方面，中下等收入國家和低收入國家最重要的原因都是「負擔不起看病費用」，只有中上等國家和高收入國家才是「認為病情不夠嚴重」或「其他」問題，而「其中醫療服務的設備不足」和「醫療服務的技術不足」都不是最主要的原因（見表 1）。

在六個國家所做的 50 歲及以上成人門診費用支付來源調查顯示，中國、印度和加納都以本人、配偶或伴侶支付費用所占的比例最高；墨西哥、俄羅斯和南非才是免費醫療服務所占的比例較高，可見老年醫療服務的普及與落實，首重經費的籌措與給付的擴大，以消弭獲得障礙與分配不均的問題。

表 1　不同收入類別國家，60 歲及以上老人無法獲取衛生保健服務的原因

無法獲取衛生保健服務的原因	國家收入類別（%受訪者）			
	高收入	中上等收入	中下等收入	低收入
負擔不起看病費用	15.7	30.9[a]	60.9[a]	60.2[a]
缺少交通工具	12.1	19.3[a]	20.7[a]	29.1[a]
負擔不起交通費用	8.7	12.9[a]	28.1[a]	33.0[a]
醫療服務的設備不足	11.2	10.5	14.1[a]	16.7[a]
醫療服務的技術不足	19.0	8.3	7.8	13.1[a]
過往治療不當	23.8	8.7	7.9	8.3
不知道去何處就醫	12.2	9.7	9.8	7.8
認為病情不夠嚴重	21.5	31.8	27.3	25.8
嘗試過但被拒絕就診	20.0	16.2	8.3	8.5[a]
其他	43.8	22.5[a]	23.5[a]	13.9

[a] 結果與 60 歲以下人群有顯著性差異（$p < 0.05$）。
資料來源：世界衛生組織 2016 年《關於老齡化與健康的全球報告》。

圖一　1985 年至 2015 年，各國 60 歲男性和女性的平均期望壽命

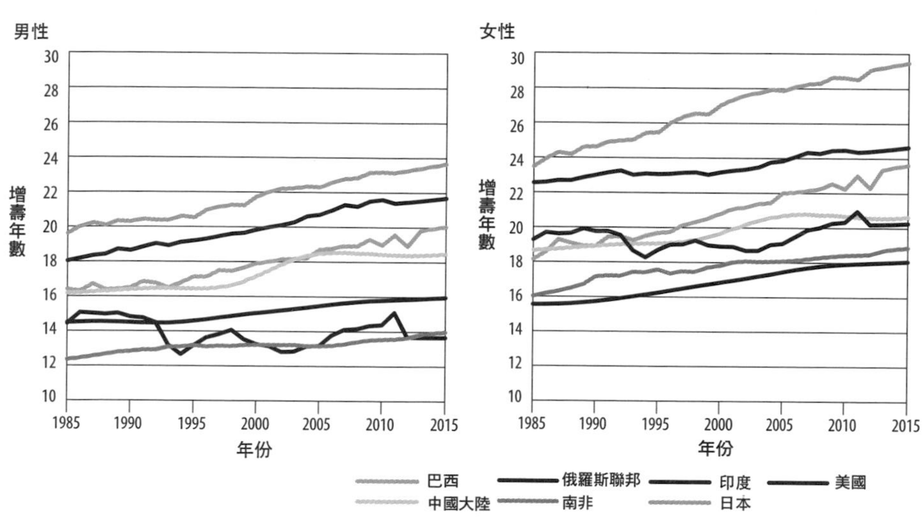

資料來源：世界衛生組織 2016《關於老齡化與健康的全球報告》。

壽命延長了，但健康呢？

這份報告更指出，老年人的平均期望壽命的確有提高的趨勢，尤以高收入國家為最（圖一）。以日本為例，1985 年的時候，60 歲的婦女有望再活 23 年，但到了 2015 年，這個數字已經提升到 30 年。老年人的壽命普遍延長了，但是否活得更健康呢？

該報告指出，即使在先進國家裡，這些針對老年人生命質量的調查研究所顯示的數據，仍然無法導致一個合理且一致的結論。例如一些針對 65 歲以上老人的研究顯示嚴重失能的比例下降；另一些報告又指出慢性病和合併症的比例在上升，失能比例維持不變；還有一些研究顯示 60 ～ 70 歲的老人失能發生比例在上升。究其原因，可能是這些研究將注意力都集中在嚴重失能，而忽略了衰老其實是一個「細微」漸進的過程，其中包括了許多不容易被察覺的能力衰退和喪失，例如記憶力和免疫力。

這份報告進一步發現，老年人的免疫功能的確隨著年齡減退，使得老年人更容易罹患新產生的疾病並使疫苗接種的效果降低；同時老年人血清中的炎性細胞因子的水平升高，產生所謂的「炎性衰老」，使老年人容易感到虛弱、容易罹患動脈粥性硬化和肌肉減少症。此外「共患疾病」（圖二）也是老年人健康的一大隱憂，所謂

圖二　2010-2011 年 50 歲及以上人群中共患疾病患病率

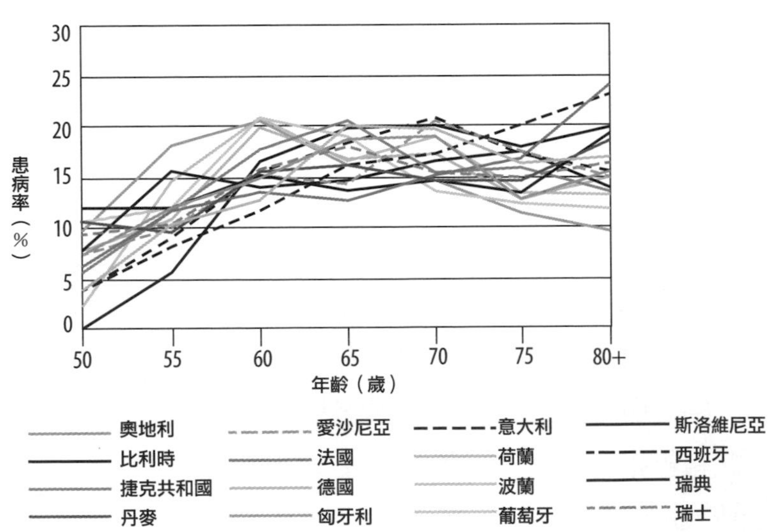

註：共患疾病通常定義為同時患有兩個或兩個以上的慢性疾病。
　　本研究以下健康問題：缺血性心臟病、高血壓、中風、糖尿病、慢性阻塞性肺疾病、哮喘、關節炎、骨質疏鬆症、帕金氏病、阿茲海默氏病和其它老年癡呆症。
資料來源：世界衛生組織 2016《關於老齡化與健康的全球報告》。

共患疾病，是指一位老年人可能同時罹患不止一種病症，而這些病症之間的交互作用，增加醫師用藥的困難程度和副作用風險的提高，這些現象也勢必增加老年人的醫療需求。

中國在 1987 年和 2006 年分別進行了兩次大型研究。其結果發現在二十年的期間，老年人生理受限和精神障礙的問題增多，視力、聽力、語言和智力障礙等衰老現象卻大幅減少。這樣的研究結果也挑戰著我們對健康老齡化的觀念。目前我們缺乏的是嚴重失能之前老年人健康情況的研究（圖三），一旦瞭解了這些進程，我們才能對影響老年人健康和生活品質的因子採取行動，然而如此一來，一個新的問題就產生了，也就是：一個地區的醫療保險制度或養老制度，是否可以並能夠給付這些增進老人健康福祉的措施？

圖三　生命歷程中，內在能力的變化

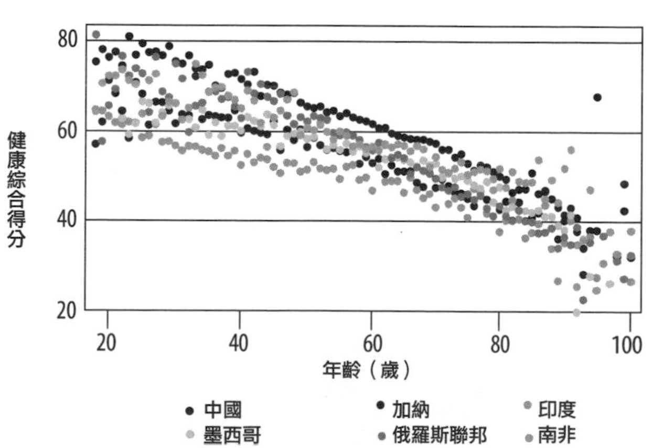

註：生理和心理能力的數據，來自世衛組織 2007-2010 年全球老齡化與成人健康研究（SAGE）（第一次調查）。
資料來源：世界衛生組織 2016《關於老齡化與健康的全球報告》。

台灣高齡醫療問題知多少

台灣的平均期望壽命雖然在 80 歲上下，但是「健康平均期望壽命」卻沒跟上，根據研究統計，大多數人一生中平均會有將近 10 年時間，會因為失智、癱瘓失能等受病痛之苦；如今備受全球讚揚、「俗又大碗」的台灣健保，卻也面臨危機，因為根據衛福部健保署副署長蔡淑鈴在 2012 年一份「高齡社會健保發展之挑戰與策略」報告中指出，台灣 65 歲以上的老人家，平均一年看的門診次數約 27.7 次、就醫科別平均有 5.2 個科別，都有逐年增加的現象，而且，有愈來愈多老人需要住院服務，醫療花費進逼總醫療費用的四成。如何活躍老化、有效運用醫療資源、讓高齡者能在老年仍然擁有身心靈快樂幸福的健康生活，是當前的重要議題。

圖四　台灣老人一年看診 27.7 次

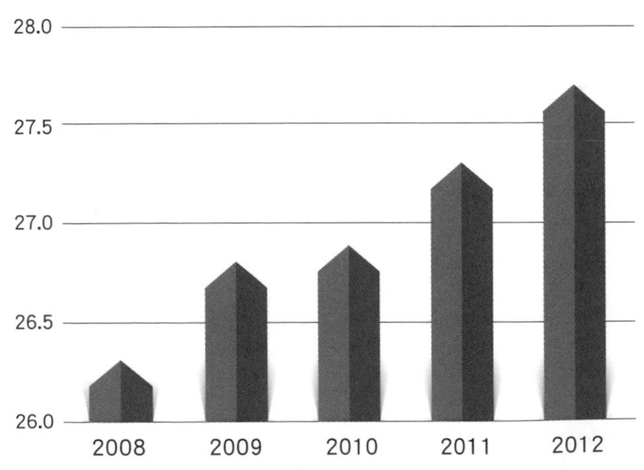

資料來源：健保署副署長蔡淑鈴「高齡社會健保發展之挑戰與策略」報告。

圖五　台灣老人每年平均看 5.2 個科別

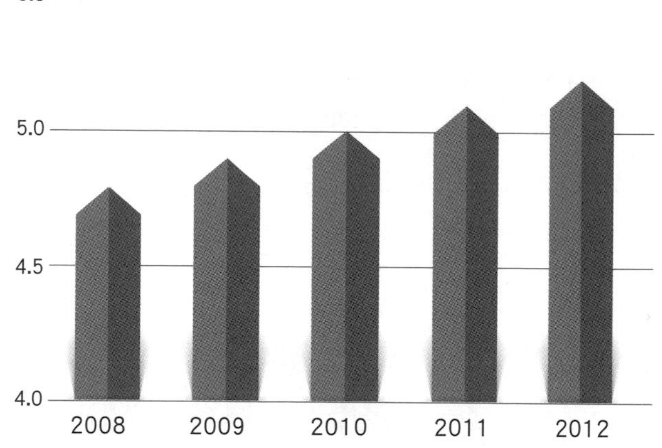

資料來源：健保署副署長蔡淑鈴「高齡社會健保發展之挑戰與策略」報告。

圖六　台灣愈來愈多老人住院

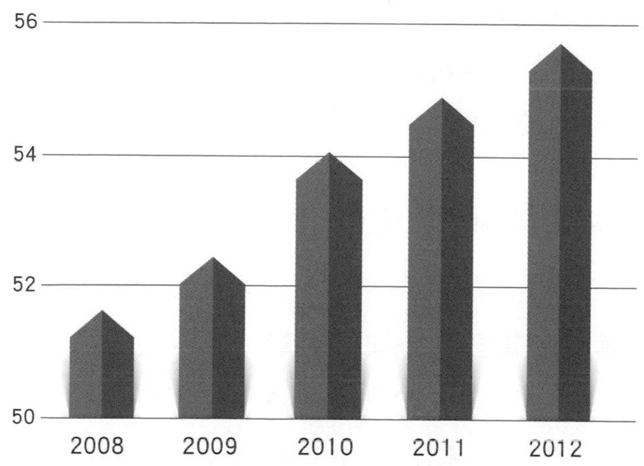

資料來源：健保署副署長蔡淑鈴「高齡社會健保發展之挑戰與策略」報告。
註：老人指 65 歲（含）以上的台灣人口

在這醫療需求龐大的銀髮族群人裡，他們的健康照顧需求是異於年輕人口群的，根據統計，80%的成年人，沒有任何慢性疾病，然而，65 歲以上的老年人中，卻只有三分之一左右沒有罹患慢性病，並且有八分之一的老年人身患 3 種以上的慢性病，而這些慢性病可能是因生活習慣、環境因素或生理機能退化所造成；以台灣來說，銀髮族的排名分別為高血壓、關節症狀、心血管疾病、癌症與糖尿病等；在台灣看起來醫療服務資源算是豐富的，但擁有如此大量的服務資源，就能確保可以獲得良好有品質的醫療嗎？

根據 2013 年台灣醫療改革基金會的醫療糾紛諮詢分析，在五千個人次案例中，有五分之一的醫療糾紛個案是來自於老年人，並且超過四分之一占比不幸死亡，而這些數字是在台灣醫改基金會登記有案的，相信實際數字將會更高。醫策會的全國病人安全通報系統的年報資料裡，老年人占全台病人安全事件的比例高達 35%。可見從最基本的門診開始，到住院與中長期照護，現在甚或是在未來，包括你我，都可能在不久將來陷入醫療這些危機中。讓我們來看看台灣究竟隱藏著哪些高齡醫療問題呢？

問題一　健保以量計酬致使術後照護、復健不足

住在台北市的林伯伯今年 79 歲，前些年便因為二次中風，進出醫院數次，行動也變得較不方便，沒想到又因為在家跌倒骨折開刀再次住院，由於年事已高，復原速度緩慢，在離開加護病房之後，又以自費方式在普通病房繼續住了三星期時間，但是老人家心血管疾病時好時壞，所以家人不敢貿然出院，可是醫院的醫護人員卻有

意無意地提醒是否讓老人家回家休養為宜。對病人家屬而言，礙於醫院病床有限，加上健保制度規定，的確也很為難，後來，在一位友人的引薦下，轉進另一家醫院的高齡醫學病房，終於獲得照料，經過一個多月時間，終於康復回家。

台灣健保制度一直受到全球矚目且讚譽有加，但在王懿範、邱文達等所著的《醫療與長照整合》一書中指出，全民健保固然包括論日、論病例、論人與論質計酬，但仍以論量計酬為主，在面對老年人常見的慢性病、合併症、共患疾病、功能退化、部分失能等種種糾纏複雜的情況，加上各醫療機構與平台間缺乏整合，由老年人自己決定何時看病、看什麼病的結果，自然造成老年人醫療服務的零散、不連續和重複現象。在由台北榮總高齡醫學中心主任陳亮恭受衛福部健保署委託，針對提升國內急性後期照護制度的品質研究報告中，也特別提出，「由於欠缺急性期後的持續照護模式，病患只好藉由反覆使用急性醫療的方式，取得所需的醫療照護服務。」甚至，因為欠缺照護資源，有高齡病患因此受到失能及各式併發症之苦。

陳亮恭曾經在接受《天下雜誌》訪問時，以針對髖關節骨折的高齡者所做調查提出參考數據，高齡者因髖關節骨折進行手術，術後一年內，只有 17%的病人在骨折後有使用骨質疏鬆藥物；只有約 16%的高齡者在術後的頭三個月，接受醫院復健治療；而在術後一年再度發生髖關節骨折的高齡患者則有 5%。若以再度發生骨折的數字比例與美國做比較，美國的高齡者是在術後兩、三年後，才有 5%的患者再度骨折，兩者會有這麼大落差，主要是美國骨折手術的健保有包括復健。先進國家都十分重視高齡者的功能回復治療，而這正是台灣所欠缺的照護體系。

圖七　10 年後，台灣老人醫療需求激增

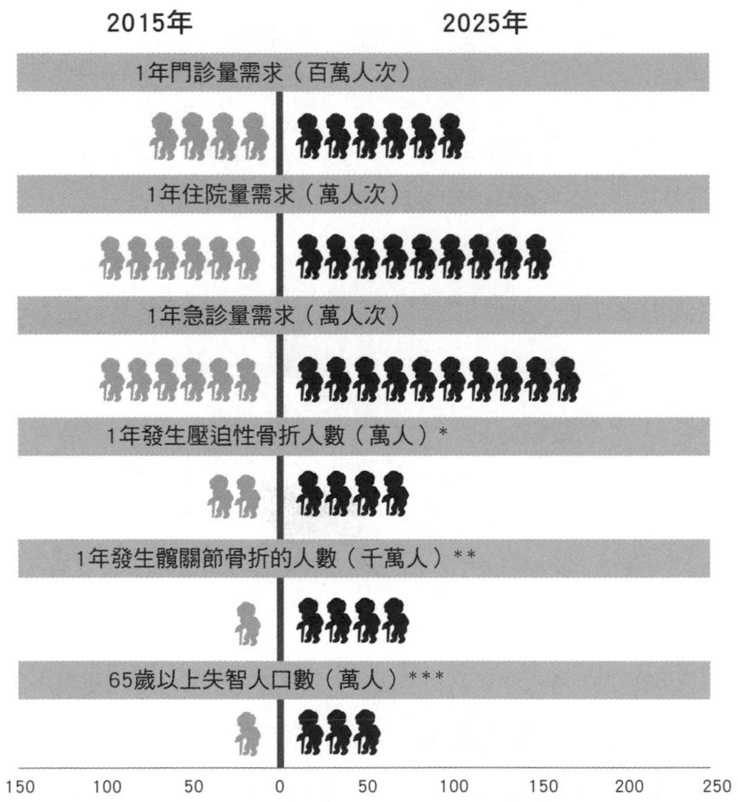

2015年　2025年

1年門診量需求（百萬人次）

1年住院量需求（萬人次）

1年急診量需求（萬人次）

1年發生壓迫性骨折人數（萬人）*

1年發生髖關節骨折的人數（千萬人）**

65歲以上失智人口數（萬人）***

150　100　50　0　50　100　150　200　250

註：門診量、住院量、急診量需求以「每位老人每年所需次數 × 各年推估 65 歲以上人口數」計算；*壓迫性骨折感行率，65 歲以上男性 12.5%，女性 19%，假設男女比例 1：1，盛行率平均約 16%；**髖關節骨折盛行率以每萬老年人有 65 人計算；***為 2016 年與 2026 年之比較。

資料來源：國家發展委員會、台北榮總高齡醫學中心主任陳亮恭、台灣失智症協會、健保署副署長蔡淑鈴「高齡社會健保發展之挑戰與策略」報告。

問題二　高齡者潛在用藥不當

胡伯伯今年已經 85 歲高齡，由於年事已高，身患高血壓、糖尿病等慢性病，所以行動上有些不便，在用過餐後，老人家在家人提醒下吃藥，發現一餐所要服用的藥就有七、八顆，一天吃下來大概將近二十多顆，當下，還真令人無法想像，難道人一但年紀大了，就會變成藥物的儲存箱了嗎？而且，這麼多的藥物真的都是必須服用的嗎？難道對於患者真的是有效治療，還是造成過多的健康負擔？由於醫院分科多，每一種病都有不同科別醫師進行診治，因此，就有可能發生醫師過度開藥的問題，看到長輩每天服用這麼多藥物，但卻不見變得更有精神，後來有人建議胡伯伯前往高齡醫學科看診，醫師建議請心血管科醫師進行減藥，但卻沒獲得回應，後來，在一次住院機會，高齡醫學科醫師才為長輩調整用藥，一次只需服用五種藥物，結果，胡伯伯反而變得精神更好，身體健康與病況也都獲得良好的維持，不但不會整日昏昏欲睡，還會利用每天傍晚時分，到附近公園去散步運動。

2014 年，台大臨床藥學所碩士班學生呂宛璇曾在《加拿大醫學會雜誌》發表一篇論文，論文研究指出，從 2002 年到 2011 年的 10 年時間，65 歲至 84 歲的高齡長者，平均增加了將近兩種慢性病用藥，而且老人潛在不當用藥的數量持續增加，甚至有超過六成用藥不當，也就是說，台灣每 10 位 65 歲以上的高齡者，有 6 人以上因為長期受潛在不當用藥影響健康。甚至，這份論文研究還發現，因為潛在不當用藥，導致高齡者的住院風險增加了 53%、一年約增加

22.6 萬次老人住院事件，這些問題總計耗費將近兩百億台幣的健保費用，可見不當用藥的情況非常嚴重。

圖八　老人用藥 10 年來增加近 2 種，潛在不當用藥也上升

與2001年相較，老人平均用藥及潛在不當用藥增加種類（種/人）

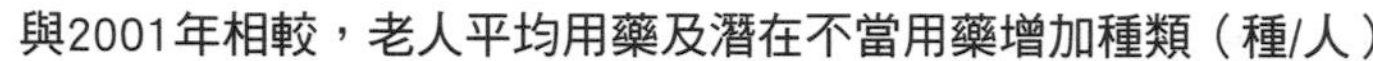

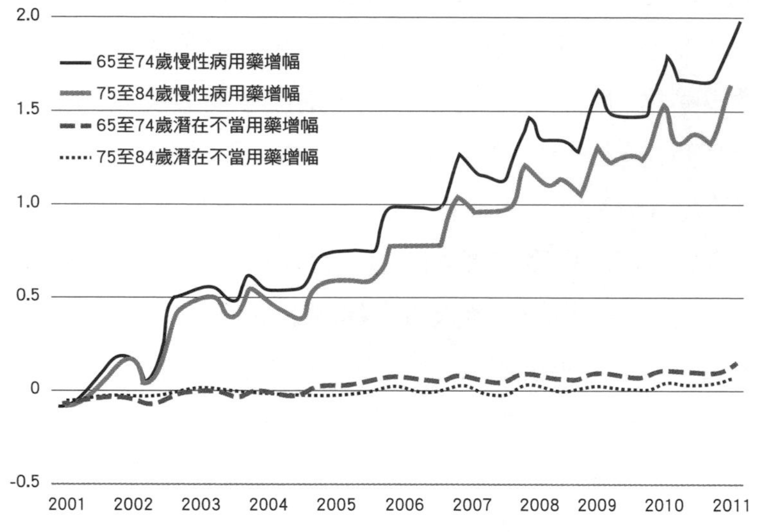

資料來源：台大臨床藥學所呂宛璇刊登於《加拿大醫學會雜誌》的論文。

高齡者不當用藥潛在著相當危險，專科醫師曾經表示病患若是吃了一堆不需或不該吃的藥，會導致精神不佳、鎮日昏沉的情況，尤其是老人家很容易因為這樣發生跌倒意外，老人家骨質疏鬆情況多，嚴重者還需要住院治療。台灣由於醫療體系分科太細，病患在此情況下被迫接受過多的醫療，不僅造成醫療資源的浪費，對於高齡長者來說，也只是徒增他們就醫的困擾，對於真正的健康醫療卻無實際幫助。

問題三　對於高齡者缺乏適當住院照護

根據 2015 年全球失智症報告，到 2015 年底全球新增約 990 萬名失智症患者，平均每 3 秒就多 1 個失智人口。截至 2015 年全球失智症人口約為 4,680 萬人，預估花費在失智症照護成本高達 8,180 億美元。預估 3 年後，失智症照護成本將突破 1 兆美元，相當於全世界第 18 大經濟體，同時也超過全球兩大著名企業蘋果及 Google 經濟體資本額。而在台灣，失智症人口也是逐年增加，在 2015 年底已經超過 24 萬人，而根據 2016 年上半年台灣經建會的推估預計資料，台灣失智人口平均每天增加 38.1 人，成長速度飛快，預估 15 年後，一天將增加 63 人，是目前的 1.65 倍。

然而，台灣失智症人口逐年增加，失智症照護服務量能卻沒有隨著提升，而且是明顯不足。由於台灣多數家庭都是仰賴外籍看護，加上失智症篩檢不普及、認知不足或不願求助，所以，無法達到區分輕、中、重度、居家社區或機構等多層次的服務，對於失智症服務供給面與需求面都還存在許多待解問題。此外，對於高齡失智者的醫療照顧，尤其是在住院治療部分，也存在著精神用藥問題。2015 年，台大臨床藥學所副教授蕭斐元在《Plos One》發表論文，針對高齡失智者進行研究分析，發現高齡失智者因為急性疾病住院後，精神用藥明顯上升，是未住院高齡失智者的 1.4 倍。甚至，有部分病人在出院後，仍持續使用精神藥物，影響了認知功能。

對於給住院高齡失智者提供精神藥物問題，有外科醫師表示，這在台灣醫院已經不是特例，由於高齡失智者在接受手術時，從上麻藥、開刀到術後，通常精神狀況會更混亂，會出現許多脫序的行為，例如會出現日夜作息顛倒、拔掉注射軟針、突然起身下床拖著注射管子走出病房等等，對於醫護人員來說更難照料，所以，在住院期間只能用精神藥物讓病人睡覺，然而這種為了方便照護所採取的用藥措施，卻可能危及病患的生命。因為在許多的醫療文獻上，都有提出高齡失智病患長期使用更多的精神藥物，會導致死亡率的提升。若是依照目前台灣失智者人口成長速度，對於醫院的醫療負擔與高齡失智者的醫療品質都將造成嚴峻的衝擊。

高齡者除了失智，骨折是最常見的意外疾病，而台灣醫療院所對於高齡者骨折的住院照護部分也隱藏著危機。在國際間，都已經朝向全人照護老人骨折的概念實踐，一般在先進國家，老年人因骨折住院，經常會住院二～三周，但是在台灣平均住院天數則是六天，如何做好高齡者骨折照護的成功模式，台灣還相距甚遠。主要的障礙卻是來自台灣的健保制度牽制了骨折照護。在目前現有的健保制度裡，根據診斷關聯群支付制度（DRG），如果以單純關節骨折住院為例，健保給付為付 6 萬 4 千點，若是有合併其他疾病，則給付 7 萬 5 千點。通常，因為高齡者都會有心血管或心臟相關疾病，若是因為髖關節手術住進加護病房，一天的健保付至少為 1 萬 5 千點起算，住院 5 天就已經可能超過健保給付的上限，對醫院來說，因為無法拿到額外給付，有關手術與其他照顧費用幾乎可說是免費奉送，更不用說住院天數經常不只 5 天，加上高齡者開刀風險高，為了避免可能的醫療糾紛，高齡骨折病患反而成為醫療難民，無法獲得應有的照護與治療。

人生面對生老病死，一個人隨著年齡增長，健康資本存量也隨之遞減，根據研究顯示，癌症、心臟病、骨質疏鬆症、中風等是高齡者容易且常見罹患的疾病，此外，同時隨著身體機能老化，視力與聽力功能也會跟著退化與喪失，因此，患病後的就診率隨之增加，而且需要龐大的治療費用。根據國發會的預估，2025 年台灣高齡人口將大幅增加達 472.5 萬人，65 歲以上的高齡者醫療需求，包括一年門診量、住院量、急診量等，保守估計都將至少增加 1.6 倍；健保支出將超過一兆元新台幣，其中，高齡者的醫療費用將占 56%，超過整體健保支出 5 成以上。如果現有的醫療服務模式依舊，未來醫療體系面對這波銀色海嘯，勢將無法負荷，高齡者的健康照護絕對亮起紅燈，台灣健保所創造的醫療奇蹟正面臨考驗。

中國大陸老年醫療問題的挑戰

中國大陸為因應人口老化問題，「養老」從 2014 年開始持續成為人大及政協兩會的重要議題之一，受到相當的關注。國家主席習近平對於加強高齡化工作作出重要指示，強調要加強頂層設計，完善生育、就業、養老等重大政策和制度，做到及時應對、科學應對、綜合應對；另外，國務院總理李克強也指出，要運用科學面對人口老化問題，並且結合「十三五」規劃編制實施，以解決人口老化所可能衍生的各項問題。

「健康不僅是沒有疾病或是不虛弱， 而且是身體、精神的健康和社會幸福的完美狀態。」這是世界衛生組織在其《組織法》中的明確定義。健康與醫療可說是人類最基本的生存需求，對於高齡族群來說尤其重要。依據世界衛生組織在 2015 年 5 月所發布的《世界衛生統計報告》，中國男性的平均壽命為 74 歲，女性為 77 歲，儘管老人家存活時間愈來愈長、人口數愈來愈多，可是長壽卻未必就代表健康，依據統計，在中國城市裡的老年人，僅僅只有三分之一是身體健康狀況較好的，有三分之二的老年人健康狀況並不理想。根據中國 2014 年的《中國衛生和計劃生育統計年鑑》統計資料顯示，2014 年中國城市居民人口死亡率，無論男性或女性，排名前三名都是惡性腫瘤、腦血管病和心臟病，而這也都是高齡族群最常罹患的慢性疾病。

2015 年，國際知名的德勤諮詢公司（Deloitte Consulting）發布一份《2020 年健康醫療預測報告》，提出了中國人的醫療大數據。資料顯示，在中國 13 億多總人口中，患有高血壓的人口約有 1.6 ～ 1.7 億人、高血脂患者將近有 1 億多人、血脂異常患者有 1.6 億人、糖尿病患者達 9,240 萬人、超重或肥胖症者約 7,000 萬～ 2 億人，脂肪肝患者約 1.2 億人。研究數據也顯示，平均每 30 秒就有一個人罹患癌症；平均每 30 秒有一人罹患糖尿病，平均每 30 秒，至少有一人死於心腦血管疾病。

此外，中國的失智人口約占全世界病例總數的四分之一，而且平均每年會增加 30 萬新發病例。而骨質疏鬆症也已經躍居常見疾病與多發疾病的第七位，60 歲以上的高齡者罹病率為 56%，女性罹病率更高為 60 ～ 70%。其中骨折率發生率約近三分之一，每年醫療費用保守估計約 150 億人民幣。

世界衛生組織2016年發布首份《全球糖尿病報告》，也揭露糖尿病是中國大陸最常見的慢性病，2014年全球糖尿病患者為4.22億人，中國有1.1億人患病，也就是患者中每4個人就有一個是中國人，總患病人數比德國和葡萄牙的人口總和還要多。事實上，除了糖尿病，腎臟病也是需要重視的慢性疾病之一，在中國，10個人中就有1個罹患腎臟病，目前，中國大陸已知的慢性腎臟病患者已經達到1.2億人次，若以洗腎來說，中國大陸的需求已經超過五百萬床，而且每年還在增加中，但是目前的實際床數卻不到四十萬床！

表2　中國大陸城市居民主要疾病死亡率排名

男性		女性	
位次	疾病名稱	位次	疾病名稱
1	惡性腫瘤	1	惡性腫瘤
2	腦血管疾病	2	心臟病
3	心臟病	3	腦血管疾病
4	呼吸系統疾病	4	呼吸系統疾病
5	損傷和中毒	5	損傷和中毒
6	消化系統疾病	6	內分泌、營養和代謝疾病
7	內分泌、營養和代謝疾病	7	消化系統疾病
8	泌尿生殖系統	8	其他疾病
9	其他疾病	9	泌尿生殖系統疾病
10	神經系統疾病	10	神經系統疾病

資料來源：百度文庫

大陸除了疾病譜產生變化，人口老化的速度也超乎快速，雖然進入21世紀，中國經濟發展如乘火箭般突飛猛進，若與工業先進國家相較，還是處在經濟還不是很發達的狀態，因為多數工業國家都是在人均 GDP 二萬美元的富裕條件下，進入老齡化社會，反觀中國大陸，2014 年中國人均 GDP 為 7,476 美元，但已經進入高齡化國家行列，無論是在社會保障體系、社會福利政策、醫療制度與政策等相關配套措施都還不是很健全的情況下，大陸要承受高齡化的醫療保障能力十分脆弱，也面臨各種高難度挑戰。

醫療衛生費用持續迅速增長

從2016年7月由中國國家衛生和計劃生育委員會所公布的《2015年我國衛生和計畫生育事業發展統計公報》，2015 年中國的衛生總費用已經突破 4 萬億人民幣，占 GDP 的 6%。此外，也有數據顯示整體的醫生數量雖有增加，但醫療資源緊張的現狀改善卻仍然有限，而在機構方面，公立醫院繼續減少，民營醫院則大幅增加。

表 3　2015 年中國大陸醫療機構數與床位數

	機構數（個）		床位數（張）	
	2014	2015	2014	2015
總計	981432	983528	6601214	7015220
醫院	25860	27587	4961161	5330580
公立醫院	13314	13069	4125715	4296401
民營醫院	12546	14518	835446	1034179
醫院中：三級醫院	1954	2123	1878267	2047819
二級醫院	6850	7494	2053896	2196748
一級醫院	7009	8757	387207	481876

資料來源：衛計委《2015 年我國衛生和計畫生育事業發展統計公報》

2015 年，中國全國醫療衛生機構總診療人次達 77.0 億人次，比 2014 年增加 1 億人次，增長了 1.3%。若與 2013 和 2014 年的資料相較，2013 年，全國醫療衛生機構總診療人次比 2012 年增長了 6.1%；2014 年則較 2013 年增長 4%。由此可以看出，中國診療人次呈現逐年下降趨勢，根據分析主要是因為醫療保障水平提高的關係。

表 4　2015 年中國大陸醫師日均擔負診療人次與住院床日

	醫師日均擔負診療人次		醫師日均擔負住院床日	
	2014	2015	2014	2015
醫院	7.5	7.3	2.6	2.6
公立醫院	7.8	7.6	2.7	2.6
民營醫院	5.8	5.5	2.1	2.2
醫院中：三級醫院	8.4	8.1	2.8	2.7
二級醫院	7.2	7.0	2.7	2.6
一級醫院	6.5	6.1	1.9	1.9

資料來源：衛計委《2015 年我國衛生和計畫生育事業發展統計公報》

從衛計委所公布的資料也可以發現，由於大醫院持續地快速擴張以及醫師人數的提升，使得醫師日均診療負擔以及病床使用率都出現些許下降，卻也呈現未來可能過度擴張而產生經營成效的隱憂。此外，雖然總診療人次增長速度下降，可是每年的就醫數量仍然十分龐大，更何況中國已進入高齡化社會，未來醫療費用依舊會持續上升，從總費用突破 4 萬億人民幣就可清楚了解。

表 5　2015 年中國大陸病床使用率與出院者平均住院日

	病床使用率（%）		出院者平均住院日	
	2014	2015	2014	2015
醫院	88.0	85.4	9.6	9.6
公立醫院	92.8	90.4	9.8	9.8
民營醫院	63.1	62.8	8.4	8.5
醫院中：三級醫院	101.8	98.8	10.7	10.4
二級醫院	87.9	84.1	8.8	8.9
一級醫院	60.1	58.8	9.1	9.0

資料來源：衛計委《2015 年我國衛生和計畫生育事業發展統計公報》

根據《2015 中國心血管病報告》概要統計，2014 年，中國心血管病（CVD）死亡率還是位居疾病死亡的第一名，在農村為 44.60%，在城市為 42.51%，農村的死亡率從 2009 年起就超過並持續高於城市水準，每 5 例死亡者中就有 2 例死於心血管病。其中，高血壓是最常見的慢性非傳染性疾病，也是心血管病最重要的危險因素，2013 年，中國衛生總費用為 31,869 億元，其中高血壓直接經濟負擔就占了 6.61%。自 1980 年以來，中國醫院心腦血管病和糖尿病患者的出院人次數就不斷增加，尤其自 2000 年以後更是呈現加速上升趨勢；相對的，心腦血管病住院總費用也在快速增加，自 2004 年以來，年均增長速度遠高於 GDP 的增速。而這種增長主要來自住院服務需求的增長，以及不合理用藥占比長期居高不下。2014 年心血管疾病的住院費用中，急性心肌梗塞（AMI）為 133.75 億元，顱內出血為 207.07 億元，腦梗死為 470.35 億元。自 2004 年以來，年均增長速度分別為 32.02%、18.90%和 24.96%。

根據中國冠心病政策模型，作出對於中國心血管病未來的發展趨勢預測，如果單純考慮人口高齡化和人口增加因素，在 2010 ～ 2030 年間，中國 35 歲至 84 歲人口中，罹患心血管病件數將增加 50%以上；如果加上考慮血壓、膽固醇、糖尿病、吸菸等因素，心血管病罹患件數將額外增加 23%。世界銀行對於心血管疾病的預測中，中國心血管病死亡率也將高於歐美和日本等發達國家，尤其是腦中風的死亡率將是日本、美國和法國的 4 ～ 6 倍，糖尿病死亡率也將高於日本和英國。中國每年腦血管病新發病人數大約 150 萬人，如果以腦中風為例，腦中風治療費用若以每人 8,000 元計算，每年新發醫療費就高達 120 億元。心血管病每年新發病是 110 萬人，發生心肌梗塞首次發病治療費用平均 1.5 萬元，年均首發的醫療費用為 180 億元。

另一項高齡者常見的失智問題，英國《經濟學人》雜誌在 2016 年 2 月 20 號出刊的報導中，提到「目前中國已有約 900 萬人患有失智症，是與其人口相當印度的 4 倍，其中，將近三分之二是阿茲海默症患者；從 1990 年至今，中國阿茲海默症患者已經增加 3 倍，預計到了 2050 年，患者人數將會是為現在的 4 倍成長。然而，面對如此危機，中國政府的準備卻嚴重不足，相關醫療服務亦極為缺乏。」失智老者的生活自理能力不好，依據研究，大約有 73%的患者需要照護者照料，如果按照每人每年平均醫療護理費用 1.5 萬元計算，目前全國 900 萬患者的醫療護理費用將高達 80 億元以上，如果加上失能的高齡者，在未來的醫療費用負擔將會持續增加。

不僅政府的醫療負擔增加，一般民眾的醫療負擔也是相當沉重，高齡族群通常不會再有工作收入，而且根據研究分析，高齡長者的生活消費中，過高的醫療費用將會排擠其他必要的消費比重。於是出現部分城市低收入的高齡長者，有病不敢去醫院，甚至沒錢看病的窘境。以目前中國平均餘命 74 歲推估，無論是中國的城市或農村的高齡者，將會有很長時間在患有各種慢性疾病狀態下度過，慢性疾病經過長時間，常會伴隨著併發症，治療難度也隨之提高，而這也將成為高齡醫療費用高漲的主要原因。慢性疾病占用了大量的醫療資源，也造成巨大的家庭和社會經濟負擔，在削弱人力資本的數量和品質的同時，也給國家和民眾帶來沉重負擔。

醫療保險基金，面臨巨大壓力

隨著中國人口高齡化加速發展，中國的醫療保險基金支出年均增長率，出現了加乘成長趨勢，在 2015 年中國人社部所公布的《2014 年度人力資源和社會保障事業發展統計公報》資料，2014 年全年城鎮基本醫療保險基金總收入為 9,687 億元，支出則是 8,134 億元，分別比 2013 年增長了 17.4%和 19.6%，雖然從數字上收入還大於支出，但從增加幅度觀察，收入增幅卻明顯低於支出增幅。但基金收入增長速度低於支出增長速度的趨勢現象，其實早就已經顯現。2012 年，中國城鎮基本醫療保險基金總收入的增長率為 25.3%，支出增長率則是 25.1%，收支基本還算持平，但是從 2013 年開始，城鎮基本醫療保險基金總收入年增長率 18.9%，支出年增長率為 22.7%，收入增幅就低於支出增幅了。若從各統籌地區的城鎮職工醫保資金來看，全國有 225 個統籌地區的城鎮職工醫保資金，出現收不抵支的情況，占全國城鎮職工統籌地區的 32%，其中 22 個統籌地區更將歷年累計結餘全部花完。在城鎮居民醫保部分，2013 年全國有 108 個統籌地區出現收不抵支的情況，醫保資金明顯已經不堪重負，由於以往中國的人口政策少子化問題，以及高齡化日趨嚴重，在中國邁入高齡國家之際，中國醫療保險基金的管理與運營也面臨極大挑戰。

智慧醫療，帶動高齡化及移動醫療變革

現代社會人們的生活壓力愈來愈大，許多人都是在不知不覺中遭受疾病襲擊，如果身體健康出現不良徵兆才注意顯然已太遲了，所以，人們對於疾病的預防不再侷限於飲食規劃、規律生活及相關適當運動與娛樂安排，甚至會提前到在日常生活行為中預防，為的是要避免疾病發生與平時就可以監測與掌控。

因此，現代醫學已經從以往的治療走向預防的發展趨勢，強調認識整體生命與健康規律，疾病控制策略趨向系統化，並且重視預防（Preventive）、預測（Predictive）、個人化（Personalized）、參與（Participatory）的「4P」醫學模式，同時利用數位化工具管理體重、睡眠、飲食習慣、生物標記等，降低疾病的傷害。

病患、機構、企業與政府，互動更密切

進入數位化世代，因為網際網路使得健康、醫療等相關訊息擴散速度加快，資訊變得更方便取得，加上病人健康意識抬頭，會依

自己需求，主動取得更多資訊，因此，病人將會成為自己身體的主人，與相關醫護人員共同參與健康醫療；同時，在老年人口急速增加，進入高齡化社會之下，未來的醫療服務勢必產生變革，新的醫療商業模式與概念將隨之而起，尤其是在移動與遠距醫療領域。

美國德勤諮詢對於 2020 年可能發生的醫療服務變革做了預測：在 3C 產品與各項軟體不斷推陳出新，各種測量數據可以透過各種無線感測網絡，傳送到專用的監護儀器或是各種通信終端上，例如 PC、手機、PDA 等，醫生可以隨時了解被監護病患或追蹤研究病患的病情和生理狀況，進行及時的處理與統計，而且，還可以應用無線傳感網絡長時間蒐集人們的生理數據，這些統計數據對於未來研製新藥過程，將極具價值性。

將物聯網的技術與概念應用於醫療照護領域，藉由可視化進行生命體徵的採集與健康監測，並進行研究分析，提供相關參考數據，使得有限的醫療資源可以提供更多共享可能，這就是智慧醫療的新發展，也就是透過社交或媒體平台，醫療機構與患者的溝通方式變得多元，同時，在各種網路平台上，也可以獲得各種訊息，包括醫療技術服務、醫療照護商品、醫療保健與藥物的評鑑系統等等，甚至，公部門也可以透過相關平台提供疾病早期警報，例如傳染性疾病、流感等。在工業先進國家，大多數的病人都已經擁有自己個人的電子健康紀錄，並且在社交網站上進行分享。

2007 年，台灣即開始推動電子病歷，2011 年電子病歷交換中心設立，142 家醫院完成介接，電子病歷基礎建設初步完成，進入推廣階段。透過平台的大數據分析，可以了解相關網上使用者的生活型態、疾病情況與用藥取藥方式，醫療機構、病患、政府部門以及企業都可以藉由網路平台，有更多的接觸與參與，甚至可以一起找出最具高效益的醫護模式。

健康數據化，善用 ICT 整合醫療流程

近年來，病患針對醫療服務益發重視，如同消費者般有著更高品質的要求，大多數行業已經接受客戶第一的服務意識，而在醫療產業部分，也逐步走向以客為尊的服務導向，不過，醫院療院所絕不能只有「營收」和「獲利」的想法，而是更要將民眾的健康照護當成首要，隨著民眾對健康的要求越來越高，無論是政府部門、醫療院所、相關醫療設備與製藥企業，都應隨著資訊越來越豐富透明而更為審慎，除了完善相關監管會的制度與策略，對於新的技術和研究成果更是有著諸多期待。

面對 2020 年社會走向高齡時代，為實現 4P 醫學模式，醫療流程勢必要有所改變，而善用 ICT（Information and Communication Technologies，資訊與通訊科技），進行醫療整合已成趨勢。電子化初期，醫院主要著重在作業與流程的數位化，近年來，許多醫療院所則更進一步發展「移動醫療」（Mobile Healthcare），也就是運用行動裝置強化醫院的溝通服務能力。在智慧醫療時代，醫療服務將不會侷限在醫院裡面，再善加利用資訊整合，以及各種感測裝置，醫療服務將無所不在。以高血壓患者來說，病患可以在自行測量血壓後，將數據資料透過無線網路回傳給醫院監控，以作為身體健康狀態的觀察參考，醫療院所也可以利用行動裝置或網路，在天氣出

現變化時做預先提醒，例如在天氣預測會有寒流或熱浪來襲，溫度出現驟降或持續高溫時，醫院可發送簡訊通知高血壓病人，盡量避免外出或進行保暖等相關生活注意事項。

圖九　智慧醫療解決方案

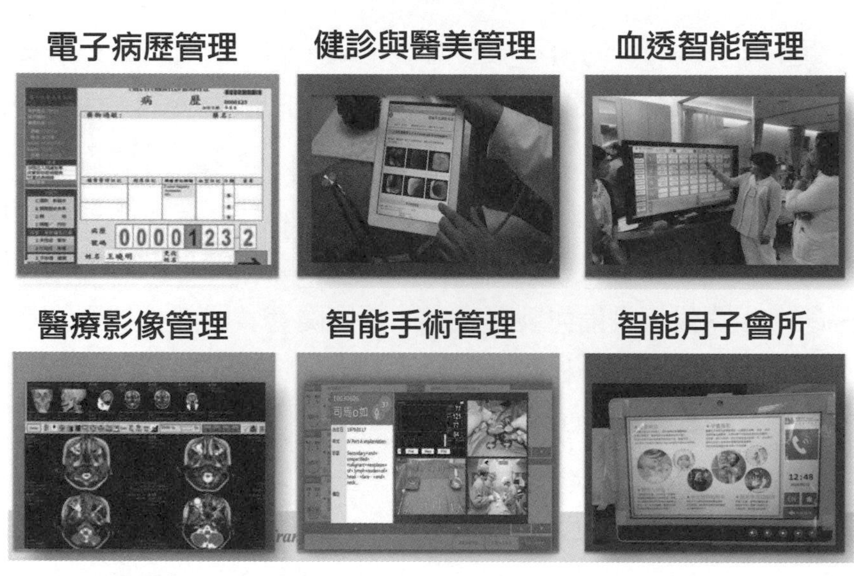

資料來源：慧誠智醫股份有限公司

智慧醫療不僅僅是應用在醫療研究、醫療照護等面向，還包括了醫療設備的研發生產。上海從事嵌入式基礎開發平台研發的高科技公司辰漢電子，便利用公司強大的研發實力和深厚的應用領域經驗，運用高端 ARM 嵌入式技術，透過 3G、藍牙、zigbee、WiFi、UWB 和專用無線解決方案的微控製器等，研發出移動醫療終端的智慧核心平臺技術，這項技術可應用於移動多參數監護儀、血壓無線傳感儀、脈搏無線傳感儀、OCT 血氧無線傳感儀、OCT 血流無線傳感儀和血糖儀無線集成模擬組件等，進而設計出一套智慧化的新型無線網絡結合移動醫療終端的智慧醫療方案。這套醫療方案可以追蹤健康、監測病患的生理指標狀況，包括測量血壓、體溫、心律、呼吸、心電以及血氧等生命體徵，利用無線通信即時且有效傳遞訊息，協助病患或是身障人士方便接受醫療護理，在病患能及時獲得照護的同時，也可以減輕護理人員的負擔。

2013 年世界衛生組織就指出，醫療照護費用增加、人口老化、醫療資源分配不均和慢性病病患人數增長，是全球政府必須面對的問題，所以，智慧醫療的發展世界各國都極為重視，並且成為各國發展生醫科技及產業的重要議題，尤其是在遠距照護和居家安全監控的需求。

如今，已經有愈來愈多的智慧醫療方案被應用在人類生活中，醫護人員可以利用移動醫療終端完成以病人為中心的各種醫療護理項目，例如對家居病人的健康狀況進行遠程監控或是遠距指導病人用藥等。在有效控制醫療成本之餘，更能提供準確的健康監測和分析，更精準掌握病患的健康狀態，這對於高齡以及居住偏鄉的民眾更能發揮更顯著的醫護功能。而且根據研究分析，如果能持續監控病患生命徵象，就有機會提升病患安全、減少回院次數，因為對病患進行早期偵測，也將可以達到預防功能，化解可能的醫療危機，同時，還可以節省成本並提高醫護效率。

醫療照護的智慧化，將不再侷限於病患的照護，有關醫療的相關角色都因為智慧醫療化的過程，而深受輔助，無論是病患、病患家屬，還是醫生、護理人員、醫院機構等，都因為智慧醫療的革命而有全新的轉變。

智慧醫療，促使智慧城市的誕生

智慧醫療是以智慧醫院作為核心，讓智慧照護、優質護理深入城市角落，透過硬體與軟體的結合，刺激整個醫療系統與城市的新生。智慧醫療猶如是智慧城市的起點，要創造一座健康的城市，就絕對不能缺少智慧醫療照護，而為了落實智慧醫療，造福更多群眾，智慧醫院也就在各個城市中應運而生。

圖十　智慧城市的醫養結合大健康城

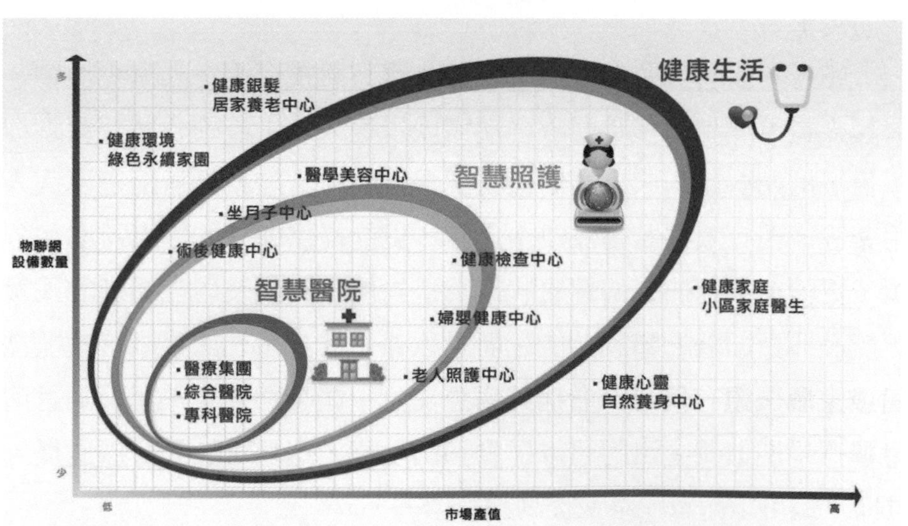

資料來源：慧誠智醫股份有限公司

彰化基督教醫院院長郭守仁針對當前東南亞及大陸浮現出的「大健康城」發展商機，正整合台灣企業及多家ICT業者成立大健康城整合運營商，期以IoT技術串連核心的智慧醫院，以及周邊的養生、養老、長期照護、術後照護、坐月子中心、運動中心等功能的建造大健康城，並於國內外複製。

新的醫療模式興起

隨著醫療與照護模式的轉變，也促使新的醫療商業模式興起。2014年，美國知名的連鎖零售商店沃爾瑪進駐了健康醫療領域，開啟了系列診所，而且仍然以其企業一貫的營運服務宗旨，提供消費者廉價、快速與方便的醫療服務，服務項目包括了接種疫苗、篩檢和慢性病的管理，在美國各地大多數的零售診所都樂意與沃爾瑪合作，同意承保並以現金支付，於是他們可以使用當地的醫療保健系統，能夠共用相關資料和病人的電子健康記錄。所以，消費者看病不需要預約，可以直接在電腦或手機等數位螢幕上輸入資料，只需在幾分鐘內就能夠接受治療。

除此之外，沃爾瑪還推出了只需40美元診療費的診治服務，這比現今美國一般的看診費用足足少了一半，如果是沃爾瑪的美國雇員或家屬，還有優惠，看病只需4美元，懷孕檢驗3美元，膽固醇檢驗也只要8美元。而且，不論民眾是否有買保險，都可以獲得具高效率的醫療診治。

沃爾瑪診所結合零售業、超市、藥局的各種優勢，以方便周到的醫療服務讓大眾體驗到不同的照護模式。在沃爾瑪店內也不是所有百病皆能治、所有藥品皆唾手可得，若患者在檢測過程中發現有緊急症狀，也需要至大醫院就診，但是即使如此，簡單的體檢與醫療服務，就讓沃爾瑪診所受大眾喜愛。

沃爾瑪翻轉了傳統的醫療照護模式，讓醫療服務與民眾更加靠近。沃爾瑪診所在城市的興起，儘管引起各界不同的看法，但這實驗式的醫療商業模式仍然受到不少美國民眾的青睞，至於是否能夠成為新的醫療商業風潮，還需謹慎觀察。

台灣智慧醫療，打造未來醫院

或許很多人不曉得，其實台灣的智慧醫療已走在世界的前端。隨著智慧行動裝置、雲端與大數據分析等技術的成熟，台灣的醫療也開始運用 ICT 進行醫療整合。

2015 年 7 月，彰化員林基督教醫院開幕，員林基督教醫院與慧誠智醫聯手合作，引進最先進的智慧醫療系統，讓這家醫院以超高規格的智慧醫療服務，翻轉傳統醫療系統。員林基督教醫院透過物聯網的智慧醫療設備，讓民眾從掛號、測量生理數據、看診、住院等服務中，得到最舒適的優質照護，智慧醫療服務促使錯誤率減至最低，醫療品質大幅提升。

當民眾一進入員林基督教醫院時，無論是受理掛號還是批價服務，都需要先抽取號碼牌。民眾抽取號碼牌的同時，可以理解自身目前的等候狀況；另一方面，醫院則可以根據民眾抽號碼牌的數量，進一步於後台預估有多少人正在等候，如此一來就能將人力資源分配得更為妥當。

此外，醫院也落實智慧自動化報到系統，患者不用在行政櫃台執行報到流程，可以直接將健保卡插入門外的自動化報到系統進行報到流程，當健保卡插至報到系統後，醫生也會馬上收到患者的電子個資，數位化的報到系統，不僅縮短了病人的等待時間、保護了病人的個人隱私，也加快了醫生的服務流程。

智慧醫療，創建新醫療 SOP

在智慧醫療的世代，最讓人驚艷的就是在於移動健康醫療領域。由於手機等電子行動裝置的普及，許多 APP 軟體推陳出新，有各種健康管理的 APP 軟體就被運用在健康醫療產業，利用各種感應設備以及軟體服務、雲端平台，處理個人的健康資料，轉化成有效的數據、實質分析和長期追蹤，讓人們可以更清楚了解本身當下的實際健康狀況，透過「檢查自己的身體數據」、「分析自己的身體需求」，最後獲得「一個有效的健康鍛鍊模式」，為自己的健康做有效管理。

員林基督教醫院就有此類相關技術。在等待候診的病患，除了可以觀看醫院內的雜誌、報紙之外，還可以使用醫院內的自助生理數據量測站（Self-measured Kiosk ），病患只需要將健保卡插入，機器就能將讀取的生理數據立即顯示在螢幕上並同步整合至醫院的 HIS 系統中，不但省去人工抄寫的重複性工作，也降低人工輸入的錯誤。醫生可以一次觀看關於這位病患的相關生理數據與其他檢驗數據，不需要分多個資料庫查看。

員林基督教醫院因為落實智慧醫療與行動醫療，使得醫療服務不再只侷限於醫院之中，透過資訊整合、雲端技術、各種行動智慧的感測裝置，使病患體會到更加貼身的醫療照護。

事實上，台灣產業一直以來都有著優質技術與品質，只是鮮少人知道。以台灣臨床醫療為例，基於台灣獨有的健保制度、醫生素質，以及過去時代背景所傳承自許多名醫（包含早期大陸來台、日據時期、留美歸國等）的臨床技術，造就台灣醫療獨步全球扎實的根基。在亞洲地區，除了新加坡以外，台灣也是唯一使用英文書寫病歷的地方，以英文書寫的病歷不需要再大費周章經過翻譯，馬上能跨國與全世界的醫療機構溝通，因此台灣的醫療一直是與世界保持接軌。

台灣的 ICT 再加上臨床醫療技術，不但能協助本地醫療的創新，更能協助他國醫療的改革。慧誠智醫股份有限公司總經理余金樹即指出：「要想盡辦法，把台灣最優質的醫療人員留下來創新，把臨床智慧融入 ICT 方案中，不但可以整院輸出國外，也可以遠距方式來照護其他區域，最後形成台灣最有國際競爭力的產業。」當智慧醫療的世代逐漸成熟，人和機器就能更有默契的協同合作，醫護人員也不再需要耗費額外的時間與力氣坐飛機往返他國，只要運用物聯網技術，即便是洗腎、睡眠中止等照護，都有機會用遠端照護作最佳的協助。

慧誠智醫是目前台灣智慧醫療系統輸出海外成績最亮眼的企業之一，在彰化基督教醫院協助下成立，專攻智慧醫療，目前在中國、日本均有不錯的合作成果。

圖十一　智慧醫院

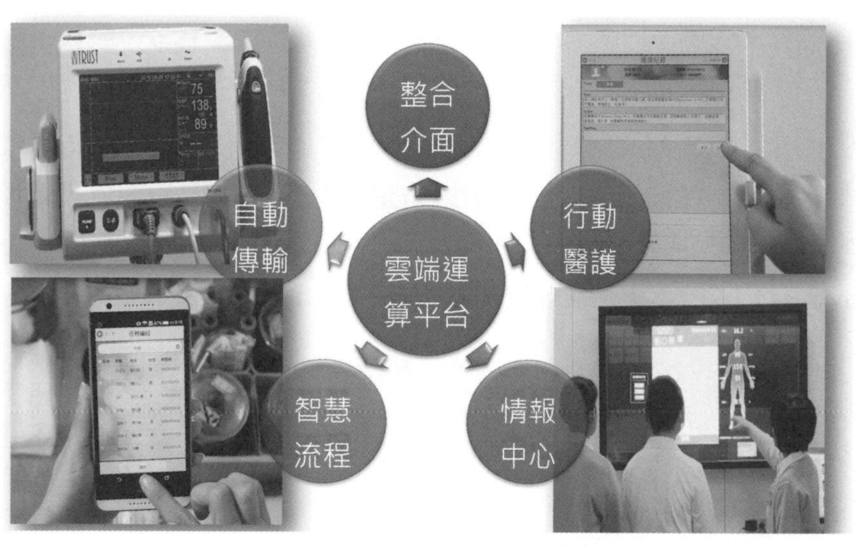

資料來源：慧誠智醫股份有限公司

參考行政院《長照十年計畫 2.0》的資料，日本一個醫護人員平均照顧四十幾個病人，但在台灣最佳狀況則是一個醫護人員需要照顧兩百多位病人。醫護人員也如一般大眾一樣，需要休息和睡眠，不可能在二十四小時內忙於工作，在白天工作時間耗費如此大的能量照護病人後，到了半夜早已體力透支，面對這樣的狀況，勢必得運用智慧醫療系統的協助，運用系統化的照顧與記錄，才能精準的判斷病人的狀態。

智慧醫療能提供給醫院的支援比大眾想像的還要更為全面，除了醫護人員與行政的智慧化管理之外，連手術室與器皿消毒、輪椅租借、病人床墊管理都可以變得更系統化、智慧化。以智慧化的床墊管理為例，在過去的病房中，若是有病人半夜突然離床上廁所，萬一摸黑跌倒了，護理師可能也要在巡房的過程中才會發現病人跌到，但等到護理師發現，不知道已經過了多少分鐘；而現在，若是遇上這個問題，就可以使用智慧病床的協助，有別於傳統的床墊，智慧床墊增加了感應系統，病患若是離床，照護中心便立即收到通知，也能在最佳的時間點了解病人的狀態，如此一來，不但縮減護理師的人力，更能精準地掌握病人的概況。

圖十二　智慧病房

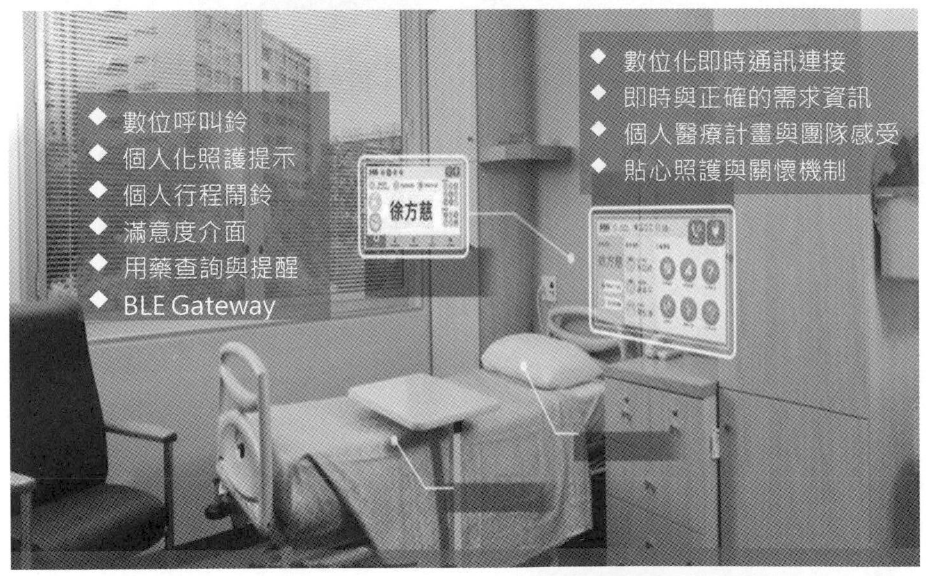

資料來源：慧誠智醫股份有限公司

智慧醫療為的是解決問題，不只是病人的問題，更希望能解決醫療人員與機構上的照護問題，藉由醫療照護的設備改善醫療人員與機構的模式，進一步的創新醫療照護流程。

數位化與智慧化不同，數位化還在於訊息的累積，智慧化則是從數位化的訊息資料中精煉，並且透過人工智慧（AI）的分析，產出更多預防性的治療與照護策略。台灣醫療已經進入了智慧化的時代，老舊的 SOP 需要汰換，而智能化的醫療照護系統則可以協助醫療機構與人員改變。

大陸移動醫療市場，值得關注

依據世界衛生組織資料顯示，2010 年，中國大陸平均每一千名人口擁有的醫師數為 1.4 人，足見醫師人數佔總人口比例明顯偏低，再加上區域資源分配嚴重不均衡，城市都會地區的醫療資源也都高過其他地區的二倍，無論是醫師、助理醫師、有照護士及病床等都是城市優於鄉村，對於幅員廣闊的大陸來說，移動醫療的需求更是迫切。特別是，民眾以往經常需要花費長時間就醫，對他們來說造成很大困擾，甚至也因此能不看病就不看病，如今移動醫療的推展，這個惱人的問題可望獲得實質解決，民眾因為可以上網掛號，醫生遠距門診，大大縮短問診時間，開始願意在生病時及時就醫。

《經濟學人》雜誌曾針對移動醫療議題做過一份調查，在美國有 70％的受訪者認為，移動醫療的廣泛應用在不遠的將來，會成為日常生活的一部分，同樣的調查，在印度有 60％，而中國大陸的認同比例更是高達 80％。根據美國智庫布魯金斯學會（Brookings Institution）報告引用艾媒諮詢（iiMedia）的研究數據，中國大陸移動醫療市場規模從 2013 年底的 22.1 億人民幣，將會持續擴張，直到 2017 年將可達 125.3 億元人民幣，預估將會有超過 5 倍的成長，這也顯示了移動醫療在中國有著無窮的發展商機。

另外，根據 2014 年美國市調機構 Lux Research 所公布的全球移動醫療保健設備市場規模，2013 年為 51 億美元，但是到 2023 年將會迅速成長到 418 億美元。此外，聯合國的報告也顯示，全球 60 歲以上的老年人口，在 2050 年將達 20 億人，將更有利於移動醫療保健市場的拓展。

仔細觀察，中國大陸自 2011 年開始，移動醫療市場就已呈現快速成長，許多的網路公司紛紛開始積極經營，例如「春雨醫生」的春雨移動健康就是在 2011 年成立，主打「春雨醫生」App，強調手機用戶可以藉由手機找到執業醫師進行遠程的在線問答。並且打出前兩年完全免費的策略，五年來已經累積千萬筆以上常用戶所提供的數據，未來將可以此作為資料庫做成搜尋系統。而且，透過調查顯示，有超過 25%的用戶願意付諮詢服務費用，在 2014 年 1 月，成功吸引 5 萬名付費會員，因此，「春雨醫生」更引入 500 家民營醫院，提供就診並收取一定費用，形成一個完整的醫療虛擬與實體的完整體系。目前，中國移動醫療領域除了「春雨醫生」，更早還有丁香園、好大夫等公司積極參與。

只是，在移動醫療逐漸為大眾所接受的同時，卻仍面臨不少問題有待觀察，市場上出現許多質疑的聲音，認為移動醫療未成氣候或者敗象已露，有泡沫化疑慮，且平台數據造假、估值過高，大規模燒錢卻沒能贏得用戶等，移動醫療看似前景黯淡。

其他像是高齡長輩可能不擅使用數據設備，以及一旦使用移動醫療裝置，尤其是在做居家照護時，許多的資訊包括訪視內容、行程、溝通等，都會記錄在一個大資料庫中共用，如何做好資料保全，避免病患的隱私受到侵害，將是另一項值得關注的課題。

第 5 章

醫養結合，將成為高齡化社會的必修課

｜訪談專家｜邱文達（衛生福利部前部長）

蔡芳文（雙連安養中心執行長）

根據調查研究，大多數老人家還是喜歡也習慣留在原本居住所在度過老年生活，「在地安養」成為各國老人照護政策的主軸，也因此，「醫養結合」成為全球新的養老主流。所謂「醫養結合」，就是在一段時間內，結合各種專業，提供醫療照護及社會照顧的連續性照顧，其中包括了醫療、社會福利、健康照護以及生活照顧。

將醫療衛生和養老服務進行資源整合，最大的好處就是可以提供老人家持續性服務，可以減少分別接受醫療照護及生活照顧的複雜性，並且能強化多元需求的服務。全球有15%在醫養部分有重複使用，造成資源浪費的問題，如果能夠落實醫養結合，將可使資源做更有效分配，減少不必要的浪費。

高齡化風暴已經慢慢席捲全球，退休、老化、老年的身心靈照護都成為全民課題，到處都可以看到、聽到「銀色經濟」和「銀色海嘯」的字眼，蔚為全球產業大趨勢與重要的議題。

其中，高齡者的生活照護與醫療問題更是備受重視，經過世代更替與時代環境變遷，家庭結構改變，原有家庭成員相互支援的照護功能降低，有照護需求者不易再從家庭中取得合適的照護服務。另外，在醫療機構照顧方面，由於高齡人口增加，致使長期住院人數增加、住院與醫療費用不斷高漲，必須解決醫療成本控制問題。以台灣的健保為例，至今估算大約還有 15%的長照病人仍然使用健保住院。而日本在2000年啟動的介護保險，也已經出現了資金缺口，成為日本政府重大的財務負擔，因此各個國家或大或小，都面臨著這些棘手問題，並且努力制定因應策略。

根據調查研究，大多數的老人家還是喜歡也習慣留在原本居住所在度過老年生活，因此，「在地安養」也成為各國老人照護政策的主軸，綜合各方的研究指出，「醫養結合」將成為全球新的養老主流，所謂「醫養結合」，前衛福部部長邱文達說，「就是在一段時間內，結合各種專業，提供醫療照護及社會照顧的連續性照顧。其中包括了醫療、社會福利、健康照護以及生活照顧。」將醫療衛生和養老服務進行資源整合，最大的好處就是可以提供老人家持續性服務，可以減少分別接受醫療照護及生活照顧的複雜性，並且能夠強化多元需求的服務。

此外，對於服務供給者及政府來說，在成本控管上可以獲得較好的效益，緩解醫療資源緊張的問題，並且可減少病人住院及住院日數，提高醫院床位周轉率，同時可以減少入住安養機構的比例。邱文達表示，根據研究統計，全球有15%在醫養部分有重複使用，造成資源浪費的問題，如果能夠落實醫養結合，將可使資源做更有效分配，減少不必要的浪費。

整合醫療、康復、養生與養老

世界衛生組織對於「健康」做了明確定義：「健康不僅為疾病或羸弱之消除，而是身體、精神與社會之完全健康狀態」。所以，在未來的高齡社會，將老年人健康醫療服務放在首要位置，透過社區運作，將養老機構和醫院的功能相結合，將醫療、康復、養生、養老等串連，把生活照顧、康復關懷、文化活動以及精神心理融為一體，同時，運用現代智慧科技，包括互聯網、物聯網、智慧硬體、雲計算、大數據等建立智慧養老雲端平台，讓醫療機構、養老機構與政府機關都能資料共享，提供一站式養老服務。

透過資料的互通、互享、互聯，醫院可根據養老機構提供的老人健康資料，有效進行病情分析與診斷，提供健康線上諮詢，視頻健康講座等；而養老機構也能依照長者醫院就診結果，提供即時服藥提醒，護理服務與復健治療等，並且提供長者更多的生活活動平台。但是，要有效推展這個養老服務模式，還得需要依靠政府相關政策與制度的擬定，包括各相關主管單位的整合，如今，這樣的養老服務政策正存在於世界各國運作體系之中。

英國——最早啟動整合醫療照護及生活照護

在進入 21 世紀之後，英國以國家的力量推動「中期照護」（Intermediate care），這是英國老人健康照護體系一個嶄新醫療服務概念，主要是整合各種醫療服務資源，透過各種可行且具積極治療意義的住院替代方案，讓老年病患在急性疾病出院後，仍可獲得適當治療，以回復最佳的健康狀況，同時減少非必要的入院與入住機構的可能。

「中期照護」的醫療照護需求並非近年來才受到關注，1909 年，一位美國醫師納肖爾（Ignatz Nascher）首度提出老年醫學（Geriatrics）這個名詞，因為經過觀察研究發現，老年人對於自己的健康狀況具有部分潛在的溝通障礙，以及生理與代謝上的特質，而且很容易受到家庭與社會環境因素影響，此外，老年人還具有多重疾病、身心失能、罹病時症狀不典型、易受醫療副作用影響等特殊性，基於老年人的特殊健康特質與特殊性，於是美國政府便積極推動「亞急性照護」（postacute care），但其主要是將技術性護理的照護中心作為主要治療場所，而縮短急性醫院的住院日則為其首要目標。然而，這些亞急性的後續照護中心（stepdown unit）主要鎖定在完成急性醫院尚未完成的醫療照護，與英國所推動的中期照護還是有相當程度的差異。

1930 年代，英國醫師華倫（MarjoryWarren）為了照顧許多被認為已經無法治癒的老年病患，針對老年病患的特殊健康特質，透過「周全性老年評估」方式，擬定病患的照護計畫。由於老年人在健康與疾病上的特殊性，在急性疾病緩解後，通常還需要一段復原過程，必須針對急性疾病期間，因疾病治療或是臥床所產生的身體功能退化進行復健、營養狀況調整及認知功能回復等，建立整合性的健康照護服務。就在華倫醫師的照護計畫下，這些傳統被認為只能長期留在安養中心療養的老人被治癒了，而且返回自己家中安養。華倫醫師的治療模式，從此成為英國國家健康照護體系對老年人提供照護的基礎。

建立健康照護八大標準

2000年，「中期照護」的概念在英國「國家病床調查」（National Beds Enquiry）第一次被正式提出，並且成為英國衛生署「老年人國家健康服務架構」（National Service Framework for Older People）所認定老年人健康服務的重要基本要點之一。英國「老年人國家健康服務架構」列出了老年人健康照護服務八大標準：一、排除年齡歧視；二、以病人為中心；三、中期照護；四、急性照護；五、腦中風；六、跌倒；七、老年人心智健康；八、老年人的健康促進與失能預防。而中期照護則是影響英國老人照護品質最重要的一項政策發展。

中期照護以「盡量靠近家的照護」（care closer to home）為概念，藉由社政整合，透過醫療服務的延伸與以社區為基礎的衛政，提供各種健康照護服務模式組合的整合性健康照護。經由提供嶄新且完整的服務架構，包括醫院、社區醫院、照護機構與社區式照顧，來達成「促進自主」（promotion of independence）與「預防不必要住院」（prevention of unnecessary hospital admission）兩大主要目標。中期照護的發展模式廣泛，包括迅速反應小組、居家醫院、機構式復健、支持性出院、日間復健、社區醫院等，其中，社區醫院角色的強化與轉型更是發展的一大重點。中期照護在社區健康照護的概念，認為「step down」健康照護機構與「step up」社區的照護功能的重要性是同等重要的，也藉此拉近了社政與衛政的距離。

由於英國有清楚的分層醫療與轉診體系，所以，過去的醫療服務體系，在醫院工作的醫師對於參與亞急性的老人健康服務態度並不積極，很少參與醫院以外的健康照護，但是擔負社區民眾健康的基層家庭醫師，對於複雜的老人健康照護服務內容無法完全掌握，致使許多老年人在醫院裡長住或入住養護機構。

後來，在中期照護的發展過程，英國皇家醫師學院（The Royal College of Physicians）建議醫療必須進入中期照護體系，並且要以適當的臨床技巧與訓練，提供臨床照護指引，同時，擴大培訓老年醫學專科醫師，以強化中期照護的政策推動。而且，純護理的照護也被證實無法縮短病人平均住院日，在中期照護的病人只有讓醫療適當介入才能達到原本設定的目標。根據推估，約有 25.8％的老年病患在該次住院後會需要出院後亞急性照護，其中 20.7％的中期照護需求與復健治療相關，這些復健治療則是由老年醫學專科醫師帶領跨領域團隊，在病患出院前便已持續評估、治療，並與社區的治療團隊整合，持續提供出院後的中期照護。

藉由中期照護的架構，整合社區的衛政與社政對於老人照護的資源，讓急性醫院的老年醫學專科醫師直接與社區照護團隊連結，以「周全性老人評估」作為擬定治療計畫的主要工具，配合病患的需求整合，提供適切治療，在不超過六周的時間內，回復病患的日常生活功能。這項照護服務模式，讓英國政府在過去 20 年間，大幅減少了醫院內老年病患因無法出院的長住病房。

●英國 Age UK 的整合照護服務

龐大的醫療支出是各國政府沉重的負擔，如何減輕每個國家政府都積極思索減輕經費壓力的解決方案。而英國最大的慈善社企 Age UK 便成為提供高齡長者症和照顧服務的平台，Age UK 所推出的整合照顧服務，除了結合醫療和社會照顧，也致力創新服務與追蹤成效，更透過志工和高齡長者共同設計、量身訂做照護計畫，以減少長輩不必要的緊急照護、提升幸福感。Age UK 專案經理賽恩 ‧ 布魯克斯曾在媒體受訪時表示，希望「能讓每一位長者，都過得起值得追求的晚年生活。」

加拿大——發展以小區為基礎的整合型照護系統

1984 年，加拿大中央政府訂定了「加拿大健康法案」(The Canada Health Act of 1984），主要訴求即是發揮健康專業人員的能力，增加醫療照護的普及性（Universality）、全面性（Comprehensiveness）、可近性（Accessibility）、可攜性（portability）與提升公共行政效率（Public administration）。並且禁止對使用者收費，此外，私人保險不得提供健康保險服務，不過，法案並未禁止私人保險機構參與省級健康服務計畫。其實，在法案通過後，受到了醫師等專業從業者的反對，但卻受到社會大眾、消費顧客與護理專業人員的肯定。

1990 年代，由於公部門的照護資源受到限制，大部分照顧負擔全落到非正式的照顧者身上，於是，加拿大政府決定重新建構健康服務系統，這項改革讓公部門原為直接服務案主，轉變成為支持非正式照顧者提供照顧服務，包括喘息服務、居家服務以及在周末與夜間的服務選擇。藉以減低直接由健康服務部門提供住院照護，減少健康照顧經費的支出。同時，也提供非正式照顧者免稅的優惠政策配套，整合性的照顧服務成為加拿大老年健康照護系統最重要的優先議題，持續性的照顧也獲得健康照顧服務經費的重點支持。

推動預防健康的概念

加拿大的居家與社區照顧服務，主要協助民眾可以在家中接受公部門的照顧服務，協助受照顧者可以在社區中獨立生活，至於服務提供者包括健康照顧專業人員、一般居家服務員、志工、朋友及親人照顧者。同時，希望能夠達成五項目標：

一、協助民眾維持或增進健康與提升生活品質。

二、協助民眾能盡可能地獨立自主生活。

三、支持家庭處理家庭成員的照顧需求。

四、協助民眾能夠留在家中或出院回家後，可以獲得處遇治療、復健及疼痛管理。

五、提供非正式照顧者家庭支持的需求。

加拿大的居家及社區照顧的照顧管理服務重點，大致可分為九個項目：

一、在正確時間提供適當服務。

二、減少重疊服務。

三、減少醫院和緊急照顧服務，提升受照顧者的身心健康。

四、減少照顧者的負擔。

五、增加疾病的管理。

六、促進各系統的連結。

七、減少入住機構的可能。

八、增加民眾參與照顧的可能性。

九、提升民眾的滿意度。

加拿大政府的長期照護服務，以照護為主，治療為輔，以「提供持續性的照顧服務，以協助個人得以獨立居住在自己家裡，若有必要則協調相關機構，使其獲得所需的機構式照顧」，並且提出系列性照護（continuum of care）概念，強調整合的服務體系，健康照護地點，也從醫院、機構轉變成以居家和社區照護為主，著重在健康預防概念的推動。

不過，以小區為基礎發展的整合照護體系，其照顧管理模式卻無法在整體的健康照護體系統發揮功能，因為各專業領域都有其堅持，彼此的聯繫仍然受到某些限制，單靠專業照顧管理者根本無法引導民眾，獲得以社區為基礎的健康照顧服務，特別是在私人健康照顧和身心障礙保險方面尤其困難，甚至超過其他相關健康照顧服務系統部門。所以，儘管有良好的整合性照顧服務措施，還是需要確切落實。

日本 2025 的願景——發展全人醫療及社會照護整合系統

最早進入高齡社會的日本，在 2000 年啟動了介護保險。日本介護保險制度受到 1980 年代福利多元主義思潮影響，特別強調福利供給的分權化與民間福利組織力量的參與。彼此的分工，關於介護保險的相關財源籌措由中央或地方政府負責，由民間的老人福利機構提供介護服務。服務提供方式分為居家服務、社區綜合服務及機構服務三種類型；其中，居家服務單位呈現愈來愈多的趨勢，機構式單位從 2009 年到 2013 年大約持平；社區綜合服務提供者在 2009 到 2012 年呈現成長趨勢，但在 2013 年大幅下降。

介護保險政，造成重大財務負擔

日本在制訂這個政策時，關於介護保險財源，決定由政府投入 50%稅金，另外 50%由 40 歲以上國民，透過每個月繳交保險費來承擔。自 2000 年實施介護保險起到 2015 年，平均每人每月保險費，也從 2000 年的 2,911 日圓到提高到 2015 年的 5,514 日圓，每年給付金額從 3.6 兆增加到了 10.4 兆日圓。面對日益高漲的費用，厚生勞動省老健局長三浦公嗣曾在接受台灣媒體訪問時提到，為了盡量不讓保險費上漲，是政府非常重要的課題。為了實現這個目標，政府致力於有效監管給付，避免造成醫療資源浪費，同時著重介護預防，讓被保險人的身體狀況盡量不要變成介護狀態，不要使用到介護保險的服務，因為在日本的各種預防性活動經費，也都是由介護保險來給付。

儘管日本政府努力控管避免保險費上漲，但是，在 2013 年，保險給付費用相對於同年的保險費用收入，已經出現 0.7 兆日圓的缺口，再加上高齡及失智老年人口的急速增加，預估到 2025 年，保險給付支出將高達 21 兆日圓，財務虧損將逐年攀升。

日本是目前世界上人口老化最快的國家，到 2015 年全國老年人口占總人口比率已經超過 25%，每 4 名國民中就有一位是 65 歲以上的長者。日本為因應人口老化所帶來社會衝擊，自 1990 年起開始陸續推動「黃金計畫」、「新黃金計畫」，奠定國內相關老年保健福利措施基礎，而 2000 年所開辦的「介護保險」，希望能以穩定服務的財源，確保照護可長可久。開辦以來，也為因應需求與問題在制度和措施上不斷進行修正。但是隨著人口不斷老化、75 歲以上人口比率急速攀升、都會區獨居長者比率升高，以及失智症老人人數增加等問題，據評估，全國「需照護」和「需支援」的人數，要比介護保險推動初期要增加 3 倍左右。因此，介護保險正面臨老年人口需更多的醫療與照護需求、服務措施革新、付費公平，及保險財務負擔劇增等挑戰。從 2007 年開始，「團塊世代」相繼退休，團塊世代指的是日本戰後出生的第一代，狹義指 1947 年至 1949 年間日本戰後嬰兒潮的出生者（約 800 萬人），廣義則指 1946 年到 1954 年的出生者。而 2025 年，日本的團塊世代正好將大量進入 75 歲階段，這時 75 歲的老人人口數將達總人口的五分之一，日本銀髮養護問題將面臨更嚴峻的挑戰。

不斷修訂保險，期能永續實施

日本社會福祉法人六親會行政總裁湯川智美曾在 2015 年一次研討會中，發表一篇「迎向 2025 年——日本現今長期照顧保險機制的狀況與問題」報告，報告中提及，面對 2025 年的到來，日本政府準備因應的方向，將以如何讓介護保險制度能夠在穩固的財務基礎上持續發展為主軸，在社會安全制度及稅收制度上進行改革。針對支持長者能夠在社區安全、快樂地生活，持續推動「社區整體照顧」為主要的政策方向，主要措施包括：

一、促進醫療和社會福利（照護）服務體系的合作與協調，以利在社區中提供無縫隙的服務。

二、促進針對失智症長者的服務策略「新橙色計畫」措施推動，讓民眾更能了解相關政府與社會，共同推展、強調以患者為中心的預防措施。

三、推動「社區照護會議」，讓專業人員、服務機構及相關人員可以共同討論個案與相關需求，讓個案管理可以更臻完善，並且確立「生活支持協調員」的設置計畫。

四、結合更多公民行動參與，擴大和增強生活支持服務。

日本為讓介護保險制度能順利而且永續實施，每 6 年就會作制度修正，每 3 年會針對保費和給付進行重新審議。介護保險制度自實施以來已經經過兩度修正。2015 年，介護保險也做了內容修訂，主要是強調長者不僅只有醫療與照顧需求，在社區長備的日常生活中，政府和民間應該結合更多有關住宅、預防、生活支持等資源與措施，建構一套可以支持長者在其熟悉的社區中，得以安然持續生活到終老的服務系統，提供「適時」、「適當」、「適宜」的社區照護服務。

強調社區整體照顧的完備

修訂內容包括建立各項綜合性的「社區整體照顧」；以及讓照護保險的成本負擔能更趨公平。並且要求相關改革內容必須在每個城市老齡化高峰前完成。在強化各項社區整理照顧服務部分，主要是以醫療保健、護理、日常生活支援服務及預防性照顧等面向為主軸，強化社區支持性服務。包括以下：

一、促進居家服務與到宅醫療服務的合作。

二、促進認知功能障礙服務措施。

三、促進社區照顧會議運作。

四、促進與強化生活支援服務。

五、由國家提供預防（如居家訪視服務或門診病患照顧服務等）的角色轉換，由各地方政府提供社區支持性服務的多樣化運作。

六、需介護3及以上的特別護理之家服務需求的新住民資格界定。

至於保險成本負擔公平化部分，為了避免整體保費提高，在減輕低收入者的保費負擔，同時也重新檢視了收入、資產在一定水準以上者的部分負擔支付額。主要修正內容有三項：

一、投入公共財政預算，提升低收入民眾的保險費補助至50%，緩解低收入民眾的保費負擔。

二、提高收入、資產在一定水準以上者的部分負擔額度 10%～20%。

三、增加居住在機構內老年人的食宿補助資格審查項目，如資產審查等。

推動在宅醫療，讓長者安心

日本「社區整體照顧」的規劃構想，強調以失能長輩居住處車程 30 分鐘內的區域範圍內，建構包含醫療、照顧、預防、住宅和生活支持等所需的服務體系，以期達到保障失能長者能在熟悉的生活圈裡，維護其應有的生活尊嚴與權利。「社區整體照顧」的重點，在於居家照護和醫療機構是否可以合作，為接受服務者提供全面且持續的居家照護和在宅醫療服務，讓同時需要醫療保健和居家照護的長者可以繼續住在自己的社區，不要遷移。

日本在宅醫療的先鋒永井康德醫師認為，醫生不應該只是提供治療，而是應該依受照顧者的身心狀況、生活環境、社區狀況等，整體提供個人化服務，他更強調醫師的使命不只延長病人餘命，而是要讓病人餘命感到滿足。所以他積極推動在宅醫療觀念，希望能消除長輩的不安全感，要舒適地陪伴他走完生命終點，讓長輩的最後一里路，都能走得有尊嚴。

永井醫師從一間只有四人的小診所開始，透過架構多職種合作及應用資訊科技，以 365 天 24 小時服務在宅個案，重新為日本許多因年輕人口外流、生活機能不佳、公共交通運輸不濟，居民有過半是 65 歲以上的「限界集落」長者，提供以人為本的醫療服務，這項舉措不僅讓偏鄉長者獲得了完善的醫療服務，更讓偏鄉醫療服務轉虧為盈，真正做到中國人所說的「老有所終」。

另外，在社區中設置居家照護與在宅醫療的協力支援中心，這裡將有護士及社會工作者等對介護保險具專業知識的人員，提供醫療服務和居家照護服務相關諮詢。以日本最長壽的城市、老人年口比例有 26%的長野縣松本市為例，松本市社區發展是由居住在松本市的公民主動進行問題解決，所以，松本市的社會福利會議是由議會議員、社區各服務團隊、社區居民來共同討論，針對醫療、照護、預防、支持等服務，以及社區等相關問題經過研討會、圓桌會議形式或是個案討論等方式取得共識與結論，建構日常生活的寰宇介護預防服務機制。

至於資源網絡會議是由議會議員、醫護人員、照顧服務人員以及社區綜合支援中心人員共同討論，對於社區支持服務和觀察等訊息交換意見、並且討論問題解決方案；個別照護會議則以社區福利志願服務者、醫護人員、照護人員及社區綜合支援中心工作人員為主，針對特殊或困難個案的處理訊息與個資保護等問題討論解決方法。

從人們的身體、心靈、情緒與能量著手，連結藥理治療、社會與環境問題處理，發展完善的整合性健康照護體系，讓民眾在身體、心智、情緒與能量狀態四個生命層面都獲得最妥善的照顧，發展全人醫療是日本政府規畫的終極目標。

中國大陸——「醫養結合」的養老模式

據國家統計局公佈的資料，2015 年末，中國 60 歲及以上人口達 2.22 億人，占總人口的 16.1%。這意味著每 6 個人中就有 1 個老年人，是全世界唯一老年人口破億的國家，而且老齡化進程正在持續加速。此外，失能及部分失能者約 4 千多萬人，完全失能者約一千二百多萬人。從 2009 年到 2014 年，根據統計，在 5 年期間退休的醫保參保人員增加了 30%，醫保費用從 2,865 億人民幣增加到 7,083 億人民幣，增長幅度 147%。同期的醫療總費用從 1.6 萬億人民幣增加到 3.5 萬億人民幣，增長幅度為 116%，可以看出中國老年人的醫療需求明顯增加。面對巨大的養老壓力，中國政府積極面對，也提出因應政策。

2011 年 2 月，中國民政部發布《社會養老服務體系建設「十二五」規劃》，提出「9073」的養老引導方針，主要訴求為 90%的老年人在社會化服務協助下在家顧養老，7%的老年人透過購買社區照顧服務養老，3%的老年人則入住養老服務機構養老。（目前中國在養老服務機構養老的比例相對還是高於 3%）。而中國大陸的「十三五」時期將面臨中國第二次老齡化高峰，在《中央關於制定國民經濟和社會發展第十三個五年規劃的建議》中，中國政府明確提出要「建設以居家為基礎、社區為依託、機構為補充的多層次養老服務體系，推動醫療衛生和養老服務相結合，探索建立長期護理保險制度」，做為完善醫養結合工作提供指引和遵循。並且針對患病、失能、半失能等老人醫療供需所出現的實際矛盾情況，選定上海市徐匯區、浙江省杭州市、福建省廈門市等 50 個市（區）作為第一批國家級醫養結合試點單位，持續進行積極探索，希望能夠讓老年人可享有保健、衛生、心理援助等多元化的養老服務，提升老年人的生活品質與幸福感。

2015 年，國務院在《關於推進醫療衛生與養老服務相結合指導意見》也提出了相關時間表，預定要在 2017 年建立醫養結合政策體系、標準規範及管理制度；2020 年建立體制機能及政策法規體系，醫療衛生和養老服務資源，實現「有序共享」，包括所有醫療機構為老人提供就醫綠色通道；所有養老機構醫療的衛生服務；促使覆蓋城鄉、規模適宜、功能合理、綜合連續的醫養結合服務網絡平台的基本形成。

對於中國推行醫養結合，青島大學醫學院松山醫院院長賀孟泉也提出，在醫療的帶動下完成養老服務內涵的過程，整合「醫」和「養」的優勢，以醫代養，以養帶醫，而前衛福部部長邱文達則認為重點在於「合」字上下功夫，同時應該建立醫養結合質量評介體系與標準。

養老服務面臨多項問題，亟需改善

居家養老是全球各國公認的理想養老模式，但是必須在醫療、居家生活、照護及心理等多種服務構面無縫銜接。根據中國民政部所公布的資料，截至 2015 年 3 月底，中國每千名老年人擁有養老床位為 27.5 張，但是養老機構的床位空置率卻高達 48%，主要原因就在於這些養老機構沒有提供老人醫療與護理服務的相關支援，醫護配置比例過低，根據統計，僅僅只有 24%的安養機構設有醫院或醫療服務，主要是因為老年服務機構要取得與醫療服務和醫療保險相關的資格面臨著很多障礙。另外，機構設置地點分布不佳，也影響了高齡長者的選擇。

目前中國的養老機構的醫療服務，主要以在自己的機構內設置「醫務室」或是與社區醫療機構合作兩種方式：

一、在養老機構內設置「醫務室」：由於養老機構營運成本高，因此有設置「醫務室」的機構並不多，即使設置了，但是普遍存在醫療服務硬體設備不足、醫護人員質素與數量不足、醫療質控及管理體系薄弱、老人醫療保障卡無法使用等現象。

二、與社區醫療機構合作：養老機構與社區醫療機構簽約合作，由社區醫療機構定期派出醫護人員到養老機構進行診療、護理，及突發急症的轉診工作。這是目前大多數民營養老機構採用的醫療服務方式。由於沒有醫療專業人員長期入駐，所以，養老機構裡，關於老人家慢性疾病的日常藥物治療及病情觀察，都須由老人家自己或非專業的工作人員協助完成。

儘管政府積極推動醫養結合，但現階段，「醫養結合」仍面臨不少困難。醫療機構和養老機構的建設和運轉，涉及層面廣，包括土地、編制、隸屬關係、醫保報銷、藥品管理、行業資質等，許多問題有待破解。此外，如何培養「醫養結合」人才，如何制定「醫養結合」相關行業標準，也是重要課題，以下是需改進的重點：

一、醫養結合相關政策與管理資源不明確仍待整合：中國政府對於醫養結合的老人政策雖然有明確指示，但卻沒有提出明確相應的政策和標準。醫養結合的監管涉及了民政、醫保、衛生等部門，目前養老機構由民政部門監管，醫療機構由衛生計生部門監管，醫保由社保部門監管，主管單位多、分而治之，各項政策、標準不統一，致使醫療和養老資源難以整合，甚至很多機構的「身分」還難以界定，更遑論更進一步對於機構的規劃與發展有所討論。加上長期健康照護保險還未納入社會保險；養老市場上強調個性化服務模式和營利的商業模式，存在著明顯衝突，也都影響醫養結合服務的供給質量和水準。

二、**缺乏醫養結合老年長期照護專業體系**：醫養結合的養老服務模式，首先必須建立一支結合醫生、護士、護理員、社工師、營養師、心理諮詢師、復健師等組成的醫護養專業團隊，同時也將對養老機構的從業人員提出更高的專業素質要求。如何強化醫療養護管理，維持高醫療養護品質，則有賴定期的有公信力的評鑑制度。

然而，中國大陸現今養老機構的醫療養護體系整體質素偏低，也缺乏「養老機構入住評估標準」規範和專業的評估機構。

三、**醫養未有效銜接，市場供需脫節**：醫養結合主要是希望解決就醫難、養老難的問題。但是以大陸現實市場狀況，養老機構與醫療機構設置規劃卻未能有效銜接。醫療實際供給明顯不足，缺乏全科醫師，服務設施也不夠完善。病源較少的二級醫院、社區醫院、鄉鎮衛生院等基層醫療機構的資源無法獲得充分利用。

至於養老機構，養護型、醫護型養老機構建設普遍不足，護理床位比例偏低，且內設的醫療設施功能也不完善。目前，很多社區養老服務設施與社區醫療衛生服務結合不緊密，一般只能提供日間照顧服務，無法滿足高齡、失能老年人在生活照顧和醫療護理整合的服務需求。安徽省老年病研究所副所長劉榮玉，曾經利用一年時間走訪約 20 家養老護理院進行研究調查，發現在中國各級各類養老機構中，有內設簡單醫療室的還不到 60%，有配備復健理療室更是不到 20%。養老機構缺乏專業醫療服務，遠遠不能滿足老人需求。尤其，老年人生理機能逐漸衰退，多患有慢性疾病，甚至有多種疾病在身，而且在超過兩億老年人口當中，有將近五分之一的老人家都是失能、需要被照料的，就現有的養老機構與醫護人員配置，遠遠趕不上實際需要。

四、專業護理人員嚴重不足，服務能力亟待提昇：從 2014 年民政部的統計數字，截至 2013 年底，60 歲及以上老年人口 2.02 億，占總人口 14.9%，失能老年人數有 3,750 萬，占老年人口的 18.53%。而各類養老服務人員共約有 100 萬人，但經過專業技能培訓者只有 30 萬人左右，取得職業資格的僅僅只有 5 萬人。目前從事養老護理工作的護理員平均年齡多在四、五十歲的中年人，而且缺乏正規的培育訓練。由於全國設有養老護理專業科系的院校不多，課程規畫也多著重於技能操作，對於醫養複合型的養老管理人才培育有限，根本無法滿足市場需求。

在機構養老中，老年人大多患有多種疾病，對醫療服務有強烈需求，但由於醫務人員工資待遇偏低、職稱評聘有諸多限制等原因，再加上硬體設定不足，醫療服務能力難以滿足入住老年人需求。導致養老機構的高端企業管理和護理等專業人才匱乏、流動性大，機構可持續發展程度也隨之偏低。

中國的「醫養結合」型養老服務模式，在養老、醫療和消費三方面的理念上，都面臨重大轉變。想要促進醫養結合養老新模式，需要創新體制與機制，政府要制定合適的標準，明確規定養老機構的設置門檻、服務內容與監管方式；打破多部門管理的行政壁壘，提升對養老機構的資金扶持力度；同時完善相關醫保制度，尤其是長期護理保險制度，保障醫養結合得以順利運行；健全養老服務人員職業發展體系，並且引導鼓勵更多高職院校開設養老護理專業科系，加快護理人員的培養，並且也要建立完善的評鑑制度。

在《中央關於制定國民經濟和社會發展第十三個五年規劃的建議》中，選定上海市徐匯區、浙江省杭州市、福建省廈門市等 50 個市（區）作為第一批國家級醫養結合試點單位，各試點單位也都積極展開探索。北京市試點單位海淀區採取「社區養老服務託管模式」，也就是老年人可以不用離開社區，就可享受供餐、復健訓練、洗澡等專業養老護理服務；上海市為保障養老服務資源的公平分配和有效使用，統籌居家養老、機構養老、老年護理院等資源，建立老年照護需求評估體系，同時研究通過護理保障、商業保險等多管道、多形式解決老年人的護理支付需求。而在青島，則首創全國第一個長期護理保險制度，讓老年人在醫院以外的長期照護也能夠獲得護理保險的費用補償，以減輕老年人家庭的經濟負擔，形成具青島特色的醫養結合模式與可行制度的建立。

●上海長寧區，推動老年照護統一需求評估體系建設

截至 2015 年底，上海市長寧區 60 歲及以上戶籍老年人口占戶籍總人口的 31.5%，進入深度老齡化社會。2016 年，長寧區會同上海師範大學社會保障與社會政策研究中心，展開「長寧區社區失能老人生活狀況及服務需求調查」，對全區 2000 多名失能老人的生活狀況、存在困難和服務需求等情況進行研究調查。根據調查顯示，長寧區的老人年齡集中在 80 歲至 94 歲，多數與配偶或子女同住，總體支付能力不強，是最需要社會關注的群體。

研究調查也發現，老人家所需的醫療照護包括：提供家庭醫生、家庭病床，幫助在家復健、提供檢查身體服務和臨床護理等。在居家生活照顧上則有洗頭、助浴、理髮、就醫陪護、緊急呼叫等需求。在調查研究報告中也提出，在未來的「醫護康養」中，建議「醫」占 60%、「養」占 40%為宜。此外，長寧區在 2016 年，更重點推動老年照護統一需求評估體系建設，根據老年人不同的需求狀況進行評估，以便提供不同層面的醫療養老服務。評估受理對象主要是 60 歲以上、有照護需求的戶籍老人，以及 70 歲以上、參加城保、居住在長寧區的高齡戶籍老人。有照護需求的老人可以到社區事務受理服務中心去申請評估。目前長寧區已成立了區老年照護統一需求評估建設工作推進領導小組，確立各部門職責，完成操作流程，上海申諾養老評估中心等三家協力廠商評估機構和 5 家社區護理站（院）也都設立，並已培訓 86 名評估人員。

此外，長寧區也積極整合「機構與機構」、「社區與社會」的養老服務體系，促進區域內養老機構和相關醫療機構的醫養協作、雙向

轉診，提高養老床位資源的使用率，同時鼓勵和引導社會資本參與居家養老服務，扶持社會辦老年護理機構，讓醫養結合能向社區延伸。

長寧區啟動高齡老人醫療護理計畫試點一年多以來，區人社局（醫保辦）會同區衛計委、民政局共同確定周橋等三個試點街道及護理機構，形成涵蓋區醫保中心、街鎮社區事務受理服務中心、社區衛生服務中心、護理院的相關工作機制。至今累計受理 408 人，護理機構確認 118 人次，已護理 3244 人次。

中國大陸「醫養結合」四種未來可能模式

「醫養結合」是應對老齡化的理想方式，中國未來「醫養結合」期以社區為單位，在全國建構覆蓋城鄉、規模適宜的醫療服務網路，提升強化為老年人提供醫療服務的能力與水準。國家衛計委家庭發展司家庭發展指導處處長蔡菲曾在接受媒體訪問提到，中國醫養結合未來可能會有四種存在模式：

一、**鼓勵原有醫療衛生機構提供養老服務**：現有醫院及社區醫療服務中心，只要條件許可便可開辦養老服務。結合公立醫院改革，將原有醫療機構轉型成為復健醫院或護理醫院，提供周圍社區綜合性、連續性的養老醫療服務。

二、**原有的養老機構可增設醫療服務**：2015 年國家衛計委針對設置在養老機構內的醫務室、護理站，從人員、房屋、設備、制度等方面作出規定。降低養老機構醫務室申請門檻，希望能夠鼓勵原有的養老機構可增設醫療服務，並且鼓勵規模較大的養老機構能夠開設老年病醫院、專科醫院、護理醫院、康復醫院等專業醫療機構，完善醫療服務。

三、醫療機構與養老機構協議合作：這是目前較多的服務模式，很多社區的養老機構就設置在社區服務中心附近，社區衛生服務中心可定期前往巡診，遇到緊急情況也能提供及時處理服務，協助轉診。

四、醫養結合進社區、進家庭：藉由社區衛生服務網絡，透過推行家庭醫生模式，為社區老人提供居家服務。

面對「十三五」是中國兩次人口老齡高峰的低谷期，政府積極地要抓住這個好時機，積極規劃好的制度設計和頂層設計，為應對未來的老齡化高峰奠定良好基礎。邱文達也認為中國大陸有明確的「十三五規劃」，但也提出加強醫養結合「網絡的布建」，以及強化「中期照護」連結急性醫療與安養照顧的建議，將能更完善長者的醫養照護。

美國——PACE 的醫養結合制度

PACE（Programs of All-inclusive Care for the Elderly）是一個在美國已經發展 30 多年的居家及社區整合性長期照護模式，又稱為老人全包式照護計畫。美國以 PACE 為基礎，整合 65 歲以上的老人醫療 Medicare（Health）及社會服務 Medicaid（Social Care）開始，並以中期照護 PAC（Post Acute Care）整合急性及長照系統，經由支付改革所建立而成的整合體系，而這也是集合安養、康復及門急診於一處，所謂「醫養結合」的理想構想。

PAC 在英國稱為中期照護（medium-term care），也稱做急性後期照護，主要是訓練病人獨立自主及自我照顧能力，以減少入住長照機構。1997 年，美國通過「平衡預算法案」施行後，PAC（急性後期照護）因擴大了美國老人醫療保險（Medicare）急性後期照護的給付服務，更加受到重視。提供美國老人醫療保險（Medicare）的急性後期照護，共有四大機構類型：

一、**居家健康服務（Home Health Agencies , HHAs）**：這是使用頻率最高的服務機構，主要是由 Medicare 認可的機構提供照護服務，服務內容只針對醫師處方，需要間歇性或週期性的技術性照護，或需要持續性物理、職能或語言治療提供服務；HHAs 同時包括醫療社會性、居家健康協助服務，及其他服務，支付醫療輔具租金（輪椅、病床……）。

二、**技術性護理之家（Skilled Nursing Facilities, SNFs）**：主要針對住院 3 天以上的病患，出院後仍需靜脈注射、物理治療等的全天候照護者，提供住宿、膳食、技術性護理、復健及其他服務，費用給付最多 100 天。

三、**復健機構（Inpatient Rehabilitation Facilities, IRFs）**：對急性住院出院後，每天仍需 3 小時密集復健且體力可進行 3 小時的積極復健者，提供入住型的物理、職能或語言治療。

四、**長期照護醫院（Long-Term Care Hospitals , LTCHs）**：提供急性病患出院後，仍需長期醫療和復健照顧者，例如疾病複雜度高、有多重急慢性情形的病患，服務內容包括呼吸治療、頭部創傷治療、周全的復健、安寧療護及疼痛管理等，平均住院日大多超過 25 日。

老人醫療（Medicare）在 1984 年之前，住院採用事後審查支付，因此醫院缺乏誘因發展 PAC，但至 1984 年實施前瞻性支付制度（Prospective Payment System, PPS），以疾病診斷關聯群（Diagnosis-RelatedGroups, DRGs）支付急性住院後，讓醫院有減少急性住院日數之誘因，讓病患盡早返家或轉至 PAC，對於設置 PAC 部門，或提供相關服務之醫院，更有動機讓病患使用 PAC 服務。

提供全方位個人化照護

PACE 最早是從舊金山華埠開始實行，由於華人文化及觀念上較不能接受將長者送到護理之家接受照顧，因此發展出社區日托服務，並且包括醫療、復健、營養、交通接送、臨托喘息照顧、日常生活服務等，結合了醫療照護機制，1973 年開始於中國城設立非營利組織「安樂老人健康服務」（On Lok Senior Health Services），提供長者妥善的全方位照護。後來，這個方案在美國其他地區的長期照護、醫療服務機構也起而效尤，開辦類似的服務計畫，直到最近才全面在 Double M 實施，並且以 PACE 為名，成立全國性的專業協會。

到 2014 年為止，全美共有 31 州、106 個 PACE 計畫在執行中，主要是針對年長者的醫療及長期照護需要。PACE 計畫透過一科際整合團隊評估老年人的需要，擬定計畫並提供照護。包括預防照護、住院、長期照護及臨終照護等全包式的照護，讓失能老人可以獲得身體、心理及社會支援性的全方位照護。至於 PACE 的經費來源，是由美國政府 Medicare 與 Medicaid 以人數定額預付方式。也就是說，失能老人可以在不受限於保險給付的情況下，接受必要的照護，而且不必擔心照護費用。PACE 體系的運作之所以受到美國政府的重視，主要原因就在於能夠節省政府的醫療成本的同時，還能讓老人家獲得有品質且滿意的照護。

PACE 方案的重點與特色如下：

一、服務項目全方位涵蓋面廣

（1）**PACE 日托中心**：提供醫師或專科護理師診療、護理人員照顧、預防保健、社工、物理及職能治療、語言治療、遊戲治療、營養諮詢、餐食、個人生活協助服務、雜務處理服務及交通接送等。

（2）**居家服務**：包括居家照顧、個人生活協助服務、家務服務及餐食等。

（3）**專科服務**：提供專科醫師診療、聽力、視力、牙科及足部診療。

（4）**其他醫療服務**：包括處方用藥、檢驗、放射檢查、醫療輔具、門診手術、急診及就醫交通服務等。

（5）**住院服務**：包括醫院、護理之家、及專科醫師的治療等。

二、整合各專業團隊服務

由相關專業人員組成照護團隊，定期開會就個案進行資訊交換與討論，擬定或修改個案的照護計畫、給予妥善的個人化照護。

三、財務安排以論人計酬方式支付給提供服務者。

長者個案若是符合聯邦老人健康保險（Medicare）及貧民健康照護（Medicaid）的受益人條件，Medicare 與 Medicaid 共同以論人計酬方式，每月給付一定費用給主辦機構，費用包括初級、急性及長期照護服務所需花費，提升了服務提供者完善照護的誘因，讓長者能留在社區中，獲得良好照護，避免長者入住長照機構或進入醫院接受照護，甚至減少長者在臨終前接受侵入性救治等無效醫療。如果長者個案自費，機構同樣只能按月收取固定費用，無論個案使用哪些服務，機構都不能再額外收費，由機構負擔照護個案的財務風險。這樣的財務設計，乃希望照護機構能以長者的保健為前提，只有維持長者的健康狀況或功能，機構才能有適當盈餘。

四、長者日托中心

日托中心平均每周三天，有一般科醫師或資深護理師定期為長者個案進行健康評估，同時提供必要的復健治療與休閒活動。

根據美國2002年統計，PACE服務對象平均年齡為80歲，平均罹患了7.9種疾病及3種日常生活功能障礙，平均每周3天定期到PACE中心。美國在實施PACE後，病人再住院率也的確有明顯下降。

高齡化社會，醫療與長期照護的費用勢必會大幅成長，無論美國「急性後期照護」，或英國的「中期照護」，都是強化長期照護服務體系中技術性護理之家，或居家護理的功能、或利用醫療體系閒置病床轉型提供急性後期照護服務。只是，PACE在美國各州雖然獲得極高滿意度，但也面臨全面實施推動的困境。因為，PACE在每個社區平均只能照護1,000位左右的長者，規模很小。所以，在論人計酬的支付方式下，存在著一定的風險，例如醫療院所可能因為降低成本、人事管理以及行政負擔而縮小急性後期照護的轉診網絡，因此限制病患選擇急性後期照護提供者，進而影響病患福利（見表1）。

表 1　PAC 後期照護支付制度

服務單位類型	實施日期	資源耗用分類系統	支付基準	平均支付金額	平均給付	部分負擔
居家健康服務	1997 年（IPS）2000 年 10 月（正式實施）	HHRGs（居家健康資源群）	以 60 天為一療程	2,569 美元 / 每段期間 約 75.6 美元 / 天	34 次	免費
技術性護理之家	1998 年 7 月	RUGs（資源利用群）	論日	1. hospital-based：574 美元 / 天 2. freestanding：307 美元 / 天	26.4 天	1. 1-20 天免費 2. 21-100 天：119 美元 / 天 3. 100 天以上：全額自付
復健機構	2002 年 1 月	CMGs（病例組合群）	論出院個案	15,354 美元 / 每人 約 1,181 美元 / 天	13 天	1. 1-60 天：952 美元 / 自付額 2. 61-90 天：238 美元 / 每日部分負擔 3. 90-150 天：476 美元 / 每日部分負擔 4. 151 天以上：全額自費
長期照護醫院	2002 年 10 月	LTC-DRGs（長期照護診斷資源群）	論出院個案	34,859 美元 / 每人 約 1,249.5 美元 / 天	27.9 天	1. 1-60 天：952 美元 / 自付額 2. 61-90 天：38 美元 / 每日部分負擔 3. 90-150 天：476 美元 / 每日部分負擔 4. 151 天以上：全額自費

註：2006 年美國使用 PAC 個案，其首次住院平均日數約 6.8 天，費用平均為 10,297 美元，每日每床平均 1,514 美元。

資料來源：中央健康保險局電子報第 278 期（1021225 發行）

資料來源：Medicare Payment Advisory Report to the Congress: Medicare payment Policy. Washington DC:MedPAC,2003

台灣——醫養整合經驗

根據國發會研究，2017 年台灣成為高齡社會，有超過 3 百萬的老年人口，2025 年總人口的 20% 都是老人（約 460 萬人），邁入「超高齡社會」；2060 年 65 歲以上人口更將高達 42%。到 2051 年，平均 75 歲以上的老年人將佔總老年人口數的 53.8%；未來，65 歲只能稱為「年輕老人」。

而台灣現階段家庭結構因為少子化已經產生變化，使得依賴原有家庭成員相互支援的照護功能已經明顯降低，未來，有照護需求者很難再從家庭中得到妥善的照護，如何彌補家庭成員可能的人力不足，並且滿足老人健康照護需求，是重大的醫療與社會議題。醫養結合是國際趨勢，而居家養老是全球公認較為理想的養老模式，但仍需要養老服務、家政服務、醫療服務等各服務模式的無縫對接與轉介安排。所以，以社區為範圍，以家庭為單位，提供連續和人性化的醫療服務。依據社區的條件和需求差異，與其他養老設施，包括長期照護中心、贍養機構、老人活動中心、老人大學、醫院等配套服務相結合，提供長者日常生活照料、精神慰藉、康復護理等養老與醫療服務，是台灣養老政策的重點。

台灣醫養整合最重要的基礎，就在於 2013 年 7 月台灣衛生署（醫衛）與內政部的社會司（社福）整合為衛生福利部，將急性醫療、中期照護及長期照顧進行整合。

但如何率先構建起覆蓋城鄉、規模適宜、功能合理、綜合連續的醫養結合服務網絡；建立符合國情的醫養結合體制機制，推出可持續、可複製的體制機制，和創新醫養結合管理機制、服務模式及創新成果，正是衛福部落實醫養結合重要工作。

整合三步驟

首任衛福部部長邱文達便是重要的掌舵者，針對台灣醫養整合，邱文達提出了整合急性醫療、中期照護與長期照顧三個步驟，並預定在 2017 年完成急性、中期、長期的整合系統，建立完整的醫養系統。

台灣的急性醫療從 1994 年開始實施一代健保，直到 2012 年達到了 99.8 的高覆蓋率，並且融入對弱勢照顧的社會福利，對於弱勢的獎助、補助款及貸款，每年有 10 億美元。同時，在重症醫療成果更是接近美國與澳洲，以腎臟器官移植為例，根據 2007 年 ~2010 年台灣移植後三年的存活率高達 94%，比美國 92%要高，而癌症 5 年相對存活率，以肺癌為例，台灣 2004 ～ 2008 年男性肺癌 5 年相對存活率為 12%，女性為 18%，相較美國男性 14%、女性 18%；澳洲男性 11%，女性 14%，都有很好的表現。

邱文達說，自台灣健保實施以來，民眾滿意度超過 80%，並且獲得國際認可，獲得 2012 年全球照顧體系第一名，邱文達分析其原因，主要有五項優勢：

一、以低的醫療費用做全民覆蓋。

二、以健保 IC 卡（Samrt Card）得到資料。

三、以資訊化（信息）減少紙本作業。

四、老人及弱勢獲得補助。

五、醫療的可近性，也就是說可以任意看任何醫師，包括專科醫師、中醫師，甚至視力檢查等。

2013年台灣實施二代健保，進行了10多項的新改革，包括1.91%的補充保險費用的徵收，讓原本陷入健保財務虧損的情況獲得改善，甚至還有 2000 億新台幣的結餘。

至於台灣中期照護系統的整合，主要是將大醫院和中小醫院進行垂直整合，第一階段在 2014 年針對中風疾病進行整合，2015 年 1 月則進行醫療部分的全面整合，第三階段則預定從 2016 年 1 月起，整合台灣的健保與長照。台灣自從推動急性後期照護系統（PAC）後，根據調查統計，有 87%的長者經過急性後期照護之後有明顯進步，其中更高達 81%的長者回到家中，繼續接受門診治療。

七步驟布建「長照服務網」

在邱文達的規劃下，台灣的長照政策制定主要分為三階段，第一階段從 2008 年開始推行「長照十年」政策，第二階段則是在 2014 年與 2015 年則分別推動長照服務法及長照服務網，預定在 2016 年通過長照保險法完成第三階段的法律制定。其中，因為過去健保成功的關鍵，就在於醫療網的完整布建，因此，在「長照服務網」的布建上，也自 2013 年起，規劃七步驟完成布建：

步驟一：2013 年台灣衛福部完成 63 個日間照顧據點布建。

步驟二：2014 年完成急性後期照護（即中期照護，PAC）布建，共有 22 個照護據點。

步驟三：2014 年初步完成居家網絡據點，在 89 個醫療資源較缺乏地區布建居家服務網絡。

步驟四：2015 年進行每萬人有 700 床的長照機構網絡布建。

步驟五：2016 年起補足 38,700 名照顧服務員。

步驟六：2016 年起完成長照訊息系統，將串聯長照、健保及醫療。

步驟七：2015 年立法院通過了長照服務法，預定在 2017 ～ 2018 年能通過長照保險立法並且賦予實施（台灣在 2015 年通過長照服務法，規劃在建立長照網路後，逐步推出長照保險，但在 2016 年政權交替後，推出長照 2.0 建立 ABC 三段長照網路等，暫緩推動醫養整合的長照保險制度）。

在衛福部的推動與整合下，到 2014 年，台灣中期照護（PAC）機構共有 129 家，其中包括了 507 家醫院與 2 萬餘家診所；長期照護部分，則設置了 400 家護理之家（Healthcare）、1,200 家贍養機構（Social care），並且在 2016 年完成同一評鑑標準。至於 PACE 則還在試辦中。

儘管在醫養整合上有些許成果，但是台灣仍存在總額預算制，加上診斷關係群 DRGs 雙重框架、醫護薪資低、未實施分級診療、部分負擔比率低、醫院大型化發展、社區及小醫院生存不易、長照保險未通過、長照網分布不均等問題。

醫養結合是全球趨勢，可創造病人、供給者及政府三贏，邱文達認為台灣現今醫療技術在全球仍具水準，但必須突破長照保險立法的最後一哩路，而世界各國，尤其是美國的醫養結合政策（如

PAC、PACE、CARE 等），值得台灣學習。

美國為加強醫養結合，從醫療與社福開始進行整合，在政策上包括以品質與病人滿意度為導向的歐記健保、推廣論質計酬及價值導向的支付制度模式；減少公營，減低財務負擔以及家庭醫師制度等。此外，美國病人就診分級是由家庭醫師轉診和保險決定與評鑑與支付分離也都是很好的制度。美國的評鑑已成為醫療機構設置品質的基本要求，不與保險給付掛勾，主要以品質與病人滿意作為給付依據，例如論質計酬或 VBP 制度，以避免醫院分級給付造成大者恆大，小者萎縮的缺點。

另外，中國大陸經過 2013 年實施醫改後，醫療覆蓋率高達 94%，但還是有看病難、看病貴、基層醫療薄弱、住院醫師規範不足、醫療照護品質待加強及病人往城市及大醫院集中等問題。然而，在「十三五」新規劃中，中國大陸提出了醫改策略，將加快分級診療制度、強化就診互聯網及智能化審查、推動全科醫師制度、住院醫師規範化培訓、推動醫聯體、強調醫養結合。邱文達認為中國大陸在「醫養整合」部分做得很好，除了強化品質管理、國際認證在地化與結合當地醫療資源，也開始推動分級轉診制度，值得台灣借鏡。

第 6 章

養老保障的兩大支柱：社會保險 vs. 商業保險

｜訪談專家｜林重文（上海鑫山保險代理有限公司董事長）

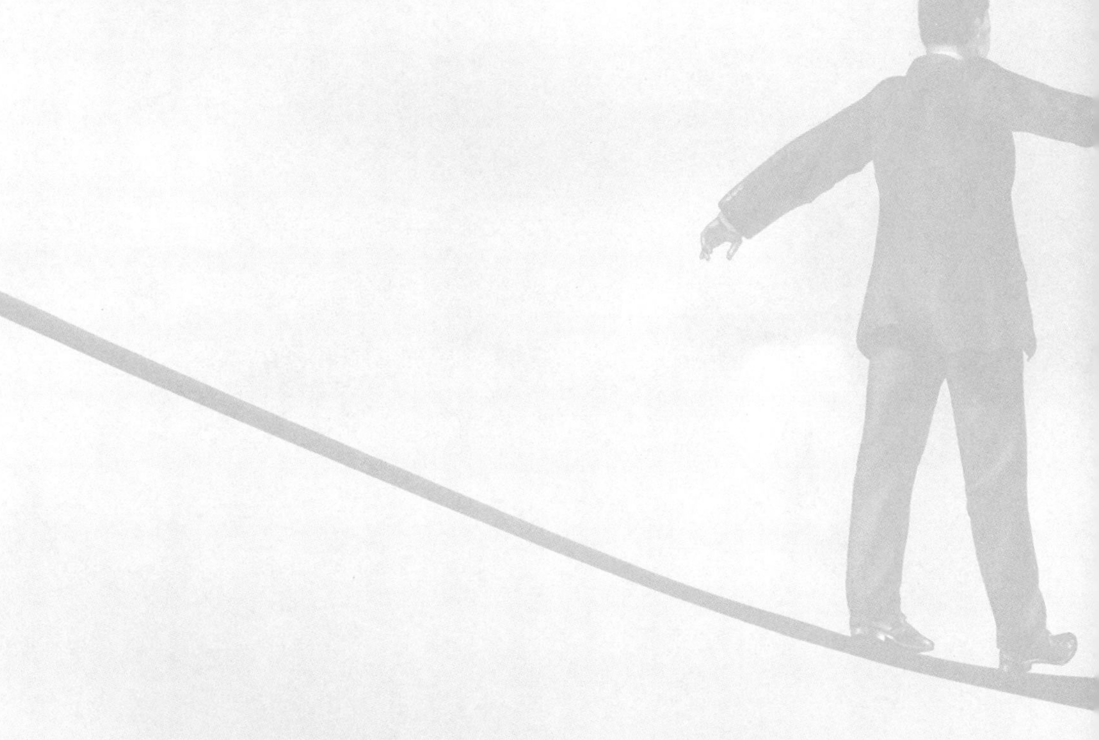

老化是一個不可逆的趨勢，高齡者的健康照顧與養老服務是現今各個國家都極為重視的議題，台灣及中國大陸所面臨的高齡狀況更為嚴峻，如何有效運用商業保險與社會保險兩大支柱，結合相關安養、醫療機構體系，提供高齡者一個具有文化、安全、歡樂、健康的生活環境，可以安心、開心地頤養天年，是眾人努力的目標。雖然目前已經有商業保險公司開始規劃建置自己的醫療服務網與社區，以提供未來更好的養老服務，但都還剛起步，尤其在商業保險相關高齡保險商品，包括年金保險、長期照護保險，也都還不見成熟，的確還具有潛在市場性，需要更加快腳步。

我們回顧 20 世紀，人們將平均餘命的顯著增長，視為一個里程碑，但壽命的延長，卻也成為 21 世紀各個國家社會的風險與挑戰，人口老化現象，的確已經挑戰了現有社會安全制度的有效性與適當性。

由於人口老化、全球化，以及傳統家庭結構的劇烈變遷等因素，所有工業先進國家現有的各種社會安全制度，勢將在未來長壽社會中遭遇到更大的挑戰。

所謂高齡化社會的來臨，係意謂著高齡人口佔總人口數的比例大幅增加，同時也代表著勞動人口扶養老年依賴人口的負擔更加沈重，其所造成的危機，除了醫療需求急遽增加之外，還包括平均餘命的不斷延長、新的生活方式與家庭關係的重組，以及工作與休閒時間均衡協調等問題。因此，對於傳統社會福利的功能而言，目前的各種老年經濟安全保障政策與老人安養政策等，不僅已面臨了新的挑戰，同時也是必須進行改革的新契機。

2013 年聯合國所提出的《全球人口老化報告》顯示，已開發國家人口老化的程度到 2050 年將達 33%，開發中國家則達約 20%，而世界平均值到2050年也將達22%，可見全球人口老化的嚴重程度。

另外，聯合國人口基金會（United Nations Population Fund, UNFPA）在 2010 年也發表了世界人口展望預測（United Nations, 2010），其中顯示，1950 ～ 2050 年間 5 歲以下的兒童人口占全球人口比例持續下降，而 65 歲以上的老年人占比則持續直線上升，預計將會在 2020 年之前出現黃金交叉，此後，65 歲以上的老年人口將會超越五歲以下的兒童人口，而且差距將會愈來愈大。

圖一　1950-2050 年全世界及已開發地區 60 歲或 60 歲以上人口所占比率

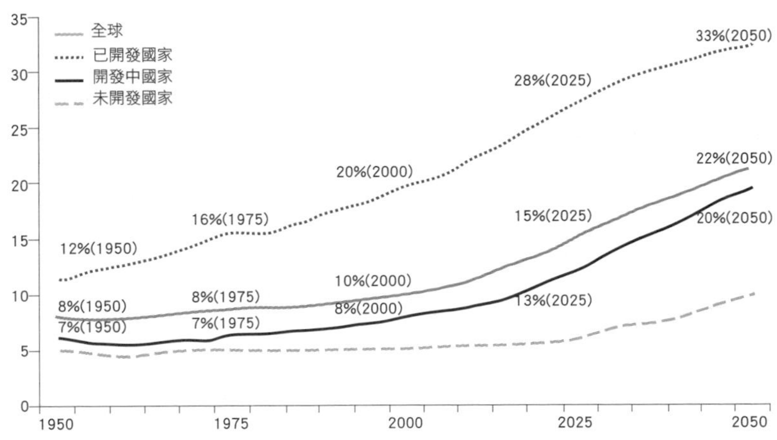

資料來源：聯合國（2013）；科技政策研究與資訊中心重製（http://portal.stpi.narl.org.tw/index/article/37）

圖二　五歲以下兒童與老年人，占全球人口的比例

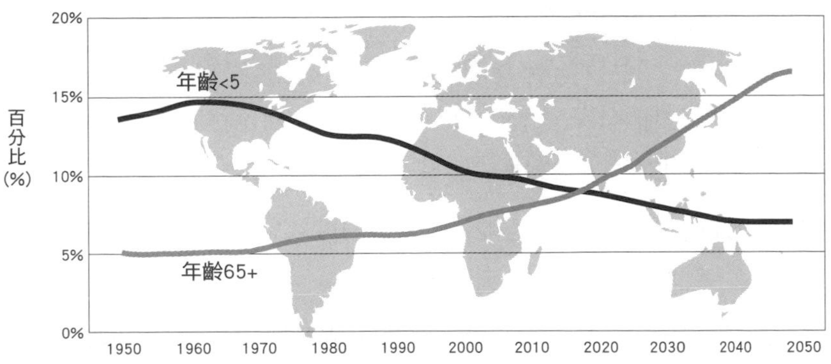

資料來源：聯合國（2010）：人口展望預測

美國人口調查與統計局（US Census Bureau）也在 2016 年 3 月公布了一項研究報告指出，目前全球 65 歲以上人口超過 6 億，占全球人口的 8.5%，如果依照目前的成長趨勢，預計在 2050 年將來到 16 億人，約占全球人口 17%，顯現全球人口老化的問題將持續加速。此外，研究報告也顯示，全球平均壽命預估將從 2015 年的 68.6 歲，提升到 76.2 歲，而 80 歲以上的「超高齡人口」預估會從 2015 年的 1.265 億人成長到 4.466 億人，增加速度相當驚人。對於美國人口調查統計局的這項研究結果，美國國家老化研究所（NIA）所長哈德斯（Richard Hodes）做出提醒：「人類壽命延長，並不代表一定活得更健康，而且老化人口的增加，也將為公共衛生領域帶來挑戰，大家都應該要做好足夠的因應準備。」

活得久更要活得好

面對人口老化，已開發國家與開發中國家所面對的挑戰有所不同，已開發國家人民在步入老年之前，大多都已經擁有相當財富，然而開發中國家，由於人口老化速度在未來較已開發國家還要來得迅速，使得開發中國家多屬「未富先老」，如何持續經濟發展、對抗貧窮，可說問題更加嚴峻。儘管所面臨的衝擊不盡相同，採行的因應策略也各有差異，但是提供更適當的社會安全制度與健康保障機制，讓人民在老化世界裡活得更久、更健康、更安全，同時確保長遠的社會及經濟持續力，以滿足老年人的需求，是每個國家現今的重要課題。

在各種因應對策中，第一層保障的強制性社會安全制度，在未來長壽社會裡，對於保障基本經濟依然有著重要角色。國際社會安全協會（International Social Security Association, ISSA）主席韋斯特拉特（John Verstraeten）就曾指出：「因為社會安全可以發揮所得再分配的功能機制，使得所有民眾可以在一個包容社會中，確保美好的生活。」

在社會安全體系中，社會保險是涵蓋對象最多的部分，而且經費支出也最為龐大。由於每個國家政治、經濟、社會、文化條件迥異，社會保險體系架構也各有不同。目前各個國家的社會保險依照保障風險，可分為健康、老年年金、職業災害、失業及長期照顧等五項保險種類。如果以保險給付分類，則有疾病、老年年金、生育、傷病、職業災害、失能、長期照顧、死亡、遺屬等給付項目；若是依保障對象，則可區分為全民、勞工、公教人員、農民、軍人等保險。其中，由於每個人都會有健康風險，所以，在社會保險部分，大部分健康保險規畫都是以全體國民為保障對象。

但是，在 2010 年 3 月之前，美國是所有工業先進國家中，唯一沒有全民健康保險的國家。美國的社會安全體系從 1935 年以來主要包括老年、殘障保險、殘障保險（Old-age, Survivors and Disability Insurance, OASDI）及遺屬，直到 1960 年代，才加入健康照顧部分，並且分為老人醫療照顧（Medicare）與醫療救助（Medicaid）兩種，老人醫療照顧為社會保險，醫療救助則屬於社會救助部分。至於實施全民健康保險制度的國家，也各有不同的保險制度與健康照顧形式，從相關財源取得方式來看，英國、瑞典是以稅收作為主要財源的全民健康服務（National Health Services, NHS），至於台灣、德國、日本及韓國等則是以保險費為財源的全民健康保險。

全球步入年金貧窮時代——你的保障還在嗎？

除了醫療照顧相關的健康保險，各國在面對人口高齡化的來臨，尤其老年年金保險，更是不斷地在進行政策修正。年金保險（pension insurance）屬於社會保險的其中一支，但並非所有年金給付都是以社會保險形式出現，但年金保險仍以年金給付為主體。老年年金保險通常可分為保障全民的國民年金保險（National Old Age Pension Insurance）或國民基本年金（national basic pension）保險兩種；另外，則是以其職業身分（軍、公、教、勞、農）類別，以其薪資所得相關所制定的老年年金（earning related pension benefit）。國民年金保險主要保障對象都繳交均等保費（flat rate），並且領取相同額度的年金給付，因此不受薪資所得與財富影響，就如同台灣的國民年金，至於各職業別的保險老年年金，則是以相同保險費，依照各薪資級別，繳交保費，因此保險費與年金給付將依照所繳交費用不同，領取不同額度的年金給付，由於保險費和年金給付受薪資所得影響，所以，我們稱作薪資所得相關年金。

美國學者李察・傑克森（Richard Jackson）在 2002 年發表一篇標題為〈全球退休危機〉（The Global Retirement Crisis）的文章，文章中曾預言，在未來數十年之後，歐洲、日本與北美的人口快速老化現象，勢必將嚴重衝擊整個世界經濟體制。不僅僅是影響現有的社會福利制度，對於政府財政與世界經濟都將因為高齡化社會或退休機制造成嚴重影響。所以，各國政府為保障老年經濟安全，近幾年來不斷都在進行相關年金改革工程，他還特別強調要提高生產力、延長勞動期間，以及隨收隨付年金制度應改採提存準備制等各項改革的重要性。

面對急速上升的高齡化問題，1994 年世界銀行（World Bank）在一項《避開老年危機》（Averting the Old-Age Crisis）報告裡，建議各個國家應該建立三柱型（three pillars models）老年年金體系。第一柱是國民年金（national pension），大多數國家採取隨收隨付制（PAYG）的薪資所得相關年金給付。部分國家如瑞典、英國、丹麥、荷蘭等，則同時存在定額給付（flat-rate）的最低保證年金給所得偏低，或未加入勞動市場的女性家庭照顧者，也稱為低保證年金（minimum pension）。第二柱是職業年金（occupational pensions），是由企業雇主協助員工辦理團體退休保險。第三柱則是私人年金（private pension），由個人在保險市場中選購合乎自己經濟條件與財務規劃的私人年金保險。目前，各方在討論年金制度，都是以第一柱由國家保證的公共年金體系為主要對象。2005 年世界銀行又針對年金改革再度出版專書《二十一世紀老年所得維持計畫》（Old-age income support in the twenty-first century），並且具體提出，年金改革應有適足、可負擔、永續、穩固四個主要目標，其次就是要以促進經濟發展為次要目標。

關於年金制度，各國有不同的設立方式與制度，雖然，各工業先進國家都有多層次的年金方案，但老人貧窮依然是每個國家無法忽視的嚴重社會問題。同處在亞洲的鄰近國家日本與南韓的老年貧窮問題就是典型的範例。在經濟合作暨發展組織（OECD）2010 年的調查研究顯示，日本的 65 歲以上高齡者的貧窮率為 19.4%，占 34 個會員國中第 8 名，而在厚生勞動省 2012 年的「國民生活基礎調查」也指出，日本的貧窮線（計算方法：一般人在一年內購買最低限度生活必需品的花費）約為 125 萬日圓，在日本的高齡者中，每 5 人中就有 1 人的生活所得低於貧窮線，有超過 7 成的高齡者主要收入是來自年金。

根據日本厚勞省 2014 年 10 月統計顯示，國民年金月給付額約為 55,180 日圓，如果將受領生活保護（對窮人和各種弱勢直接發給金錢的社會福利制度）與國民年金相比，付滿 40 年保費的民眾，1 個月可以領取 50,000 ～ 64,400 日圓，而受生活保護的民眾，1 個月則可領取 62,000 ～ 80,000 日圓，而且還不需要支付醫療、稅金、保險等費用，在兩相比較下，日本國民年金給付額比生活保護津貼要低了許多。

在韓國，2016 年 OECD 的研究報告指出，75 歲以上高齡者的就業率，南韓為 19.2%，在 OECD 國家中高居第一，比 OECD 的平均值高出將近 4 倍。與已經進入超高齡社會的日本相較，差距甚遠，日本 75 歲以上長者的就業率只有 8.2%，而在歐洲的英國更僅僅只有 2.6%。韓國相關學者認為，南韓老年人會有如此高的就業率，主要是因為退休金的準備不足。南韓的研究學者指出，因為南韓退休金保障非常薄弱，無法讓老年人賴以生活。根據南韓國家統計局（Statistics Korea）2016 年 3 月的統計數據，60 歲以上的兼職工作者有 133 萬人，工作人數年增 12.3%，但卻將近 9 成只能從事低薪的簡單工作，例如警衛、清潔工、快遞等，甚至還有老人家在街頭拾荒補貼家用。

從日本與韓國的老年貧窮問題，凸顯出了年金制度的缺陷，將會間接導致老年貧窮的惡化，尤其是公共年金保險制度愈不完整的國家，老人貧窮風險愈高。

各國年金制度的改革趨勢

台灣大學社會工作學系教授、現為行政院政務委員林萬億，在2013 年提出的「我國的年金制度改革：危機與轉機」研究報告中也提到，「世界各工業先進國家年金制度改革的壓力，主要都是來自人口老化造成的潛藏債務、產業結構改變出現的保障不足，以及保險費分擔帶來的財政負荷。」人口老化使得領取年金給付的人口增加，加上長壽醫學發展，人類壽命增長，因此年金領取時間延長，然而，繳交年金保險費的人口卻逐漸在減少，使得隨收隨付制（pay-as-you-go, PAYG）的年金保險財務產生入不敷出的現象。加上產業結構改變，許多兼職工作、部分工時及不穩定就業等人口不斷在增加，因此在工業社會時代所創立的年金保險，也無法滿足新的就業型態需求。在給付提高或涵蓋範圍擴大的情況下，帶動了政府與雇主保險費或稅收負擔增加，因此要達到保障老年經濟安全，並且兼顧年金基金財務健全及世代正義，每個國家都必須面對年金改革問題，逐步進行。

人口老化引發經濟安全年金、醫療保健與社會照顧需求的增加，同時也直接反映在各國的社會支出成長。多數工業先進國家的社會保障支出，關於老年經濟安全支出幾乎就占了 1/3 以上，如果再加上健康支出，那麼各國的社會保障支出將會達到 1/2，甚至 2/3 左右，其中，健康支出的主要受惠族群就是老年人，足見高齡社會是個高成本社會。為因應高齡化社會來臨，歐洲各國如德國、英國、瑞典、丹麥都在 1890 ～ 1910 年代就開始建立老年經濟安全制度。而當時，這些國家的人口老化都還只有 5%左右。

表 1　世界主要國家年金給付支出——公共與私人

國別	現金給付的老年與遺屬公共支出									非現金占 GDP%
	占 GDP%					調整% 1990-2007	占政府總支出%		淨支出占 GDP%	
	1990	1995	2000	2005	2007		1990	2007	2007	2007
法國	10.6	12.0	11.8	12.3	12.5	17.5	21.5	23.9	11.7	12.8
德國	9.0	10.7	11.2	11.5	10.7	19.1		24.5	10.4	10.7
日本	4.9	6.1	7.4	8.7	8.8	80.5		27.0	8.4	10.1
韓國	0.7	1.2	1.4	1.5	1.7	130.5	3.7	5.7	1.7	1.9
瑞典	7.7	8.2	7.2	7.6	7.2	-6.8		14.1	5.3	9.5
英國	4.8	5.4	5.3	5.6	5.4	11.0	11.6	12.0	5.1	5.9
美國	6.1	6.3	5.9	5.9	6.0	-1.5	16.4	16.3	5.6	6.0
OECD34	6.1	6.7	6.9	7.1	7.0	14.5		16.5	6.2	7.4

資料來源：OECD, 2012。
表格資料來源：2013 年台灣新境界文教基金會智庫「高齡社會加速各國年金改革的壓力」
http://www.dppnff.tw/article.php?id=216

因此，從 1990 年代開始，全球各國無論是公共年金方案，或是其他私人年金方案，多隨著平均壽命增加、退休時間延後等，開始產生年金保障不足與國家年金的支出也將會繼續增加，這也將會導致國家年金財務維繫的難度，出現「年金貧窮」（pension poverty）問題。近 20 年來，包括福利資本主義先進的歐美國家、發展中的拉丁美洲國家、經濟轉型的東歐國家、以及被視為福利後進的東亞國家，都紛紛進行年金制度改革。尤其是進入 21 世紀後，「老年貧窮」甚至是「年金貧窮」的現象，已經成為全世界所有福利國家亟需解決的問題之一。

20 世紀末的這波年金改革熱潮，高所得的歐美國家的年金改革特別受到關注，1980 年代，屬於高所得的北歐、西歐國家因為人口持續老化，而且勞動人口出現提早退休現象，使得結構性失業問題日益惡化，加上全球化經貿競爭愈來愈激烈，使得這些國家原本採用的採隨收隨付年金制度無法維持長期的財務平衡，致使所有的 OECD 國家都開始進行年金改革，而多數北歐、西歐國家都採取「緊縮」政策。

改革的重點是在原有的制度架構內做有限度的調整，並未針對既有的年金體系做根本性變革。改革策略以提高給付年齡、提高保險費率或鼓勵私人年金體系發展等各項開源節流措施，配合積極的勞動市場政策提高就業率，降低實質依賴比，來解決因為人口老化所造成的年金財務危機。例如，瑞士、法國、德國、丹麥、挪威、荷蘭、瑞典、美國、義大利、奧地利等國提高給付年齡以降低財務負擔；日本、加拿大、德國、奧地利、義大利、瑞士、法國、比利時、荷蘭、挪威等國則藉由提高保險費率或擴大保費徵收基礎開拓財源；德國、英國、日本、荷蘭、芬蘭、法國、奧地利、西班牙、葡萄牙等國則透過調整給付公式降低給付；英國、法國、丹麥、荷蘭、奧地利等國甚至積極鼓勵私人年金體系發展因應社會福利制度的不足。

表 2　主要國家退休（養老）年金方案的結構

國別	第一層			第二層				總計（%）
	資產調查年金	基本年金	最低保證年金	公共所得相關年金	公共確定提撥年金	私人確定給付年金	私人確定提撥年金	
法國				100.0				100
德國	3.7			96.3				100
瑞典			5.2	51.4			43.4	100
比利時			6.4	93.6				100
義大利				100.0				100
西班牙			0.7	99.3				100
日本		44.6		55.4				100
韓國		62.0		38.0				100
中國		55.0			45.0			100
澳洲	40.6						59.4	100
英國	0.3	48.2	40.8	10.8				100
美國				100.0				100
加拿大	22.9	34.9		42.2				100
墨西哥		12.8	30.7				56.5	100
智利	17.5						82.5	100
巴西		100.0						100

資料來源，OECD, 2012

註：1. 法國公共年金包括國家強制年金 78.2%，強制職業年金 21.8%。
2. 韓國公共年金是以平均薪資投保，而非與個人薪資相關。
3. 瑞典的公共年金包括三部分：所得相關年金（新、舊制）、確定提撥年金、保證年金。私人確定提撥年金包括兩部分，分別是 12.6%、33.8%。
4. 英國最低保證年金與國家最低生活水準與所得有關。

● 延後退休年齡

為了減輕隨著人口結構老化與財務赤字嚴重壓力，OECD 國家幾乎都一致地將退休年齡往後推延。美國自 2002 年起便開始實施延後退休，1943-1954 年出生者要 66 歲才能退休；1955 年以後出生者，每晚一年出生，延後 2 個月退休，1960 年以後出生者，退休年領則延長到 67 歲。而歐洲國家，一般年金給付年齡大多延後到 65-67 歲，英國更是延後到 68 歲。德國年金請領年齡將原來的 65 歲強制退休年齡延長到 67 歲，並從 2012 年開始分二階段實行，第一階段是 1947 年至 1958 年出生的被保險人，每晚一年出生延後一個月退休，1958 年出生者退休年齡為 66 歲。第二階段則是 1959 年至 1964 年的出生者，每晚一年出生延後 2 個月退休，也就是 1964 年出生的被保險人退休年齡為 67 歲。

● 規劃減額年金與展延年金

除了延後退休年齡，各國政府也提出提早申退的減額年金（early pension/reduced pension）以及主動延退的展延年金方案。關於減額年金，大部分國家提早請領年金的年齡設定，都是提前 5 年可請領減額年金。至於展延年金，各國的方案有些許差異，例如，美國減額年金年齡是 62 歲，年金可展延至 70 歲；日本減額年金年齡為 60 歲，若是延後退休一年，則增額發給一定比率的年金，但有年金給付額度上限規定。韓國的減額年金始於 60 歲，可領取展延年金（deferred pension）到 70 歲。而 2012 年 OECD 國家實際平均退休年齡是 64 歲，各國勞動力提早退休的情況依然明顯。

表 3　2012 年世界各主要工業民主國家年金請領年齡

年金給付年齡	美國	加拿大	日本	韓國	紐西蘭	英國	德國	瑞典	義大利	法國
一般退休	67	65	65	65	65	68	67	67	65	61
提早退休	62	60	60	60	-	-	63	61	60	-

資料來源：林萬億「我國年金制度改革芻議」

台灣年金改革與長期照顧政策亟需確立

根據國家發展委員會所提出的「2012 年至 2060 年人口推計 」報告資料顯示，如果維持這一人口自然成長趨勢，台灣預計在 2022 年人口自然成長將出現零成長，面對台灣人口結構快速邁向高齡化、少子化的社會發展趨勢，以現行台灣相關社會安全保險制度，絕對無法因應並且滿足高齡化社會所衍生的各種經濟安全需求。這也是台灣在 2016 年 5 月新政府上任之後，所面臨最重要且嚴峻的課題，包括長期照顧與年金制度等等，這不僅是因應高齡社會的重大政策制定與改革，也是關係著台灣的未來。

社會保險與退休金制度的重大缺失

台灣最早的退休金制度，是在 1943 年國民政府在南京時期頒布的「公務人員退休法」及 1944 年制訂的「學校教職人員退休條例」。社會保險部分，則是從 1950 年在台灣開辦勞工保險及軍人保險，之後，公保、農保也都陸續實施，職業分立的退休金與社會保險制度才正式確立，1995 年全民健保開辦、2008 年實施國民年金保險，讓社會保險更臻完整。但這一路走來，也經過不斷的法令修改，但是因為缺乏整體規劃，退休金制度與社會保險成為兩條平行發展的體系，而且因為各產業身分差異而有所不同，於是衍生許多問題，例如制度的分歧複雜、各基金財務潛藏著巨額債務、各項退休金給付因勞動人口結構變化，形成收支失衡等問題與缺失，也因此造成目前政府希望進行年金改革卻窒礙難行的情況。

表 4　台灣的社會保險與退休金制度類型

給付型態 / 制度設計	確定給付制	確定提撥制	恩給制
一次給付	軍人退伍金、勞工保險、公務人員退休金、教職人員退休金、政務人員退職金、公教人員保險、軍人保險。	勞工退休金、私校教職員退休金。	軍人退休俸、公務人員退休金、教職人員退休金。（1995年以前）
年金給付	軍人退休俸、公務人員退休金、教職人員退休金、勞工保險、國民年金。	勞工退休金、私校教職員退休金。	老農津貼

資料來源：林萬億「我國的年金制度改革：危機與轉機」

退休金制度多元分歧爭議大

林萬億在研究報告裡曾提及，台灣的社會保險與退休金制度既分歧又複雜。分歧點是在於依職業身分不同分別建立制度，全體國民依職業別加入不同的社會保險與退休金制度，而保障水準卻是參差不齊，沒有一定標準。至於複雜則是在各種職業身分不同的國民先有退休金制度，後又有老年、遺屬、失能保險，然而所依據的法源卻不相同，而且給付型態又分為一次給付（lump sum payment）與年金給付（pension/ annuity）兩種方式；保險費分擔或基金提撥制度還混雜著恩給制、確定給付制（defined benefit, DB），與確定提撥制（defined contribution, DC）。

依世界各國的經驗，老年經濟安全制度愈分歧、零散、複雜，國家愈容易出現財務窘迫的困境。台灣現行的老年經濟安全保障，雖然也是兩層制，但是與工業先進國家的兩層制年金制度有差異。工業先進國家的第一層是基本年金（或保證年金）主要由政府與個人承擔責任，強調保障基本生活需求與普遍性，第二層則是公共的所得相關年金（或附加年金），主要是以職業相關的附加年金或退休金來設計。甚至部分國家還有第三層，為私人的確定提撥制職業年金。看起來，台灣的兩層制好像與工業國家並沒有甚麼不一樣，但因為在制度、法源並無一致性，而且在新、舊制度實施過程中，又有許多過渡措施，致使產生嚴重的不公平問題，因此，台灣年金制度亟待改革。

勞工所得替代率，遠低於軍公教

高齡者在退休後如果希望可以維持退休前的生活水準，依照世界銀行的定義，理想的退休所得替代率，要達到退休前薪資的 70% 才可以。根據政府年金改革小組的統計資料，目前勞工的所得替代率，在加計勞保和勞退之後，大約在 50% ~70%；軍公教人員（含新舊制年資者）所得替代率則在 75% 至 95% 間。對總共有 900 萬勞工為最大勞動者族群的台灣來說，職業別間的所得替代率產生了明顯的落差。

近期，新政府上台後，積極推動年金改革，年金改革委員會也召開數次會議，這也讓各職業別的爭論浮上檯面而討論激烈，在台灣造成勞工與軍公教等其他職業間最大不平與抱怨的癥結點，也就在於投保薪資的差距，因為這是退休所得替代率的計算基礎，在國家年金改革委員會會議中也揭露出目前軍、公、教、勞的年金請領狀況，全國七十三萬退休勞工，平均月領 1.6 萬元的勞保年金；12 萬退役軍人平均月領 4.9 萬元，13.5 萬退休公務人員平均月領 5.6 萬元，將近 12 萬公立學校退休教職員則月領 6.8 萬元，級距落差顯而易見。如何合理地調整退休所得替代率，落實保障全體人民最低生活所需與理想退休生活，正考驗著政府當局。

基金財務潛藏鉅額債務

另外，台灣 2000 年預期壽命男性平均 73.8 歲，女性 79.6 歲；2010 年時男性平均預期壽命 76.2 歲，女性 82.7 歲。以此推估到 2025 年，男性平均壽命為 79 歲，女性 86 歲。這些數據顯示過去 10 年，退休人口將多活 2 ～ 3 歲，而未來 15 年退休人口將會再多活 3 年。退休者每多活一年，就會多領老年年金一年。然而由審計部在 2015 年底所公布的中央與地方政府潛藏負債中，勞保潛藏債務是八兆九五三八億元，軍公教年金合計潛藏債務則有八．一四兆元，關於相關社保年金的潛藏債務就高達 17 兆多新台幣。加上少子化的影響，如果相關保費費率、給付方式等等相關計算方式與制度不做調整，嬰兒潮時代出生的人口也即將進入退休潮的當下，政府面臨破產危機是可預見的，審計部曾估算，軍人退休保險部分極有可能在 2019 年就率先面臨破產。

表 5　粗估模擬勞工保險財務與人口老化的關係

	已退休者（1956 年以前出生）	10 年後退休者（1961 年以前出生）	20 年後退休者（1967 年以前出生）	30 年後退休者（1977 年以前出生）
退休世代的平均生育人數	346,347	402,620	416,068	386,823
工作世代的平均生育人數	398,258	379,048	356,296	309,597
世代負債	13.03%	-6.21%	-16.77%	-24.94%

資料來源：林萬億「我國的年金制度改革：危機與轉機」

社會保險是社會安全制度下，為分攤社會風險、提供穩定、適性的安全生活環境而設立的機制，但是台灣的年金制度卻因為財務設計不當以及制度的分岐雜沓，混雜著超高的所得替代率、偏低的保險費率、不公平的給付標準、過早退休，以及 18%優惠存款利息等複合問題。使得這項老年經濟安全體系出現了極大破洞，甚至引發了各職業族群、世代間的對立、民眾與政府間的彼此不信任，形成一股風暴，加上台灣社會人口老化急速上升、資源嚴重分配不均，貧富差距日益擴大，對於台灣整體經濟成長與社會進步造成嚴重負面影響，因此，更確定台灣年金改革的必要性。然而阻力巨大已經可見，負責台灣年金改革的主要推手，行政院政務委員林萬億就表示「年金改革要成功就必須有跨世代、跨階級、跨黨派的合作，才

表 6　世界工業先進國家社會保險保費分擔比例

國別	費率	分擔比例
瑞典	名義的確定提撥制的「所得相關年金」（NDC）加上「確定提撥年金」。	雇主與勞工合計負擔薪資提撥率 18.91%，其中所得相關年金占 41%。 確定提撥年金占 2.5%，雇主負擔 11.91%，勞工負擔 7%。 自僱者負擔 18.91%。
德國	1957 年一般年金保險費率為 14%。其後一直上升至 1997 年：20.3%（最高）。 2001 ～ 2002 年：9.1%， 2003 ～ 2005 年：19.5%， 2008 年：19.8%。 2009 年：19.9%。	以被保險人的實際薪資所得扣繳，勞雇各半分擔的社會保險。 自願加保者與自僱者，自行全額負擔各自社會保險費。 育嬰假年資保險費由聯邦政府負擔。 義務役與替代役男，以及第二類型失業金領取人保費，由聯邦政府負擔。
美國	社會安全制度的保險費率為薪資所得的 15.3%。	勞雇各 7.65%，包括勞雇各自的社會安全稅（勞雇各 6.2%）和聯邦醫療保險稅（勞雇各 1.45%）； 自僱者，應自行負擔 15.3%，每月薪資所得有上限規定。
日本	日本的國民年金（基礎年金），保險費採定額制，也會調整定額，以因應年金給付額的調整。 第 1 類加入者所負擔保費金額每月為 14,410 日圓；第 2 類加入者同時參加厚生年金保險者負擔保費金額為月收入總額7.498%；第 2 類加入者同時參加共濟年金者負擔保費金額為月收入總額 11.876%～ 14.896%； 第 3 類加入者不需繳納保險費。	國民年金保費費用分攤方式，採給付基礎年金時所必須花費的費用，以基於當時現職員工能公平負擔為原則，訂有各類加入者的分擔方式計算公式。 2008 年度（2008/04/01 ～ 2009/03/31）：厚生年金設定為月收入的 14.996%，勞雇各負擔 50%費用； 第 2 類加入者同時參加共濟年金者負擔保費金額為月收入總額 11.876%～ 14.896%，勞雇各分擔 50%的費用。

資料來源：林萬億「我國的年金制度改革：危機與轉機」

能成就此一政治、經濟與社會改革的大工程。」

不過，台灣不是個特例，只是情況較為複雜，放眼世界各國，日本、瑞典、德國、法國以及義大利等也都經歷過年金制度的大變革，這是個必須經過的轉型，為了下一代的幸福生活。

中國大陸推行「五險一金」

根據聯合國高齡化社會標準，中國大陸在 2000 年就已進入高齡化社會。專家也預測，在 2024~026 年前後，將進入高齡社會。所以，在 20 世紀末，大陸努力在社會保險制度上進行改革，尤其是針對醫療制度改革更是不遺餘力。

中國大陸自改革開放以來，經濟體制出現明顯且劇烈轉型，市場經濟取代了計畫經濟，並且開放私營企業、外資與個體經濟等，也因此，在原有社會主義經濟體制面臨轉型的同時，社會保障體制也由原本的單位保障改為社會保險制。

在 1951 年制定了《勞動保險條例》，勞工保險保障範圍涵蓋了退休養老、工傷、醫療與生育等內容，企業每月按職工工資總額提撥 3%作為勞動保險基金，費用由企業主全部負擔。基金中 70%交由基層工會做為單位內保險費用支出，另外 30%則上繳上級工會作統籌調劑，當基層企業留用的基金不足支付時，可要求上級工會調劑解決。不過，3%的保費提撥，在實際上可能會面臨未來保險給付不足的潛在危機。

經過多次的調整與修正，中國大陸在 1990 年代發展出「五險一金」來保障勞工的勞動權益。「五險」主要涵蓋了退休養老保險、醫療保險、工傷保險、失業保險、生育保險等五項保險制度，類似台灣勞工保險的給付內容；「一金」則是指住房公積金制度，是大陸官方為解決 1998 年取消社會主義福利分房後，所發展出來的特殊保障制度，中國目前的社會保障體系，主要分為城鎮職工社會保險、城鄉居民社會保險與城鎮職工保險，相關的保障內容如下：

一、**退休養老保險**：保費由勞工與企業共同繳納，因大陸還未實現全國統籌，大部份勞工每月提撥工資的 8%，企業則提撥 20%。採兩層制保障，第一層採取社會統籌保障，勞工退休後每月可領取金額，根據其繳費基數，繳費年限的不同，大概為該城市平均勞工工資的 30%左右；第二層則採取個人帳戶制，勞工每月所提撥的 6%會存於個人帳戶中，待退休後領取。大陸的退休養老保險是社會統籌與個人帳戶相結合的典型模式。

二、**醫療保險**：保費繳納同樣由勞工與企業共同繳納，勞工繳納工資的 2%，企業則依各地城市的規定在 6%～12%。醫療保險也是採取社會統籌與個人帳戶結合模式，其中企業繳納的部分保費約 70%用作社會統籌，主要用來支付重病住院及大病診療；另一部分保費劃入地方附加基金，用於普通門診及超過統籌上限費用的支出，還有一部份則與勞工個人所繳納保費劃入個人帳戶，用來支付醫療費用，勞工個人帳戶內的資金並可移轉與繼承。

三、**工傷保險**：政府認為保障勞工職業安全是雇主的責任，所以，工商保險的保費由雇主完全負擔，採取浮動費率，依照行業別有費率差別，保費約在企業全體職工薪資的 0.5% ～ 2%之間。以期勞工在工作中或特殊狀況下，遭受意外災害或患職業病導致暫時或永久喪失勞動能力或死亡時，勞工或其家屬可以經由工傷保險獲得一定資助。

四、失業保險：失業保險採基金制，財源主要來自勞工、企業的繳費與政府的財政補貼，以上海為例，勞工繳費比例為薪資的 0.5%，企業比例為薪資的 1%。失業保險金領取最長時間為 24 個月。

五、生育保險：生育保險保費全部由企業負擔，依照各城市所規定的費率，按職工全體平均薪資的 0.6% ~1%按月繳納。勞工無須繳納任何費用，保障內容包括了生育津貼、產假及相關醫療服務。目前中國大陸正在開展生育保險和職工基本醫療保險合併試點工作，未來城鎮，職工社會保險將由五險變為四險。

六、住房公積金：住房公積金是由勞工與企業共同繳納的公積金，勞工繳納的公積金比例不得低於職工上一年度月平均薪資的 5%，企業則不得低於勞工繳納比例。所提撥的基金全屬於勞工個人帳戶所有，但僅限於買房、房屋修繕、補貼房租等事項使用；當勞工有離退休、喪失勞動條件或出國定居等情況發生時，需將基金返還勞工。

勞工保險覆蓋率與參保率，始終低迷

大陸從改革開放以來，幾乎都是採取高度分權的改革模式，所以，勞工保障體制也採取同樣的運作模式，包括還有原來的城鄉二元體制，也就是說，社會保障體制是以省或地級市為單位統籌運作，存在著明顯的地方差異和不利勞工移動問題。所謂的不利勞工移動，是指保險基金無法隨勞工離職攜帶提走。以退休養老保險為例，勞工如果要進行跨省移動，只能將個人帳戶內的保費提走，但社會統籌基金也就是企業所繳納的保費卻不可攜帶，這對於勞工的流動非常不利。致使農民工對於是否參加勞工保險產生遲疑，而企業主因為高額的保費負擔，也會藉此理由慫恿農民工不要參加保險，甚至還有企業根本不幫農民工投保的問題存在，致使中國大陸的勞工保險，始終無法提升覆蓋率與參保率。

但面對嚴重人口老化問題，政府也誓言要在 2015 年要落實退休養老保險要覆蓋全國，但是根據 2015 年 11 月底由中國保險行業協會、人社部社保研究所等五家機構聯合發佈的《2015 中國職工養老儲備指數大中城市報告》中，顯示目前，大陸高齡人口約佔世界高齡人口總數的 22%，預計到 2052 年，每三個中國人裡就有一位 60 歲以上的老年人。然而，第一支柱社會養老保障的覆蓋面雖然持續擴大，但還仍然處於較低水準，只有在大、中城市的職工養老儲備指數稍微接近基礎標準，指數為 59.7。而由國家財政負擔的中國城鎮職工基本養老保險制度，以及城鄉居民基本養老保險制度，兩者合計到 2014 年底覆蓋人數為 8.42 億人，總體覆蓋率在 80%以上。中國人社部社保研究所所長金維剛對這報告數據做出解讀，覆蓋率低於平均水準，主要是因為第二支柱與第三支柱覆蓋率發育不足，總覆蓋率不足整個養老資產的 15%。

此外，企業職工和機關事業單位人員的養老金替代率差距也很大，企業職工只能獲得退休前薪資的 30%～ 40%作為退休金，而機關事業單位人員的退休金要比企業職工高出許多，取消養老金「雙軌制」的呼聲高漲，2013 年 2 月人社部確定養老金雙軌制並軌方案。2014 年 12 月，方案經國務院常務會議和中央政治局常委會審議通過，預計未來兩者差距將逐步縮小。

社會保險替代率，完全不足

對於中國社保養老金替代率不足，鑫山保險代理有限公司董事長林重文感觸極深，林董事長在「社會福利與全民健康」講座演講時，就提出了中國社會保險養老金有四項風險，包括了個人帳戶空帳運行、統籌帳戶虧損、老齡化問題嚴重以及延遲退休年齡等。

林重文指出，養老金替代率是衡量晚年生活水平的重要依據，一般開發國家替代率都在 70%～ 80%，但是中國大陸的社保養老金替代率僅僅只有 30%左右，距離標準值還有一大段距離。如果以男性為例，其每月收入 10,000 元，從 2015 年開始繳納養老金，繳費年限 30 年，假設社會平均工資和其工資每年都增加 5%，2014 年中國社會平均工資為 5,451 元計算，那麼他的社保養老金的替代率預計只有 33%，而目前收入超過平均工資 3 倍的勞動者，未來養老金替代率則會低於 30%，形成了廣覆蓋、低水平的情況。足見以現今的中國大陸社會退休養老保險，對於未來高齡者退休後的生活保障，是相當不夠的。

面對高齡社會來臨，除了退休養老保險，另一項備受重視的就是社會醫療保險，大陸的社保醫療保障畢竟是基礎保障，所以有許多的侷限性，並非所有的醫療費用都能夠報銷。主要的保障範圍必須符合基本醫療保險中的「三大目錄」的醫療費用，包括了「醫療保險藥品目錄」、「診療項目目錄」及「醫療服務設施標準」。

依照現今的社會醫療保險制度，看診或住院醫療費用有一定的支付流程。門診急診費用的支付順序，是以個人帳戶當年餘額優先，其次是自負段、之後是共付段，扣除掉這三段支付金額後，才是醫保真正支付的金額。

一、門診急診費用支付＝個人帳戶當年餘額＋自負段（在職1500）＋共付段（在職自負比例25%～50%，越年輕，就診醫院級別越高，自負比例越高）＋醫保給付

舉城保醫療支付案例說明：上海某公司員工張三，1975年生，2015年在三級醫院，共發生門急診醫療費用共4,000元。2014年上海全市月平均工資為5,451元，其個人帳戶當年金額為1,000元，目前門急診的自付段為1,500元，假設所用藥品均在醫保範圍內，那麼張三當年門急診自付醫療費用是多少？醫保支付了多少？

自負費用：1000＋1500＋（4000－1000－1500）×50%＝3,250元

醫保支付：（4000－1000－1500）×50%＝750元

二、住院醫療費支付＝起付線1500＋（支付限額42萬以內

×自負比例 15%）+（超出限額 42 萬以上×自負比例 20%）

舉城保醫療住院費用支付案例說明：上海某公司員工李嗣，1968 年生，2015 年住院，住院費用為 40 萬元（其中 10 萬元自費藥）。2014 年上海全市月平均工資為 5,451 元，目前住院的起付線為 1,500 元，統籌基金最高支付限額為 42 萬元。那麼李嗣自付住院費用自負費用為：

100,000 + 1500 +（300,000 − 1500）×15%＝ 146,275 元

醫保支付為（300,000 − 1500）×85%＝ 253,725

此外，在醫保藥品目錄規定外的用藥，勞動者必須另外自負藥費，自負比例從 10%～ 100%不等。而且還有許多醫保不支付的範圍，包括新藥、進口藥及先進特殊治療項目；非定點醫療單位就醫、非治療性口腔矯正、植牙等等，都無法申請醫療給付。所以，低水準，廣覆蓋就是目前中國醫保的現況。

保障有限，資源分配不均

「十年辛苦奔小康，一場大病全泡湯：辛辛苦苦三十年，一病回到解放前」；「看病貴，看病難，看名醫更難，民眾看病體驗不舒服」；「排隊 3 小時，看病 3 分鐘」，都是目前中國大陸民間經常聽到的順口溜，但卻也是非常貼切地體現出目前中國醫療制度的實際問題，即使有錢也不一定能夠享有好的醫療品質。

醫療制度所存在的弊病是現今最困擾勞工的問題，林重文也針

對中國當下醫療制度執行情況與現象作了以下的分析：

一、醫療資源傾斜：醫療資源80%集中在大城市，20%在農村，城市的醫療資源80%又集中在三甲大醫院，老百姓習慣不論大病小病都往大醫院擠，再加上外地來就醫的，大醫院人滿為患，基層醫院反而吸引不了病患，形成惡性循環。

二、醫院病患資訊不流通：大醫院分科細緻，因資訊不流通，彼此缺乏相互溝通和整體治療方案的平台，凡涉及跨科大病或慢性疾病，病人都要自己在不同科室來回奔波，浪費許多時間、效率、檢查費用和藥費等等。由於無法杜絕重複就醫的藥老鼠，於是形成醫療資源浪費黑洞。

此外，商業保險無法掌握客戶的疾病史資訊，無法控制逆選擇風險，為避免理賠損失過高，醫療險定價保守，也影響了客戶接受意願。

三、醫保廣覆蓋、低給付：醫療服務費用定價低，造成醫院和醫生需要通過產品（藥品，檢測）獲得收入，導致藥品價格虛高昂貴，無法有效控管費用預算。

四、過於強調專科醫生：中國醫院注重專業科室的發展，對於藥品使用率低，對於小病多，診次量大的科室開設意願不高（例如兒科）。由於缺乏全科醫師培養，尤其是在基層醫療機構。優秀的醫生基於收入，地位及科研發展考量，大多只願意留在大醫院。整體來看，中國醫院的醫生專業水準參差不齊，醫生本科學歷不及40%。

五、總體醫生供給量，嚴重不足：醫療人員不足，城市大醫院醫療工作人員工作量大，過勞情況普遍，影響醫療品質。而基層醫療機構長期以來缺醫少藥，核心問題也是醫療人才與藥品的匱乏以及硬體服務能力的薄弱。

六、**醫院管理待提昇**：看診流程不暢，效率不彰，掛號排隊，檢驗排隊，就診排隊，付費排隊，領藥排隊，大醫院看病至少得耗掉大半天時間。雖然有就診號碼順序，診間仍然擠滿了插隊進來的病患與家屬，完全沒有病人隱私，就醫體驗亟待改善。

七、**醫病關係需改善**：過往醫院疏失採取的粗糙與隱匿避責做法，在資訊漸漸透明的時代，已經無法迴避，病患維權意識已經抬頭，由於長期積累對醫院不信任，致使一有問題就抗爭投訴。但是，加上病患及家屬對於醫療疏失認定標準過於嚴苛，只許成功不許失敗，也造成醫院與醫生壓力，維權意識已過度膨脹，動輒上網上線，不尊重醫療人員的勞動付出，醫病關係十分緊繃。

中國大陸自從改革開放以來，醫療資源幾乎集中在大城市，醫療機構高度市場化，許多公立醫院必須自負盈虧，運作方式與私人經營的企業沒有差別。而且，從之前兩個案例也可以發現，在醫療保險中，個人負擔比重非常高，使得社會醫療保險互助共濟的功能與目的降低，在中國大陸，生病竟然成為多數勞動者不可承受之重。也因此，2009 年大陸政府提出新的醫改方案，正是希望能夠改善醫療品質。

近幾年來，隨著經濟的發展與生產力的提高，關於社會統籌基金不足、個人帳戶不能落實等，已經陸續獲得舒緩，但是，因為中國的城鄉二元體制，使農民工不一定能得到各項社會保險的保障，例如許多農民工無法參加醫療保險；如果進行跨省的工作流動，退休養老保險權益也會受到影響。儘管政府為保護農民工的權益，已經採取許多積極措施，例如針對城鄉居民大力推行大病醫保制度，2017 年底將基本實現跨業務、跨地域的一卡通用。持一張社保卡，就能滿足掛號、就醫、金融支付等多種需求。但是城鄉二元體制與戶籍制度的變革牽涉面向很廣，想要立即落實改革，恐怕還需要很長一段時間。在即將來臨的高齡社會，如何讓高齡者能擁有完善的醫養照顧，將是大眾會持續關心且重視的議題。

商業保險大未來

隨著社會人口快速高齡化，世界各國的年金制度，都出現未來財政可能短絀的現象，為兼顧政府財政長期不足的兩難情況，世界主要國家例如英國、德國、美國等，都鼓勵結合商業保險計畫提升老年經濟安全的政策，以降低社會保險支出，在減輕政府財政負擔外，也能有效提供老年生活保障，對於個人和國家社會都能雙贏，而鼓勵方式大多採稅賦優惠措施。以美國而言，政府政策設計參加個人退休金帳戶計畫，對於存入該退休金帳戶的所得，可在課稅所得中扣除，以減少個人所得稅，鼓勵個人增加個人退休金的提存，例如參加 Keogh Plan（係自營者）的個人退休金帳戶，在 2009 年最高可扣除淨利 20%或 49,000 美元的所得免課稅。

其實，社會保險的給付，通常都是以滿足社會可接受的保障與服務需求為原則。至於個人未能因為社會保險而滿足的需求，就需要仰賴個人的家庭支持系統、儲蓄或其他收入來滿足。只是，每個社會對於社會適足定義有所不同，就像美國，因為強調個人主義價值與自由市場經濟體制，所以並不主張國家介入太多個人的家庭生活保障。所以直到 2010 年美國國會才通過《可負擔健保法》（Affordable Care Act，簡稱 ACA）並不違憲，並在 2014 年全面實施。在這之前，美國是長期任由私人健康保險市場主宰人民的健康照顧，只有老人醫療照顧保險與貧民醫療救助。

商保，可補社保醫療不足

林重文進一步提出，商業保險其實是社會保障體系重要的支柱之一，因為社會保險保障受到侷限，養老退休金必須考量整體國家財政平衡與全體人民的適足、公平性，因此，所能提供的僅僅是基本的保障，如果要滿足個人的需求水平，還是需要做個人財務規劃與保險安排。至於社會醫療保險更是很難面面俱到，就算是先進的工業國家也是如此。許多社會醫療保險是有保障範圍設定的，並非所有的疾病、醫藥、手術都納入保險給付，例如部分先進的醫療方法就不在保障之內；以中國大陸的社會醫療保險為例，因為交通事故、工傷、醫療事故、國外急診都是不准申請理賠的；此外，許多企業有可能產生無力繳納基本醫療保險費的情形，對於勞動者的醫療保障也會產生風險；甚至勞工因病住院無法正常工作喪失收入，在目前大陸基本醫療保險中也是無法獲得補償的，但對勞工而言，就有可能陷入生活上的困境。

尤其進入高齡化社會，面臨平均餘命的延長且因少子化的關係，整體扶養比率逐年上升的風險，可以想像高齡者未來醫療費用與長期看護的需求都會增加，所以，為了讓個人能夠擁有在退休前一樣的生活水平，根據退休需求分析，運用包括商業年金保險、長期看護保險、終身醫療險等商業保險商品，進行相關退休養老、健康醫療規劃就有其必要性，因此，在未來商業保險市場，尤其是高齡化商品將潛力無限。

台灣長照險商品，進入戰國時代

根據「中華民國2012年至2060年人口推計」報告，台灣人口老化嚴重，2016年「扶老比」將升至18.0%，首度超過「扶幼比」。預估到2060年，台灣每10人中就有4人是65歲以上老人，其中2人年齡更超過80歲。而在扶養比方面，每百位工作年齡（15～64歲）人口需負擔的總依賴人口，2012年約為35人（扶養比約為35.1%），將會進入最低點，推估到2060年將增加為97人，增加約1.8倍，屆時大約是1.2的工作人口就要撫養一個老人。

而依據衛生福利部2013年的統計資料，65歲以上的高齡者，他們的主要經濟來源的前三名分別是：「子女奉養」43.9%、「政府救助或津貼」36.2%、「退休金或保險給付」19.6%。由於未來高齡化、少子化的社會趨勢，可預知老年人未來由子女奉養的占率將會逐步下降，依賴其他經濟來源的比率將會增加。所以，金管會，更是提醒民眾應該要趁年輕時就做好相關老年退休規劃，衡量自身的可負擔保費能力，以及人生各階段所需要的保障需求，適時地規劃各種可因應高齡化社會相關照護、安養的商業年金保險、長期照護保險等商品，為未來老年退休生活的經濟安全預作準備。

為「晚美人生」多些保險規劃

政府除了提醒退休養老要提早規劃，1995 年政府依據全民健康保險法，將原有公保、勞保、農保的健康保險部分，整合成為一個制度，同時將其餘 40%原本未納入保險的民眾加入全民健保，完成了全民納保的目標，納保率高達 99.5%。儘管全民健保擁有公平就醫、全民納保、就醫可近性高、照護水準高，並且創造了許多奇蹟，是民眾對政府施政滿意度最高的項目，而且也受到國際許多專家學者的關注，甚至到台灣進行考察。不過，因為台灣人口快速老化、醫療費用急遽成長、加上低生育率影響了保費收入等問題，成為台灣健保永續發展的隱憂，於是在 2013 年起正式實施二代健保，增加補充保險費的收繳，擴充保費來源。

同時，政府也推出十年長照計畫、長期照護保險法，及鼓勵保險業投入長期照顧事業等多項政策，希望能縮減保障缺口，並且建議商業健康保險可就發展商業長期照顧保險、開放依據罹病的輕重等級分別給付、開發弱體保險及開放實物給付等方向轉型，以因應政府政策及人口結構變化。

2014 年中央政府的社會福利支出編列了 4,242 億元，占 21.9%，居各項預算之冠。其中，大約有四分之一是用於 65 歲以上人口。根據長期照護保險籌備小組的推估，台灣在 2028 年全國失能人口將達到 81.1 萬人，因此相關照護經費將更呈現倍數成長，如果全數仰賴政府支出，勢必產生很大的資金缺口，無力應付，必須透過商業保險來分擔照護支出。可是，截至 2013 年為止，台灣長期看護保險的投保率只有 2.04%，與壽險及年金保險投保率高達 222% 相比，差距非常懸殊。

依據統計顯示，台灣 85 歲以上人口，有 60% 會出現失智現象，2013 年台灣人口平均壽命男性為 76.2 歲、女性 83 歲，但男性超過 90 歲以上的比例達 52%、女性更超過 70%，足見老年失智照護的嚴重問題，更凸顯長照險的重要性。事實上，台灣的壽險公司早在 1995 年就推出第一張長期看護保險，但並未受到市場上重視，直到 2002 年也只有九家公司陸續推出相關商品，而且期間還有公司停售，發展速度相當緩慢。但是最近三、四年時間，長看（照）險商品推陳出新相較過往活絡許多，除原有依生理狀態及認知功能障礙為給付條件的傳統型長照險，還有罹患特定疾病啟動的類長照險，以及依殘廢等級提供照護金的殘扶險等，2012 年金管會甚至還編列預算拍設宣導短片，希望民眾為自己的「晚美人生」準備，多一些保險規劃，提早購買長照險。

台灣商業保險公司近些年繼年金保險之後，積極推動長照險商品，在 2015 年「台灣保險發展中心」也重新定義長照保險的示範條款，並且與財政部稅負單位溝通，希望在長照保險法通過後，同意讓商業性長照保險可以有 2,4000 元的免稅優惠，目前台灣在保險相關的賦稅優惠，包括了每人每年 24,000 的保費列舉扣除額、保險生存金免利息所得稅及商業年金保險給付免稅等優惠措施，因此，商業保險業者也希望針對長照保險商品也能適用。儘管台灣長照保險法目前還在立法院等待審議，若立法通過預計最快二年內開辦，但是在商業保險市場上，各家保險公司都已經是磨刀霍霍，進入戰國時代。

中國大陸商業保險，仍以醫療保險為主力

2014 年 10 月，中國國務院明確提出了要加快發展商業健康保險的指示，希望能夠充分發揮市場機制作用和商業健康保險的優勢，擴大健康保險產品的供給、豐富健康保險的服務，讓商業健康保險在深化醫改、發展健康服務業、促進經濟體質提升等各面向發揮作用，並且希望在 2020 年能完備基本市場體系、豐富產品型態、並具經營誠信規範的現代商業健康保險服務。

林重文表示，目前在中國大陸的商業保險市場，的確還是以商業健康保險商品為主，而主要商品則集中在定額財務賠付性質的醫療保險，例如大病險、住院津貼、手術津貼等，對於客戶來說，僅僅在醫療費用方面提供定額財務給付，有時受限於投保金額，並不能十足發揮保障功能。由於中國大陸目前正積極進行相關醫改政策，同時也訂出了以下十大努力方向，包括鼓勵商業保險經辦基本醫保大病保險業務，包括政府試點個人稅收優惠健康保險等，企盼能加速發展商業健康保險：

一、建立國家、企業、社會、個人等共同參與、相互銜接、互

補的醫療健康保障機制。尤其是隨著全民基本醫療保障的建立，更需發揮商業保險在多層次醫療保障體系中的作用。

二、建構基本醫保、大病保險、商業健康保險、社會救助和慈善事業等相互銜接、多層次醫療健康保險體系。

三、大力發展醫療保險、疾病保險等商品開發。一般商業健康保險主要分為失能收入損失保險、長期護理保險、醫療保險和疾病保險四大類。但目前失能收入損失保險，長期護理保險相關商品占比非常低且多為短期商品。

四、以商業健康保險為依託，將服務領域擴張到健康服務產業鏈的上下游進行產業整合，並朝以簡單費用補償達到健康管理和疾病預防發展。

五、實現保險機構、醫保機構、醫療機構等的信息聯通網絡，通過醫保機構的全程參與，有效控制過度醫療和不合理的醫療費用。尤其是在大病保險，包括商業保險的經營過程中，需求更是迫切。

六、在風險管控上，應該從嚴核保向寬理賠轉變，通過市場化的保險機制來規避，避免道德風險發生，並儘量優化保險服務，提高社會形象。

七、凸顯健康保險公司專業化，發揮專業優勢，透過完善制度的修訂，銷售健康保險產品，走向一個專業健康保險公司，有獨立核算的事業部管理的保險公司。包括對個人稅優健康保險業也提出這個要求，必須做到獨立帳及獨立核算。

八、強化專業化監管，並以專業方向來修訂健康保險的管理辦法。

九、除培養保險的專業人才，也需培養具豐富臨床經驗的醫療人才，尤其是跨界的複合型人才。

十、透過稅優政策鼓勵民眾主動購買商業健康保險，商業保險機構可利用稅前扣減的個人稅優政策，支持對推動商業健康保險發展。

雖然政府已經正視也肯定商業健康保險存在的重要性，也極力推展，但是現今大陸醫療服務仍存在著許多問題，大致包括：

一、公立醫院醫療服務定價被嚴重低估，醫生報酬低，導致醫療護理服務品質亟待提昇。

二、一、二級醫療機構設施不足，醫療水平低，以致三甲醫院人滿為患，就醫體驗需大幅改進。

三、醫保給付嚴重不足，自負金額偏高。

由於醫養品質尚待提昇，有錢不一定能買到尊嚴與品質，林重文更做出提醒，尤其在進入高齡社會之後，高齡者需要的不僅僅是養老金，更需要各種服務與照顧的資源。政府提出了「9073 養老工程」，也就是 90%居家養老、7%社區養老、3%機構養老的養老計畫，希望能藉此工程落實，可以逐步解決養老服務資源短缺的問題。因此各地方機構也對長期護理保險進行研究，以北京市和上海市為例，兩個城市運用城市財政預算制定財政補貼政策，根據城內老年人的經濟和身體狀況，提供定額的現金補貼和實物服務補助，以減輕老年人的護理開支，以提升長期醫療護理保險制度的服務能力，促進互連保險事業發展。此外，又推動城鎮職工和城鎮居民的長期護理保險政策，將參加職工社會醫療保險、居民社會醫療保險的參保人，納入長期醫療護理保險的範圍。除了北京、上海，包括蘇州、無錫和南通等地，也都積極在研究長期護理保險的籌資方式和運作模式。

保險與養老社區結合的新商業模式

至於商業保險公司，也對於中高齡市場積極推出各種形式的護理保險產品。包括人保健康、中國人壽、泰康人壽、太平養老等 14 家公司都已經開始推展護理保險業務。此外，各家保險公司也積極探點建立養老護理社區，例如泰康人壽已經在北京、上海、廣州等重要城市，完成舉家養老醫療的布局，要將社區及居家養老、醫療護理等服務做整體服務配套；中國人壽則在蘇州等地建立養老社區，老年人能在這些社區裡獲得更好的養老護理服務。而新華人壽、富德生命人壽、太平、和眾人壽等保險公司，也都在全國各地布局養老社區，同時提供護理相關服務。

除了自行建設養老、護理社區外，也有保險公司與護理機構合作進行異業結盟，為被保險人提供護理服務。以泰康人壽為例，2015 年在北京燕園建立的「泰康之家」旗艦社區，已經完成第一期工程，並在同年 6 月正式開幕營運，這是第一個中國保險企業投資養老社區的試點，也是第一個實現保險與養老社區相結合的商業模式創新。這個社區引入國際領先的 CCRC（Continuing Care Retirement Community，持續性退休照料社區）養老模式，社區根據居民的年齡和健康狀態，設有獨立生活、協助生活、專業護理、記憶照護四個不同業態，實現尊重生命活力與健康的高品質舒適養老生活方式。泰康養老社區打造了屬於中國老年人的高品質生活方式，除了北京，也將在上海、廣州、三亞、蘇州、成都等核心城市連鎖佈局養老社區。

保險代理人，扮演顧問整合角色

商業保險公司除了積極開發新的醫療、長期照護、失能保險等等商業養老、健康保險商品之外，對於消費者來說，因為各家商品都有其強推的商品重點，是否能滿足消費者的需求那就又是另一種考量，尤其是高齡者的需求更是多元，而商業保險代理人公司在這部分則能扮演一個最佳的整合顧問角色。以鑫山保險代理為例，鑫山匯聚了各家商業保險公司的特色醫療與健康管理服務，例如 CIGNA（招商信諾）的全程就醫服務，太平保險的中高端醫療服務、泰康人壽的「三專一補」綠色通道服務，合作醫療機構的健康管理服務等，在與各商業保險公司進行合作的同時，也為消費者的需求做了整合，配合需求提供相關的保險規劃方案，因此，保險代理人也將在商業保險大未來扮演重要角色。

儘管政府正積極運作並鼓勵發展商業保險，商業保險也能讓消費者在未來高齡社會獲得更有尊嚴、更有品質的醫養服務，商業保險更是社會保障體系裡的重要支柱，但是在中國大陸現今環境，仍然面臨著以下種種挑戰：

一、商業保險可以提供資金支持醫保給付的不足，但是否能促進改善醫療品質？能否促進健康管理，進而控制醫療費用支出？

二、養老設施及服務水平不足，即使有商業保險作為財務支持，能否滿足中高端市場的龐大需求？

三、醫療大數據的缺乏，阻礙各種商業保險產品的設計與定價，致使保險公司怯於開發滿足各類需求的產品，進而達到覆蓋全方位醫療保障的理想？

四、商業保險公司是否有能力、有條件，建設自己的醫療服務網，為自己的客戶提供較佳的醫療品質？

雖然目前已經有商業保險公司開始規劃建設自己的醫療服務網與社區，為提供未來更好的養老服務，但都還是剛起步，還有許多主客觀因素值得觀察。尤其在商業保險相關高齡保險商品包括年金保險、長期照護保險，也都還不見成熟，的確還具有潛在市場力，但也需要更加快腳步。

老化是一個不可逆的趨勢，高齡者的健康照顧與養老服務是現今各個國家都極為重視的議題，中國所面臨的高齡狀況更為嚴峻，如何有效運用商業保險與社會保險兩大支柱，結合相關安養、醫療機構體系，提供高齡者一個具有文化、安全、歡樂、健康的生活環境，可以安心、開心地頤養天年，朝向《禮運大同篇》「使老有所終」的境界邁進，是眾人努力的目標。

第 7 章

國際醫療旅遊，為何備受關注？

｜訪談專家｜邱文達（衛生福利部前部長）
劉庭芳（北京清華大學醫院管理研究院院長高級顧問）

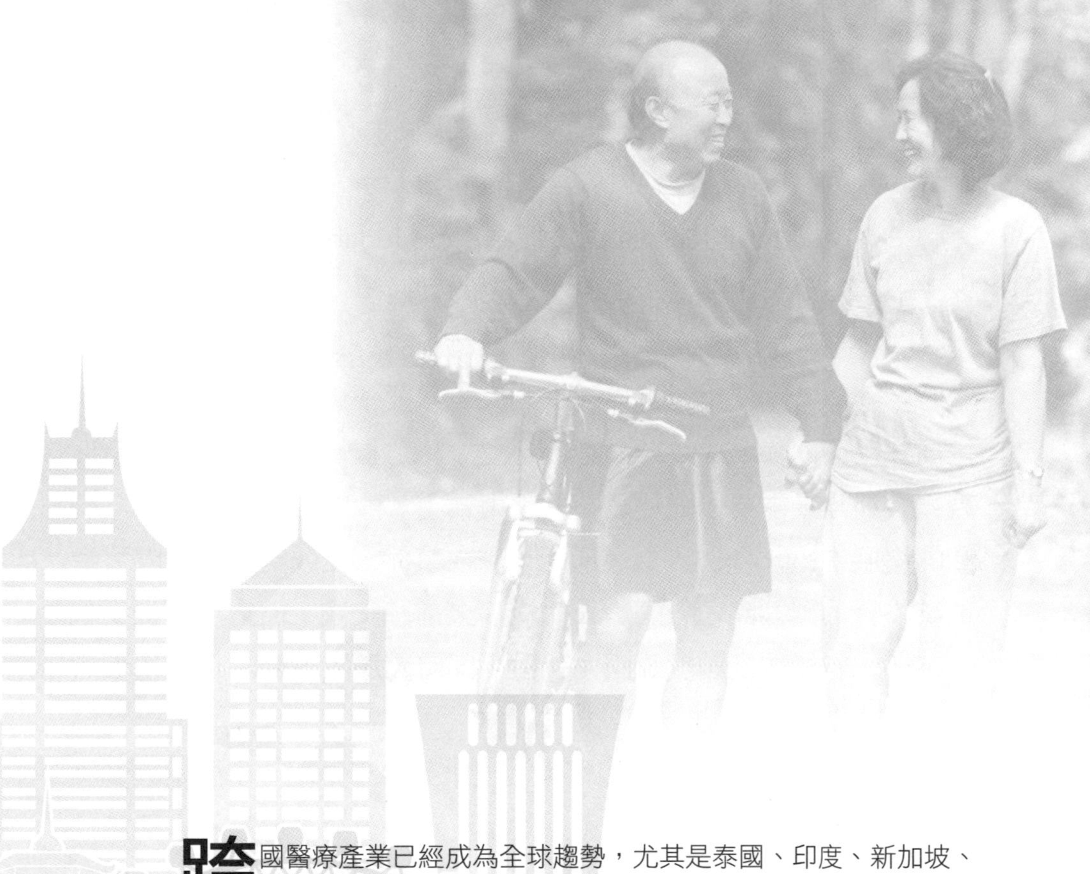

跨國醫療產業已經成為全球趨勢，尤其是泰國、印度、新加坡、馬來西亞都因為發展醫療旅遊，對國家經濟成長帶來莫大貢獻，台灣應該積極挑戰，扶植跨國醫療產業，朝國際化及開放發展，如果能夠把握目前優勢，全力發展國際醫療，可以形塑國家形象，帶動台灣經濟的成長。

隨著中國大陸進入老齡化社會，醫療旅遊從小眾市場已經擴展成為各國爭相積極經營的經濟產業，中國大陸也需創建特色中醫保健國際醫療旅遊品牌，推動形成專業化的老年旅遊，並發展特色醫療、療養康復、美容保健等醫療旅遊。

全球國際醫療旅遊產業風行已經勢不可擋，尤其在亞洲競爭最為激烈，將成為全球人才薈萃的熱區。

從2001 年開始，國際醫療旅遊（medical tourism）在亞洲興起，尤其是泰國，更是受到歐美人士的歡迎。

關於國際醫療旅遊，大致可分為三個時期，最早是從 1900 年起，當時，全球各國及第三世界國家的人，只要罹患重大疾病，都會選擇前往美國就醫。1997 年，亞洲發生金融危機，泰國政府積極發展觀光及醫療，主要以變性與整形手術為主，開啟了國際醫療第一時期的發展；2001 年，因為美國 911 恐攻事件，更成為亞洲國際醫療風潮盛行的轉捩點，各國病人紛紛捨棄前往美國，而轉至亞洲，包括泰國、新加坡及印度等國家就醫，同時美國大學醫院也開始與各國展開合作。

直到 2007 年以後，國際醫療發展來到第三階段，主要是因為美國的醫療費用太高，對於病患來說是沉重的負擔，於是許多保險公司開始安排被保險人前往其他國家進行醫療，由於亞洲國家的醫療費用相對較低，而且擁有豐富的觀光資源，病人在接受醫療的同時，也會安排相關適合的旅遊行程。也因此，使得南亞以及東南亞各國的醫療旅遊產業更為興盛，並促使東北亞國家包括日本、韓國等急起直追。

所謂醫療旅遊，國外學者對醫療旅遊有不同的定義，學者派西瓦爾．凱瑞與約翰．布里吉斯（Percial Carrera & John Bridges）定義為是離開原居住環境，以維持、加強或康復個體身體和心理的旅遊行為；也有黛安娜．約克（Diana York）認為是為醫療旅遊者在合適的地點、提供適宜的醫療技術，同時為其安排旅行事宜、聯繫醫生並代為發送治療記錄的新興產業；甚至有學者凱瑟琳．馬凱（Kathryn

L. Mackay）將醫療旅遊產業視為是種經濟發展策略，專注於服務國外病患，從服務觀點出發，為本國提供產出、工作與收入。無論是何種定義，簡單來說，醫療旅遊主要就是將旅遊和醫療、健康、康復及休養等服務相結合的一種旅遊形式。

而醫療旅遊的類型若是從發展階段分類，可分為保健旅遊（Health Tourism）、醫療旅遊（Medical Tourism）和手術旅遊（Surgical Tourism），其中，醫療旅遊還包括醫療診斷、侵入式手術以及特殊醫療服務等服務內容。如果從醫療旅遊者所接受的醫療保健服務分類，則可分為以治病為主和以休閒運動康體保健為主的醫療旅遊；若是依據提供醫療服務內容，可更細分為疾病治療、整形美容、養生保健、與另類醫療旅遊等。

「無國界病人」時代來臨

近二十年來，因為西方國家的高醫療成本，導致越來越多發達國家的人民，會選擇到醫療費用便宜、服務與醫療技術和本國差不多的地方尋求醫療服務。另外，從市場需求觀察，隨著人們生活方式和消費習慣的改變，旅遊者的需求已經產生質變，從原本單純的出國旅遊，轉化成為追求生活休閒品質與深度體驗異國生活文化的旅遊模式，因此，在旅遊觀光的同時，進行相關所需的醫療活動所衍生發展出來的醫療旅遊、養老旅遊等新旅遊模式或者說是醫療模式，也就成為各國發展醫療與觀光產業的破口。

自從 1997 年，泰國率先推出醫療旅遊，吸引大批外地遊客，財源滾滾不絕，致使亞洲各地區紛紛加入競爭。《醫療旅遊指南》

（Patients Beyond Borders）作者伍德曼（Joesf Woodman）就曾經指出，在 2007 年，全球有 300 萬個病人離開自己的國家到海外進行心臟科、美容整型、身體檢查、不孕及其他外科手術，病人尋求更優質與更適合自己心意的醫療服務已然成為趨勢，「病人無國界」的時代確定來臨。

根據 2013 年版《醫療旅遊指南》報告指出，由於新加坡、馬來西亞、泰國、韓國、日本、印度等亞洲國家，以低廉的價格和先進的醫療技術，鎖定醫療資源不足或醫療服務價格較高的國家，全球醫療旅遊業以每年 15％至 25％的速度增長，創造出超過 400 億至 600 億美元的商機，如今已吸引超過 40 個國家分食這塊大餅。而泰國、新加坡、印度、巴西、阿拉伯聯合大公國、馬來西亞及南非更是世界醫療旅遊產業的排名前七大國家。其中，東南亞國家就佔有一半以上，成為國際醫療旅遊的大熱點；亞洲區各國無不全力發展旅遊醫療，取得相關國際認證的醫療機構已經超過百家。

泰國——價廉物美

歐美國家的高品質醫療是全球人士所稱羨的，但是在這高品質醫療的背後，卻也存在著一些問題，那就是醫療高成本，以及漫長的等待時間。以北歐國家瑞典為例，擁有嚴謹的醫療制度，經過嚴格執行篩選病人可否就醫的機制，卻也衍生出民眾就醫困難與需要漫長排隊的就醫困擾，而這不僅僅是發生在北歐，包括美國等已開發國家都有這些醫療問題，所以「越洋求診」也就日益盛行。尤其是在 911 事件之後，美國緊縮簽證，使得中東國家人民要入境美國尋求治療，較以往更困難，於是，有就醫需求者便轉向泰國，致使泰國的觀光醫療快速發展，根據統計，從 2002 年的 2 萬人到 2006 年就已達到 9.8 萬人，五年時間成長了將近五倍，成為泰國第四大外籍病人來源，除了中東人士，澳洲民眾也是主要的客源之一。

2013 年，泰國的醫療旅遊市場收入為 43.1 億美元，在 2,605 萬造訪泰國的遊客中，就有 250 萬人是去從事醫療行為的，較過去十年成長了 15%，成為全球最大的醫療旅遊目的地。

1997 年泰銖重挫，引發亞洲金融危機，就在其他國家衛生醫療費用上漲、航空旅遊普及與跨境醫療培訓增加等機緣造就下，醫療旅遊讓遭受金融風暴嚴重摧毀的泰國重新站起，並且成為帶動泰國經濟的重要羽翼。

醫療結合觀光，成為一種新的醫院經營方式、新的旅遊型態，更是一種新的產業模式。因為當「病患」到國外進行醫療行為，這些「病患」還同時具備另一種身分——「觀光客」，在就醫休養的時候，也可以順便帶動當地的觀光、旅遊、住宿、消費等商機。於是，泰國在 2004 年開始實施一項為期五年的國家發展策略計畫，由泰國公共健康部負責推動，將泰國發展為「亞洲健康旅遊中心」、「亞洲健康之都」。以醫療服務、保健服務及泰國藥草產品等三個區塊作為發展重點，主要政策包括了「泰國草藥健康」、「泰國為亞洲健康中心的基本策略」、並設立「成功的醫療旅遊與贏的策略組合」等方針。泰國醫院除了提供健檢服務，還有醫美、時尚美容 SPA，及五星級醫療等服務配套，由於價錢相宜，而且服務人員不僅提供溫馨周到的服務態度，而且通曉多國語文，因此受到許多外國遊客歡迎。

或許有人會對泰國的醫療技術有所遲疑，其實不然，甚至可與西方先進醫療水準技術相比，泰國總計現有 1,200 家醫療院所，其中 471 家為私立醫院，這些私立醫院的醫療專業人員質素普遍精良，並且更有許多接受國外醫療專業訓練的專科醫師，醫療品質已經具有國際水準。而且大多數泰國的私立醫院都與美國、歐洲等國際知名大學醫學院、教學醫院及大型醫療院所進行策略聯盟。醫療技術日見成熟，尤其是在整形、變性、牙齒、心臟等專科，與先進國家相比，毫不遜色，此外，包括按摩、水療、康復、靜修、傳統泰國香料和草藥的替代療法，以及眼科鐳射治療、美容整形、心血管等手術，泰國已經在治療專案上贏得了國際聲譽，而且硬體設備完善。此外，泰國許多私立醫院也大多通過國際醫療認證（Hospital Accreditation, HACC），例如 ISO9002、ISO 900：2000、ISO14001、ISO18000 等。

在2013～2014年度，由全球醫療旅遊品質聯盟（MTQUA）所公布的年度全球十大醫療旅遊機構，泰國的康民國際醫院（Bumrungrad International Hospital）與曼谷醫院（Bangkok Hospital）就入選為年度全球醫療機構的前十大醫療院所。

除了具有國際醫療品質，相比西方發達國家低廉的收費更是令人垂涎，病患與護士的比例在泰國為 4：1，而澳洲則為 8：1；同樣的治療泰國比澳洲要便宜 30%～ 40%，若與歐洲或美國相比，平均費用只需歐美的一半，甚至少於一半。此外，當泰國護士年收入 17,000 美元時，澳洲護士則為 70,000 美元；當泰國醫生年收入

50,000 美元時，澳洲醫生則為 150,000 美元，因此，低廉的勞動力成本更讓泰國極具競爭力。

原本就以旅遊著名的泰國，從曼谷、芭達雅、普吉到清邁，由南到北，各有特色，觀光旅遊產業占泰國 GDP 的 10%，在政府積極推動下，除了醫療服務，同時也推動了藥品、醫療工具、酒店和餐飲等相關產業發展，並且針對康復中心、醫院、健康食品生產商及醫療工具製造商等，提出免稅優惠政策，以促進泰國醫療的發展。優秀的醫療技術、讓旅客有賓至如歸的周到服務以及低廉的醫療旅遊價格，泰國不僅成為外國病患最喜愛的醫療旅遊目的地，也成為全球造訪人數最多的醫療旅遊觀光大國，更帶動了周邊觀光、旅遊、住宿、消費等商機。因此，愈來愈多泰國醫院與醫療中心公開發行股票，在股票市場籌募資金，並且參加各項國際貿易展，自我行銷，並且配合高科技技術，透過衛星設備取得病人資料，就連國營的泰國航空也配合推出健康檢查旅遊專案，結合醫療及旅遊，更促進了泰國醫療旅遊的快速發展。

●泰國最佳醫療旅遊代言者——康民醫院

泰國總共有 471 家私人醫院，其中，129 家位在曼谷。被 MTQUA 全球醫療旅遊品質聯盟列為全球前十大之一的康民醫院（Bumrungrad Hospital）就位在曼谷市中心，這個占地近 10 萬平方米，擁有雄偉的大廳、富麗的裝潢，並且為病患家屬和朋友提供套房，軟硬體設備和五星級酒店不相上下，醫院有超過 900 位全職醫生，在 2014 年就接待了 110 萬名病患，其中 52 萬來自泰國以外國家。

美國 CBS 電視台著名新聞節目《六十分鐘》就曾經以康民醫院做為主題，為泰國的醫療旅遊做了最佳報導。

康民醫院的醫護素質也令外籍病患感到滿意；康民醫院的護士與病患比例約為一比五，全院醫師逾五百人，絕大多數都曾經在海外培訓；各醫療中心，也都以符合病患需求的設計為考量，以兒童中心為例，強調提供寬敞空間，並且規劃包括小型電影院等遊樂場域、提供電腦遊戲、積木、溜滑梯等遊戲娛樂設備，讓原本排斥看病的小朋友，不再把看病視為畏途。

根據康民醫院的年度報告統計，前往康民醫院的患者人數，外國籍占 49%，其中以美國籍比例最高，其次，還有來自阿拉伯聯合大公國、澳洲、阿曼及日本等地的患者。由於有將近半數是外籍患者，因此，康民醫院除了英語，還提供包括阿拉伯語、法語、德語、日語、韓語、華語、孟加拉語及越南語等各國語言翻譯服務。同時，為了滿足來自世界各國病患的飲食需求，康民醫院提供各國不同風味的餐飲，在康民醫院二樓，可以找到星巴克、麥當勞、日式料理、義大利麵等來自各國的不同美食；而且還可以線上預約掛號，甚至還有促銷專案以及線上估價等服務，使醫療成為一種商品行銷。

除了硬體設備與生活飲食各種溫馨服務，康民醫院裡還開設了延長簽證處，為需要長期治療的外籍病患，提供辦理延長簽證等服務，讓病患可以無後顧之憂地專心接受治療。

舒適的醫療空間、精良的醫療中心、以及貼心的生活照顧，康民醫院成為醫療旅遊醫療診所爭相參考的範本，做出了屬於自己的醫療旅遊品牌。

●適合進行醫療旅遊的代表醫院——曼谷醫院

除了康民醫院，在泰國擁有十二家連鎖醫院的曼谷醫院（Bangkok Hospital），是曼谷的醫療中心，也是私人連鎖醫院的旗艦，更是各國病患選擇的醫療旅遊熱點之一。癌症和心腦血管疾病的治療是曼谷醫院最引以為傲的專科，尤其是心臟外科聞名全球，並且也是泰國唯一擁有伽瑪刀設備的醫院。曼谷醫院在接受 MTQUA 評選時，同時滿足多個 MTQUA 標準，成為世界上適合進行醫療旅行的醫院，而且它也是醫療旅遊醫院在網路運營上的傑出代表。

為了縮短醫護人員與病患之間的距離，曼谷醫院對各國病患喊出「我們和你說同一種語言」，曼谷醫院組成了擁有 29 種語言的翻譯團隊，並且以同類型的手術費較鄰近新加坡、香港等地便宜三分之一的醫療費用，吸引各國的病患前來看診，極具競爭力。

泰國便宜的醫療費用與完善的服務、優美舒適的環境，創造出醫療旅遊空間，並藉由網路的迅速傳播而廣為人知。根據一項非正式的統計，目前全球已經有超過 145 個國家的病患曾經到泰國看診。在泰國政府推動下，泰國醫院開始主動向外招攬病患，除了透過與旅行社合作招攬醫療旅遊團，普吉島的曼谷醫院甚至還自行成立旅行社，完整規畫所有醫療旅遊行程，依照不同病患的需求提供相關醫療與旅遊建議，在醫療以外，也提供健康檢查等套裝服務，提升競爭力。

除了陽光、沙灘、金碧輝煌的歷史古剎，擁有五星級飯店設備的醫院，也成為泰國另一個引人入勝的觀光亮點，足以提供世界各國病患五星級的服務與醫療，也讓泰國在走向國際醫療中心佔有一席之地。

新加坡——專業取勝

雖然新加坡地小、旅遊景點不多，但其政治穩定、公共衛生名列世界前茅、醫療技術高，並且引進與發展新科技，帶動了新加坡醫療服務品質與水準的提升。因此，新加坡政府自 2003 年開始，大力推動「新加坡醫療計畫」（SingaporeMedicine），以發展新加坡成為亞洲醫療中心為目標。同時，鼓勵新加坡在地醫院爭取通過國際標準組織 International Organization for Standardization（ISO）、美國保健機構評審聯合委員會（Joint Commission on Accreditation of Healthcare Organizations）國際分支國際聯合委員會（JCI）等評等機構評鑑認證，除了國外的國際評鑑，還有自己國內的品質獎項，目前新加坡已經有 21 家獲 JCI 認證，其中有兩家醫院集團還名列亞洲前十五大。

新加坡的國際醫療，是在衛生部轄下設立一個跨部會的組織：「新加坡國際醫療」（Singapore Medicine），由經濟發展局、企業發展局和旅遊局共同合作，由經濟發展局負責推廣新投資項目和發展醫療保健產業能力、企業發展局負責新加坡的醫療保健服務業者在海外拓展、新加坡旅遊局則負責新加坡醫療保健服務的海外推廣和營銷、發展醫療旅遊市場、促進海外的病人轉介服務等服務，藉由跨部會的合作，提供消費者相關的資訊指南，期讓海外病人享有高素質的醫療保健服務。

為持續培育且多元發展國際醫療，新加坡政府針對醫藥從事人員也制定了一套嚴格考核標準，自2003年起，由新加坡衛生部督導、醫藥理事會（Singapore Medical Council）執行強制延續性醫藥教育（Compulsory Continuing Medical Education，CME），要求全部醫生依個別職業執照（practising certificates, 簡稱 PCs）的不同，必須在一年或二年期滿時更新職業執照之前完成該強制性教育，以確保病患獲得最新醫藥技術的治療及更高品質的服務。

新加坡在提供醫療服務以外，為追求成為全方位的區域醫療中心，也試圖提供成為醫療會議與培訓地點、醫療諮詢和業務管理服務基地，以及臨床試驗中心。隨著新加坡躋身成為頂尖生物醫藥研究、技術、生產、製藥和保健服務業的核心，許多世界知名製藥、醫藥技術和生物科技公司紛紛在這裡設立生產和研究基地。例如約翰・霍普金斯醫學中心就設在新加坡、是美國境外唯一設立的國家醫療中心。透過知名醫學專家和生物醫藥領域的專業單位進入新加坡市場，在強化新加坡醫療實力和運作效能的同時，新加坡醫療機構綜合網絡下的跨學科工作團隊，也為病患提供了涵蓋面更寬廣的臨床服務。

新加坡的醫療保健機構也致力提供高效率的醫療服務，並運用現今醫療科技，營造管理完善的醫療環境。許多醫療保健機構都設有一站式服務的海外病人聯繫服務部，單位裡擁有各項經驗豐富的工作人員提供多元化的服務，從最初的詢問、介紹醫生、安排預約、申請和延期簽證、安排機位和機場接送服務、銀行服務、視訊聯繫、為隨行者安排住宿、語言通譯、醫藥費預估和醫藥財務諮詢、私人護理、特別飲食需求安排、相關宗教信仰安排、門房服務、緊急和非緊急醫療、航空運輸和回國安排、旅客資訊、本地觀光安排，以及在病人完成治療回國後，安排接受復診等，這個聯繫服務部門不僅能讓病患和家屬在新加坡停留期間無後顧之憂，也為病患提供術後的醫療諮詢服務以臻完善。

以病患為中心的國際醫療認證

除了具國際水準的醫療品質和簡單便利的優勢，新加坡政府致力醫護系統的透明化，更是一大亮點。新加坡整體醫療產業維持高透明度的醫療保健系統，定期公布重要資料和統計數據，及常見的醫療服務平均住院費用。新加坡衛生部的官網還規劃了醫療費用預估機制，方便民眾上網查詢。制度透明化提升了新加坡的整體醫護品質，督促醫療人員針對不斷改變的情況可以迅速做出有效反應，並且協助病人做選擇。各醫療機構除了國際認證，醫療服務品質表現也會公開發布在醫療質量指標上。新加坡許多醫療機構都會在官網上，公開發表能和國際標準相比較的手術成功率，以獲取病人的信任，驅動新加坡醫療旅遊產業快速成長，根據統計，新加坡每年醫療旅遊人次正以將近 20% 快速成長。

新加坡國際醫療產業以簡單、迅速、方便為主要訴求，醫療機構「以病人為中心」的理念，重視病患隱私，加上具備國際醫療認證標準的加持，深獲歐美國際旅客及亞洲白領（如台灣和俄羅斯）

等地中產階級人士的信賴。主要服務項目以更換關節、心臟搭橋、牙科、眼科、齒科、幹細胞與外科手術等，這些年醫美風行，美容、整形、抗衰老等專科也成為重點服務內容。為提升醫療旅遊質量，新加坡特別針對醫療與觀光進行多方異業結合，包括旅遊業和觀光飯店業，推出一系列滿足個人需求的服務項目，甚至透過量身定做的隨身秘書服務，規劃優質、具私密性的醫療旅遊商品，訴求金字塔頂端的高消費族群。

醫療集團觸角國際化

儘管面對泰國與馬來西亞的激烈競爭，新加坡仍然在亞洲地區醫療旅遊佔據優勢，主要原因就在於新加坡醫療機構的積極作為。除了積極申請國際標準肯定，各醫療院所不斷朝向世界級醫療技術水準精進，各醫院依其各自專長或特色，分別成立癌症、心臟、泌尿、器官移植等各類型專業醫療中心，強調可負擔的合理收費與媲美歐美先進國家的醫療等級。除了強化實力，這些醫療機構也主動前往印尼、馬來西亞與汶萊等 21 個國家設立分院，希望爭取當地白領階級的認同，進而吸引更多國際病患前往新加坡進行國際醫療。

新加坡從事國際醫療產業的機構，依醫療院所規模與服務項目可區分為醫院集團、醫院 / 醫療中心及專科醫療集團三種類型，其中，又以非公營醫院或醫療中心對於國際醫療服務表現最為積極。有不少大型的連鎖醫療機構，都已經將觸角從新加坡本地延伸到亞洲各地。

百匯控股（Parkway Holdings）是新加坡最大的醫療保健集團之

一，整個機構的醫療網絡包括海內外共有 16 家醫院與醫療中心，在整個亞洲包括新加坡、馬來西亞、汶萊、印度和中國，病床數超過 3,300 張，在 2008 年更前進中東。目前，百匯控股的海外業務占全集團的三分之一收入，而且國際收入增長速度已經超越國內收入。

另一個新加坡大型私人集團——萊佛士醫療集團（Raffles Medical Group），在新加坡境內設有 65 家綜合診所，在香港設有三家，也同時管理設立在新加坡樟宜國際機場與香港赤臘角國際機場裡的診所。此外，以提供整合型醫療服務為主的 Pacific Healthcare，除了在新加坡，於上海、深圳、香港、孟買、雅加達等地也都設有專業醫療機構，並且在印度果亞、班加羅爾等地設立心臟醫學中心，在上海與深圳也設有心臟病與照護中心。

發展未來醫院與居家服務

新加坡在發展國際醫療之初，原以泰國和印度的病患為目標，之後逐漸擴展到整個亞洲區域和中東國家的中高所得族群。近年，更以優質的國際化環境，受到歐美人士的關注。此外，由於全球發達國家人口老化日趨嚴重，更高的醫療成本支出與更高效率的醫療需求，是現代國家必須面對的事實。因此，新加坡在致力醫療技術創新、提升醫療品質的同時，發展「未來醫院」及「未來居家照護」的平台，是新加坡國際醫療服務的下一階段目標，結合醫療、藥廠、醫護、資訊系統、醫療設備與情境生活等各種相關產業，提供醫療機構研發規畫新商品與新商業模式測試，新加坡還是以專業為考量，期能推出更優質的醫療保健解決方案，服務全球國際病患。

馬來西亞——醫療價格具競爭力

醫療旅遊是全球成長速度最快的新興產業之一，馬來西亞政府也將醫療旅遊列為國家的重點發展產業。在發展醫療旅遊上，馬來西亞擁有不少優勢，包括旅遊觀光資源、醫療資源、服務、語言以及費用成本等，其中，「價格」更是馬來西亞的核心優勢。以「冠狀動脈繞道手術」為例，馬來西亞的手術費用只需美國的十分之一、新加坡的二分之一左右；又如「全膝關節置換手術」，馬來西亞手術費用只需美國五分之一，較新加坡也低 3 成價格；若是在馬來西亞進行「白內障手術」，費用也只需新加坡的二分之一。而且，馬來西亞是許多醫療設備的製造產地，例如醫用手套，馬來西亞是最主要的供應國。除了價格，馬來西亞的醫療技術也已跳脫開發中國家醫療資源不足的刻板印象，在癌症、不孕症、醫美等醫療項目及醫療技術也都已經十分純熟。因此，和新加坡、香港等醫療水準較發達的亞洲國家和地區相比，馬來西亞的醫療費用卻頗具競爭力。另外，除了在醫療保健項目的費用以外的支出，例如酒店和飲食等費用，也都是處於相對較低的水準。

政府為加速推動觀光醫療產業發展，還設立馬來西亞醫療旅遊理事會（MHTC）專責執行，政府為確保高醫療服務品質，從 200 多家私人醫院中篩選出 35 家，推動醫療旅遊，並且鼓勵私人醫院取得官方認證、國際組織 ISO 9000、JCI 等品質認證，並鼓勵醫療機構與世界知名的醫療保健中心，例如梅約診所（Mayo Clinic）、約翰霍普金斯醫學中心、大奧蒙德街兒童醫院（Great Ormond Street

Children's Hospital）等建立密切合作關係。根據《科學美國人》2012 年的報導，在展示優質療程或醫療旅遊中，馬來西亞由原來的第 14 名躍升到第二名。足見馬來西亞政府在發展醫療旅遊產業所付出的心力。除了鼓勵醫療機構取得官方與國際機構的品質認證，政府為支援醫療旅遊業發展，也針對醫療產業制定較完善的法律和管理體系，同時也讓醫療機構的醫務執業人員前往美國、英國、澳洲等國家接受培訓，強化醫療技術與服務水準，讓整體的醫療服務資源能更為成熟與提升。

國際醫療旅遊，在乎的不僅僅是醫療水準，還有更多服務面向，語言的溝通更是最為明顯考量關鍵分，如何打破語言溝通障礙，讓醫療流程能夠順利進行，是非常重要的。馬來西亞是一個多元文化的社會，同時存在多種語言，共有 137 種語言的使用者，英文和馬來語是最基本的語言，其他如華語、閩南語、粵語、客家話、福州話、坦米爾語、印尼話等都能在這國家通用，甚至還有部分醫生熟悉阿拉伯語或日語，而這也是馬來西亞發展醫療旅遊很大的優勢，因為來此就醫的外國病患，可以不用擔心語言溝通可能造成的隔閡。

馬來西亞對內積極提升醫療資源品質與旅遊配套的多元服務，對外，則非常重視醫療旅遊的行銷與媒體宣傳。政府每年在醫療旅遊的宣傳經費預算的編列都在 2 億新台幣以上。政府在 2009 年成立馬來西亞醫療旅遊理事會，隸屬馬來西亞衛生部，專責推廣醫療保健旅遊，提供完整相關資訊；2012 年，透過參與「國際醫療保健旅遊博覽會」強化宣傳大馬醫療旅遊。根據聯合國世界旅遊組織（UNWTO）調查，馬來西亞已名列為醫療旅遊十強之一，政府在

2010年推出《經濟轉型計畫》，將醫療旅遊列為重點發展產業，透過退稅、減稅等優惠措施，鼓勵醫療旅遊企業發展。2012年外國觀光客總計有2,500萬人次，觀光收益達5649.9億台幣，世界排名第13。2014年，共有80萬名醫療旅客，為馬來西亞帶來將近八億馬幣收益（約台幣54億），比2013年成長了15%。「醫療旅遊」已經成為馬來西亞旅遊產業的新金磚。不過，醫療旅遊最重視的，除了醫療項目外，馬來西亞也規劃了包括交通、食宿等相關旅遊觀光的整體配套，如果病人有家屬隨行，所涉及的服務更為廣泛，因此，馬來西亞政府也鼓勵相關產業異業合作，設計出全方位的醫療旅遊配套行程。

打造五大醫療旅遊中心

馬來西亞主要的國際醫療客源，包括中國、印度、英國、美國、澳洲、日本及中東等國家，服務項目包括身體檢查、牙科、腫瘤科、心臟科、眼科、牙科、試管嬰兒、骨科外科、神經科等。以往，各醫療院所大多自行對外推廣，後來，在馬來西亞醫療旅遊理事會的協調下，做了整體行銷規劃。馬來西亞共有超過238家私人醫藥中心提供各級別的醫療服務，大多數獲本地的MSQH認證或國際JCI認證，其中積極參與醫療旅遊的有約70家左右，包括醫院、醫療中心、診所、複建中心、日間護理等。而馬來西亞醫療旅遊理事會選擇重點推廣具備卓越技術的20家醫院，例如專攻心臟專科的國家心臟中心（IJN）、以試管嬰兒聞名的麗陽醫藥中心、擅長腫瘤科的Ramsay Sime Darby醫藥中心、太子閣醫藥中心、鷹閣醫藥中心、班台醫藥中心等。

目前，馬來西亞政府鎖定了檳城、巴生穀、馬六甲、亞庇和柔佛依斯幹達經濟特區五個城市地區，設置重點醫療旅遊中心，各個地點各有市場目標和服務訴求，其中，馬六甲將專注在保健中心；亞庇以日本、中國和韓國為目標市場，注重健康與 SPA；柔佛依斯幹達經濟特區則鎖定新加坡旅客。

馬來西亞也針對各國客源的需求，採分進合擊、有計畫地針對各國需求進行各項醫療項目的推廣，例如全球知名的試管嬰兒中心——馬來西亞的麗陽醫藥中心，其試管嬰兒成功率高達 65%，超過了全球平均成功率標準的 60%，他們看準了中國二胎化政策的開放，正積極在中國大陸推展試管嬰兒服務，另外，南亞的孟加拉也是推廣重點地區；此外，中東國家也是馬來西亞的重點推廣地區，而宣傳重點則強調馬來西亞的友善穆斯林文化與環境，主要的醫療服務則以心血管疾病、腫瘤與減重手術為主。至於美國、英國、澳洲以及紐西蘭等手術醫療費用成本偏高的國家，尤其在牙科、整形美容、減重等高昂費用且沒有保險支付的醫療項目，就成為馬國政府的推廣重點。

印度——旅遊醫療商品多元豐富

在 2014 年一份聯合國有關服務業的報告中指出，印度正成為全球最受青睞的醫療旅遊目的地之一。根據印度工商聯合會（Ficci）和安侯建業會計事務所（KPMG）在 2014 年發布的一份關於亞洲醫療旅遊價值報告《Medical Value Travel》顯示，在 2013 年，總計約有 15 萬人到印度就醫，而且，印度已經成為亞洲醫療旅遊市場排名第二的國家。此外，根據均富諮詢（Grant Thornton International）2014 年的一項調查，估算印度每年從外國病人所獲得的收益淨利，就達到了 30 億美元，根據這份調查，推估到 2020 年，印度將從醫療旅遊獲得 80 億美元左右的收入。國際四大會計師事務所之一的畢馬威在 2015 年的分析報告中，針對印度醫療旅遊市場前景評估，到 2018 年，印度醫療旅遊市場價值將達到 60 億美元，2019 年則將可衝破 100 億美元，可說非常看好印度的醫療旅遊市場。印度現今擁有約 91.8 萬名醫生，預估未來三年，至少還有 40 家綜合性民營醫院開張，目前，印度已接待超過 23 萬位醫療旅遊遊客，其中絕大多數來自西方，而且醫療旅遊的人數還在快速成長，根據據印度政府估計，預計到 2018 年，以醫療旅遊為目的的外國遊客數量有望接近 100 萬人。

一個經濟相對落後的發展中國家，究竟有甚麼法寶可以吸引成千上萬的西方國家富人前往治病或療養？印度工商聯合會在其調查報告中分析，印度醫療旅遊產業迅速崛起，成為全球發展速度最快的醫療旅遊市場，主要是得利於低廉的醫療費用、優質的衛生基礎設施和擁有醫術高超的醫生。

其實，印度醫學早於公元前的哈拉帕文化年代就已經很發達，根據記載，在當時古印度就使用五靈脂治療肝病；利用頭蓋骨穿孔術治療頭痛和腦外傷等疾病。回到今日 21 世紀的當下，印度則有「世界藥房」之稱，是世界第二大生物藥品製造國。在印度，有 350 多家世界級的大型生物製藥企業，至於小型的生物製藥廠與仿製製藥企業則有 5,600 多家。這些藥廠所生產的藥品，具有很好的療效，最重要是價格便宜，有部分藥品與西方同類藥價格相較，僅僅需要西方藥價的十分之一。以最近印度上市治療丙型肝病的新藥為例，其價格僅為美國同種藥物價格的百分之一，對於 C 型（丙型）肝病最為盛行的中國病患來說，就掀起一波代購熱潮。

世界第一的服務 vs. 第三世界的價格

有人說病人在印度可以用「第三世界的價格」享受「世界第一的服務」，這就是印度成為醫療新熱點的主要誘因：合理的價格、一流的醫療設施、高水準的醫師、數量充足可供選擇的醫院與專家，以及多元的客製化服務，受到世界各地病人者青睞，再加上印度政府的全力支持，讓印度成為醫療旅遊勝地。總結印度的國際醫療亮點如下：

一、優質的醫療旅遊內容：良好的品質，是印度醫療旅遊最大的競爭力之一，包括醫療和旅遊兩部分，在強調高品質的醫療服務同時，印度的宗教、自然景觀、亙古獨特的文化底蘊，豐富的旅遊資源，在現代人追求休閒、健康，要求生活品質的同時，成為印度發展醫療旅遊的最佳元素。

不過，醫療旅遊，重點關鍵還是在醫療水準與品質。印度的醫療技術在英國殖民時期，就開始接觸、吸收西方的醫學觀念與技術，現今，印度各大型醫院的醫師絕大多數都是在歐美國家醫學院研習，取得博士學位後回國服務。因此，印度擁有大批的醫學菁英人才，他們結合了現代科技醫學與印度傳統醫學，讓印度的醫療技術水準不僅可與西方國家一較高下，甚或還具領頭之姿。

在印度，私立的醫院或醫療機構在其中扮演重要角色，至少有 21 家私立醫療機構通過國際 JCI 認證，根據國際獨立機構「醫療旅遊品質聯盟」（MTQUA）的評選，印度班加羅爾的一家醫院，就曾連續 5 年躋身全球最佳醫療旅遊醫院排名前三名。此外，高比率的手術成功率，也是印度醫療院所的驕傲與品牌保證。例如阿波羅（Apollo）醫院是印度第一家通過 JCI 的醫院，有 60％的醫師擁有國際行醫資格。2004 年，在阿波羅醫院 5 萬例的心臟外科手術中，成功率達 98.5％；138 例的骨髓移植手術成功率為 87％；而在 6,000 例的腎臟移植手術，成功率也達到 95％。

另外，以心臟手術治療聞名的埃斯科特醫院，擁有各種先進的醫療設備，每年可完成 4,200 例的心臟手術，而且死亡率只有 0.8％，感染率僅 0.3％，相對於西方已開發國家，同樣的手術平均死亡率是 1.2％、感染率則為 1％。

除了醫師高超的醫療技術，醫院相關其他護理人員的貼心與親切的照護服務態度，也是印度醫院強調的重點之一，而且，印度醫院大部分的醫護人員都會說英語，在醫病的溝通上方便許多，因此，受人信賴的醫療治療照護，當然受到病患的青睞。

二、超低廉的醫療價格：印度醫療價格究竟有多低廉？以同樣的檢查或治療，印度的醫療服務價格與美國相比就相差了 3 ～ 4 倍，不僅比西方國家便宜，與鄰近的泰國、新加坡、馬來西亞等國家比較，都還要低上許多。以一次核磁共振掃描來說，在美國需要 700

美元，在印度只需 60 美元。另外，根據印度工業聯合會的一份報告中指出，在印度的醫療費用大約只有西方已開發國家的十分之一，甚至更低。有位來自英國的病患到印度一家私人醫院接受心臟搭橋手術的案例，這項手術在英國需要 1.9 萬英鎊，而且還要排隊等候半年時間，到印度治療，包括來回機票，只需要 4,800 英鎊。

印度民營的全球健康醫療集團，位在印度國家首都區占地 17 公頃的園區內，擁有 1,250 個床位和 45 間手術室，在這裡進行心臟外科手術，只需要 6,000 美元，在美國需要 20 萬美元才能做的肝臟手術，全球健康醫療機構只要 1.4 萬美元；另外，需要尖端技術的機器人膝蓋手術，在這裡僅需 1 萬美元就可以做，這項手術在澳洲或中東地區，可是要花上 8 萬美元才能進行，由此就可以深切感受到印度醫療價格有多麼誘人。

三、無需漫長的等待時間：每個生病的人，一定希望能夠以最快速度獲得治療，但是，在許多國家，不僅可能要付出高昂的醫療費用，還要有耐心排隊等待，而這也是國際醫療以及醫療旅遊風行的重要原因之一。以需要接受心臟搭橋手術的心臟病患者來說，通常都要等上 3 ～ 6 個月時間，才有機會動手術。另外，在英國，若要進行膝蓋移植手術，需要經過 18 個月的等待時間，而在印度，無論是癌症、心臟手術、牙齒矯正、減重手術、或是髖關節、膝關節置換手術，任何治療只要完成必備程序，醫師就會立即展開治療，以膝蓋移植手術來說，只需要 5 天就可以做手術了。

四、政府支持協助行銷：為發展醫療旅遊，吸引更多的醫療旅遊者，印度政府自 2002 年推行了各項政策與措施，例如主動削減醫療設備進口稅，降低醫療機構的購買醫療設施的成本，協助私立醫院方便購買先進的醫療設備與儀器，確保硬體設備達世界先進水準。另外，印度衛生部門也與英國國家衛生服務體制（NationalHealthSystem，簡稱 NHS）協商，將需要長時間等候手術的英國病人轉到印度治療，不僅緩解英國國家衛生服務組織的醫療壓力，還為印度增加醫療旅遊客源。

由於印度醫療旅遊市場極具爆發潛力，政府在 2015 年由旅遊局領頭成立「國家醫學與健康旅遊促進委員會」，積極向世界行銷印度醫療旅遊，並且架設了專為宣傳印度醫療旅遊的政府網站，除了介紹醫療旅遊特色，為確保前來就醫者與醫療旅遊相關的各方利益，還提供想到印度進行醫療旅遊的患者各項具體服務建議，並且放寬簽證手續。

豐富的醫療旅遊產品，選擇多元

印度的醫療旅遊市場能夠迅速蓬勃發展，成為醫療旅遊市場的後起之秀，除了高品質的醫療技術與服務之外，在醫療旅遊產品的規劃也有清楚的定位，並且針對前來就醫的國外患者遊客的需求，設計各種產品類型，涵蓋面也很廣，包括心內外科、牙科、整形整容外科、脊椎接骨、減壓、關節造形術、外科移植、腫瘤、耳喉鼻科、神經外科、眼科等，另外，也有提供印度草藥、物理療法、印度瑜伽、豪華 SPA 等醫療服務休閒服務。

首先，印度醫療旅遊產品，主要訴求三種旅遊者類型：

一、專門前來印度就醫的外國人：如需要心臟瓣膜更換、肝臟移植等手術的病人。

二、前來印度尋求印度傳統治療的外國人：印度的傳統草藥學流傳久遠，與西方醫學相較，多了些許神秘，對於部分想要找尋秘方，治療些許頑疾的病患來說，具有吸引力。

三、休閒健康護理需求者：印度瑜珈與草醫護理是印度特有且全球知名，另外還有水療、物理療法等，對於旅遊者來說，就算不做專科醫療，也可以在印度進行相關健康保健護理，特別是高齡的旅遊者更具市場性。印度有家旅行社就曾針對北歐月領養老金的退休人員，推出了一個在印度居住為期 16 個月醫療旅遊套餐，費用大約是退休人員的三個月養老金，旅遊地點由旅者自行決定，並且在印度居住期間，負責照護他們可能發生的疾病。對於居住在常年溫度較低，日照較少的北歐國家民眾來說，屬於熱帶氣候的印度，的確提供了很誘人的旅遊商品，同時也不必為了健康問題而有所畏懼。

印度的醫療旅遊產品，大多以醫療旅遊套餐呈現，印度著名的醫療旅遊產品營運商 MedicaltourinIndia 就有專為歐美遊客設計的醫療旅遊套餐，例如 10,000 美元的牙齒美容套餐，服務內容包括醫師的旅遊前諮詢、手術後諮詢以及治療後恢復期間的全套旅遊安排，包括旅館、交通、雙語服務、印度果阿休閒旅遊、印度境內自選海濱活動或觀光旅遊等。甚至有部分營運商推出「家人醫療旅遊」套餐，這項商品的特色，就是所有家庭成員都可以在這項商品裡面找到適合自己需要的醫療項目，例如爸爸做眼睛護理、媽媽做減重手術、小朋友則選擇牙齒護理等等。另外，病患到國外做醫療護理，都會有家人或朋友陪同前往，因此，也有些營運商以這些陪同者作為商品亮點，推出陪同醫療旅遊者前往治療者往返機票以及在印度期間的一切費用全都免費的醫療旅遊商品。適性多元的醫療旅遊產品相較其他國家，極具競爭力，為印度醫療旅遊市場帶來莫大商機。

醫療旅遊醫院專業且各具特色

印度提供醫療旅遊服務大多是大型的私立專業醫院，而且，各家醫院各有所擅長的專科項目，各具特色，可以滿足各種不同需求的醫療旅遊者。在畢馬威會計師事務所 2015 年所做的報告指出，印度醫療機構的高品質醫護服務，除了醫護人員的醫療照護外，還具備指引病人前往正確的醫院接受綜合治療的能力，促使印度的醫療機構有了更多元的治療選擇，包括植牙、整形等手術，都呈現倍增成長。

● 埃斯科特心臟醫院

位於新德里東南郊的埃斯科特心臟醫院和研究中心，是印度醫療旅遊業的龍頭企業。院長納瑞什·特瑞漢是聞名世界的心血管專家，他認為所謂醫療旅遊，就是病患到外國接受治療，也同時享受醫院所安排的配套旅遊服務。

所以，埃斯科特醫院有屬於醫院安排的醫療旅遊專案，會在醫院官網站先行介紹服務專案的特色。在收到國外病患的要求後，便會根據病患的情況量身設計治療方案。醫院裡配有廚師，可以根據病患的口味提供專門服務。病房以星級飯店的標準進行管理，乾淨舒適，並有齊全的通信設備，如有需求可以配備翻譯。並且根據病患的治療情況，安排有助康復的印度特色旅遊，例如安排一個瑜伽假期，或是泰姬陵旅遊等。一位來自美國，在埃斯科特醫院接受心臟瓣膜置換手術的患者，整個手術療程不用一個月時間，如果是在美國，手術費用至少需要 20 萬美元，然而，在印度，他只花費了 1 萬美元，而且還包含了往返機票與泰姬陵旅遊。

●梅第奇醫院

梅第奇醫院的射波刀無創膝蓋手術，號稱是亞洲獨一無二的專科，並且針對東南亞國家和杜拜的突發急救，提供印度空中醫生服務。

●富通醫院

富通醫院是印度大型的連鎖醫院集團，提供外國病人定制化服務，包括協助簽證、翻譯和機場接送等。為了滿足旺盛的需求，富通醫院還不斷在擴充，預計到 2021 年，病床數將可達 9,000 張。

印度擁有世界級的醫療專家團隊、突破性的技術與高標準的病人護理，成為許多非洲病人的國外醫療首選，另外，也大量吸引中東與東歐國家病患的醫療需求。只是空氣環境污染、印度私人醫院面臨相關法律不夠完善，萬一發生醫療事故，病人的合法權益缺乏相應的法律保障等等，都還是有些負面因素與問題亟待解決。為保障海外遊客的治療品質，印度政府在 2015 年 7 月宣布將設立國家醫療保健旅遊局，希望能提供國外就醫者更多的保護，建立遊客信心。

過往，提起印度，就會聯想到瑜伽和軟體業產，如今，醫療旅遊將成為印度的另一個代名詞，更是傾國家之力積極想要成就的輝煌，成為醫療旅遊市場的世界領導者，正是印度政府的努力方向。

台灣——三大關鍵亮點，三年內求突破與創新

根據美國 Transparency Market Research 在 2015 年 1 月份發布的研究報告稱，2019 年全球醫療旅遊市場規模將由目前的 100 億美元升至 300 億美元，從 2015 年至 2019 年全球醫療旅遊業，將保持 17.9%的複合年均增長率。

對於相對歐美先進國家昂貴的醫療費用，台灣擁有完善的健保制度，以及親民的醫療價格，的確有發展國際醫療的潛力。前衛福部部長邱文達，在接掌公職之前，就致力發展台灣的國際醫療事務，在卸下公職後接任了台灣國際醫療衛生促進協會理事長，繼續推動台灣國際醫療發展，他認為國際醫療對一個國家來說，對外可以展現國家的醫衛實力，對內則是拓展國際醫療產業，提升國家經濟發展，內外兩者相輔相成。

台灣的醫療領域擁有紮實的醫師培訓制度、完善的健保政策，再輔以高醫師 / 人口比，國民多能享有完善的醫療照顧，也因如此，台灣的醫療水準在國際間享譽盛名。2012 年國家地理頻道紀錄片《亞洲新視野：台灣醫療奇蹟》中，提到我國的醫療水準位居亞洲第一，全球第三，締造東亞島國的美麗奇蹟。而台灣在上個世紀 70 年代進

入外交冰河期後，我們擁有的優質醫療人才及專業診治實力，開始在活路外交政策中扮演著舉足輕重的角色，透過國際醫療，台灣與海外友邦搭起一座座象徵友誼的橋樑。

為表彰投身醫療服務的優秀從業人員，政府及民間機構發起醫療奉獻獎、台灣醫療典範獎等諸多獎項，表彰在台灣服務的杏林楷模，且已行之有年並廣受社會各界盛讚；相形之下，台灣投身國際醫療的從業人員們遠赴他邦，獻出青春所做的努力，卻常被阻隔在海洋的另一端，難以被國人看見，為了肯定這群默默發揮愛心耕耘海外的團體或個人，因此「國際醫療典範獎」便應運而生。

2016 年，第一屆國際醫療典範獎正式辦理徵件，期間有近四十組從事國際醫療的個人及團體參與報名，儼然為當年醫療界的一大盛事。二十餘位來自各領域的社會賢達，在為期一個月的評選作業中，翻閱堆如小山般的參獎資料，曾有評審表示，儘管未親身涉於萬里之外，卻能在徜徉於字裡行間時，強烈感受到國際醫療從業人員的無私大愛。第一屆國際醫療典範獎歷經兩輪選拔投票，最終選出包括享有「亞洲換肝之父」美名的陳肇隆醫師以及在索羅門群島服務超過三十萬人次的高雄醫學大學附設中和醫院援外小組、彰化基督教醫院海外醫療中心、台北市立萬芳醫院駐聖多美普林西比醫療團等，總共三位優秀個人、四組優秀團體獲獎。

自此，這個深具意義的國際醫療典範獎每年都會進行頒獎，在前一屆優秀得獎者的引領與傳承下，最新一屆的參獎者中，更增添許多推動國際醫療服務新模式的個人及團體踴躍參與。「國際醫療」這個名詞本身即代表著各種可能，不論從事海外人道救援、培訓海外醫療人才、抑或以醫旅服務提升台灣能見度，只要能夠提升人類福祉，便無愧為杏林典範。

發揮優勢，再創高峰

2016 年 8 月全球最大旅外人士網站 InterNations 公布一項「全球最適宜的居住地」的調查結果，針對各國旅外人士就移居他國的生活品質、工作和財務等進行綜合評量，調查結果台灣在全球調查的 67 國與城市中，登上全球最宜居住地首位。調查指出，大部分海外人士選擇台灣的主要原因是民風友善、經濟發達，而且擁有美麗的自然環境。InterNations 的主管齊克（Malte Zeeck）表示，不管在生活品質，或是個人理財，台灣都是最棒的地方。

台灣無論從醫療技術水平或是旅遊環境觀察，台灣都非常適合推動國際醫療與醫療旅遊產業，尤其台灣擁有最關鍵的推動元素，那就是優質的服務。許多人都肯定台灣最美的風景就是人，因為台灣人民純樸、熱心、親切的特質，細膩而溫馨且專業的服務熱情成為台灣推動國際醫療旅遊的最大優勢。

世界觀光組織（World Tourism Organization，UNWTO）曾經做過評估，2020 年將會有四分之一的國際觀光客選擇在亞太地區旅遊，因此，近年來亞洲各國都致力推行各項醫療配套措施，由於潛在市場需求大，台灣醫療旅遊服務產業當然更不該缺席。醫療產業是台灣近年少數能夠維持二位數成長的產業之一，而台灣完善的健保制度，搭配親民價格，就能擁有完整的專業治療，休養生息之餘，順道欣賞台灣純樸善良的人文風情，促使台灣國際醫療及相關觀光旅遊蓬勃發展。

台灣醫療旅遊客源以中國大陸民眾為最大宗，根據台灣交通部觀光局的資料統計，自 2012 年至 2015 年四年來，每年都超過了五萬人次。根據行政院「讓台灣醫療變成國際名牌」的文稿中也提及，在 2013 年有 23 萬外籍人次來台接受醫療服務，根據台灣中華經濟研究院統計，台灣國際醫療關聯產值自 2008 年 19 億新台幣，到 2013 年為 136 億新台幣，成長了 6.8 倍，而健檢、美容、重症醫療及罕見疾病是台灣主推的醫療項目。

國際醫療在亞洲東南亞國家已經早一步起跑許久，也看到對於各國國家經濟發揮相當大的效益與助益，2013 年，台灣鄰近周邊國家包括日本、韓國與中國大陸，也都由其國家領袖帶頭全力推動國際醫療專區，邱文達認為台灣若不積極推動國際醫療產業，未來很快會落後於周邊國家。加上近年各項產業全球化，包括人才也都在進行全球移動，台灣原本擁有的優秀醫療人員不斷出現被其他國家高薪挖腳的情況，尤其是中國大陸延攬動作更是積極，邱文達從旁觀察，台灣尋求蛻變的時間已經不多，僅僅只有三年時間。

儘管只有三年，但仍有機會，邱文達認為台灣的醫療成就在國際上備受推崇，包括活體肝臟移植、心血管治療、減重手術、關節置換、人工生殖……等，台灣醫療人員的職業水準在全球享有聲譽，同時，國際國際媒體也對台灣的醫療給予正面評價。自 2003 年開始推廣醫療旅遊，2007 年，台灣委託私立醫院協會及外貿協會推動國際醫療旗艦計畫，人數由 2008 年 2 萬人到 2013 年達到了 23 萬人。2009 年提出健康產業白金方案，推動國際醫療四年計畫，之後，在

2013 年推出國際醫療自由經濟示範區，之後幾年因政黨輪替，目前計畫已然停止。

針對台灣國際醫療發展，邱文達提出建議，認為台灣的國際醫療推動可分三階段進行：第一階段應設置國際醫療服務中心；第二階段發展國際健康產業園區；未來更應扶植跨國健康產業。

在邱文達擔任衛福部部長期間，在 2013 年便在台灣設立五處國際醫療服務中心，並且擬定六大策略：

一、**擴大中小型醫療機構參與**：以中小型醫院為主軸，平均占床率，區域醫院 67%、地區醫院 50%，仍有發展空間。以健檢、醫美及常規性治療為主。鼓勵有特色與高品質診所加入，持續品質確保，至 2013 年已完成 35 家健診與 27 家美容醫學機構認證。

二、**發展質量並重的特色醫療**：包括顱顏手術、活體肝移植、關節置換與脊椎手術、心臟檢查與治療、選擇性手術（如微創手術等）、人工生殖及先天性畸形、美容手術、植牙及高階健檢。另外，在重症醫療方面，台灣也有不錯表現，例如阿富汗醫師來台治血管瘤，以及肝移植手術、治療小腦病變、罕見疾病如成年型早老症與整形重建等，都是台灣具備高醫療技術的專科項目。

三、**全球行銷、在地服務**：國際醫療旅遊推展是需要跨部會整合，因此政府整合了 60 處外貿協會、117 個外交部駐點、11 個觀光局駐點、36 個僑委會駐點以及 182 個台商會，共同向全球推廣行銷，並且強調在地服務內容。

四、加強對目標地區的推廣：東南亞及美、加地區華僑、港澳地區、中國大陸、日本、美加等地有醫療保險給付海外醫療及其他新興地區，如杜拜及中東等。例如中華航空公司與新光醫院、萬芳醫院、長庚醫院等知名醫院合作，推出體檢套餐，積極開拓醫療市場。另外，也由台北世界貿易中心領隊，在香港國際醫療及保健展，以「半分錢，一分貨」的低價質優訴求，搶攻香港醫療市場。

五、加強「僑安專案」：自 2012 年起藉由僑務委員會及外交部與僑社向緬甸、寮國、柬埔寨推動，結果共 197 團，2,203 人次。讓緬甸華僑藉此管道前來台灣進行健檢增加，希望擴展至全球僑社。

六、加強跨部會及民間組織合作：外交部、交通部、僑務委員會、內政部移民署、經濟部、陸委會、外貿協會及民間組織共同推動。

至於第二階段發展國際健康產業園區，邱文達表示這須通過示範區特別條例後才能進行。健康產業園區的設置已經成為全球趨勢，至於設置園區的主要目的，是可以集中管理，獲取高效益。而且，當國際病患過多時，可分流用以避免國內民眾就醫權益。

在亞洲及台灣周邊國家都已經設置園區，例如印度的 Narayana Hrudayalaya Health City、新加坡 Connexion Medical Center、馬來西亞的 Iskandar Development Region、日本的大阪府臨空城、韓國的仁川、濟州保健城、大陸的上海、成都、深圳、博鰲等。至於台灣，原本政策規劃，也已經將桃園設定為園區發展重點城市的相關政策，邱文達認為應該以產業為主、醫療為輔，以醫院為中心構建國際健康療相關包括生技、醫材、製藥、資訊、醫美、健檢、養生、復健、訓練、會議等全面的健康產業。

國際形象良好，醫療技術進步、費用合理且有競爭力、華人對台灣醫療有信心，是台灣發展國際醫療旅遊的優勢。然而，台灣國際化程度不足、行銷管道不成熟、部分國人尚有疑慮，加上鄰近國家競爭、法令限制，修法困難、國際經濟不確定性等等國內外現實問題與威脅，台灣想要發展國際醫療，必須要有實際策略，並且層層突破。

醫療旅遊台灣雖然起步較遲，但是，在門診、住診、健檢及美容等四項醫療項目的服務量能依然在持續增加。由於國際需求持續增加、台灣的環境地理位置能縮短與各國交通時間，在國際醫療發展上還是有機會，但是該如何突破現有的困境，邱文達提出以下三大建言：

一、台灣醫療器材亟待升級與跨域整合：全球醫療器材市場持續穩健成長，根據統計，全球醫材產業產值從 2012 年的 3,000 億多美元一路成長，預估 2017 年前後，整體產業產值將突破 4,000 億美元。其中，全球高齡化持續帶動相關產品需求，高齡相關產品成長幅度相對較快，例如骨科醫材、植入物、牙科、行動輔具、助聽器、眼科設備等，是成長幅度較多的商機品項。

反觀台灣醫療器材市場，相對於國際發展基期較低，台灣醫材製造廠商將近 700 家，產值 700 多億新台幣，產品大多以低階居家型產品為主，亟待升級為高階醫材，如植牙、人工關節、心臟支架、超音波及輔具等的研發生產，此外，因為醫療與醫美帶動了跨域整合，掀起聲醫光電產業熱潮，台灣產業一旦突破現有困境，將有可能出現跳躍式成長。

二、需有保障國人就醫權益的配套：根據統計，2013 年台灣在國際醫療共有 23 萬 1 千 1 百人次，占全國門診的萬分之三，占全國住院人的千分之一；其中，多數以中小型醫院的健檢、醫美為主。台灣目前區域醫院佔床率為 67%，地區醫院為 50 %，因此，從占床率觀察，台灣發展國際醫療仍有空間，即使人數倍增，仍應不致排擠國人的就醫權益。

但是對於台灣在地民眾來說仍然有些憂心，例如可能產生排擠健保，提高醫藥費用；醫療營利化、商業化與階級化、可能吸引醫師投入影響在地民眾就醫品質、擔心大陸醫師與醫事人員來台等等。如何化解民眾疑慮，保障國人就醫權益不受影響，是政府應有的責任，因此，政府在政策上也需制定包括限制示範區的區數及醫療機構家數、限制區外醫事人員到區內執業時數、區內不得使用健保、繳交特許費及回饋機制以及優先用於照顧弱勢族群等相關配套，並且成立國際醫療諮議會，廣納各界建言，這些層層關卡的設定，就是為了避免醫療資源受到排擠、影響台灣民眾的就醫權益。

三、扶植全球跨國健康產業：21 世紀全球醫療與生技產業正在轉型與重整，全球國際醫療發展至今，也開始朝向跨國醫療產業轉型。

以美國來說，美國知名醫院已經在全球布局，美國前十大醫院有七家在國外設點。至於亞洲地區最早開始國際醫療的泰國、印度、新加坡及馬來西亞等國家，已經朝跨國醫療產業轉型，例如新加坡跨國醫療產業集團——亞洲最大的百匯醫療集團，在全球佈建了 17 家醫療機構，市值達 1,350 億新台幣，2013 年由馬來西亞政府的控股公司高價收購過半股權；而印度富通醫療保健（Fortis Healthcare）跨國醫療產業集團，也在全球 7 個國家和地區設有機構，共有 76 家醫院、1,2000 張病床以及 23,000 人的人才庫；馬來西亞 IHH Healthcare Berhad 跨國醫療產業集團，則在全亞洲包括馬來西亞、新加坡、土耳其、中國大陸、印度、香港、越南、汶萊、馬其頓、阿拉伯聯合大公國（杜拜）等 9 個國家，共設立 33 家醫院、5,000 多張病床，共有 24,000 員工。除了東南亞國家，位在東北亞的日本、韓國，以及中國大陸也都急起直追。

另外，在中東地區，杜拜從 2002 年起，就在杜拜市中心的商業區規劃健康城專案，設置了全球第一個全面的醫療自由區（Free Zone）：杜拜健康城，希望為來自世界各地的就醫者，提供世界頂級的醫療服務。2010 年，健康城的第一期工程已經正式完工，並且開始運作，為全球想到杜拜就醫的患者，提供看病、檢查、治療、護理和療養一站式的醫療服務。

在健康城中，有世界知名的綜合性醫院，包括新杜拜醫院、拉希德醫院、馬克圖姆醫院等，同時還有 90 多家專科門診及醫學實驗室以及 140 多家商業醫療護理中心。目前在這裡工作的醫護人員，有 1,700 人。健康城中滙聚了全球各地的治療方法，例如西醫、中醫針灸按摩、印度醫學、自然療法、順勢療法等。病患到健康城看病時，醫生會為其講解詳細的治療過程。病人在看病時，會有一名責任護士從問診、抽血化驗到辦理住院手續，全程為其提供貼身服務。此外，在健康城裡還有多個大型商場及豪華酒店。根據杜拜市政府官方統計，僅僅在 2014 上半年，前來健康城就醫的全球患者就已經超過 60 萬人。

跨國醫療產業已經成為全球趨勢，邱文達認為台灣也應該積極挑戰，扶植跨國醫療產業。目前台灣有明基友達集團的醫療跨域整合，主要還是鎖定在醫療器材的研發製造，主要產業布局包括了遠距健康照護管理、影響診斷醫療器材、醫美產品、隱形眼鏡、醫療設備及耗材製造與行銷 3D 植牙整合服務等。

儘管台灣面臨著內外交錯的種種困境，但台灣更應朝國際化及開放發展，如果能夠把握目前優勢，全力發展國際醫療，才有機會避免被邊緣化和人才被掏空的危機，同時還能成為形塑國家形象、帶動台灣經濟成長的動力。

中國大陸——創建特色中醫保健國際醫療旅遊品牌

隨著中國大陸進入老齡化社會，人們對養生、健康等行業越來越關注，醫療產業也因全球化影響，跨越了國界，醫療旅遊從小眾市場已經擴展成為各國爭相積極經營的經濟產業。尤其在亞洲地區更是備受關注，像是泰國、印度、新加坡、馬來西亞都因為發展醫療旅遊，讓國家經濟穩定翻紅，對於中國來說，何嘗有缺席的道理。所以，中國大陸在《國務院關於促進旅遊業改革發展的若干意見》明確提出，要積極發展休閒度假旅遊，推動形成專業化的老年旅遊服務品牌，並發展特色醫療、療養康復、美容保健等醫療旅遊。

清華大學醫院管理研究院院長高級顧問劉庭芳教授曾就中國大陸發展國際醫療旅遊做過研究分析，他認為中國大陸發展國際醫療旅遊的優勢與其他開發中國家是一致的，包括有相對低廉的醫療服務價格、國內人力資源充足、中國醫學研究與開發有一定基礎，醫療基礎設施建設完整，此外，中國高科技醫學技術與傳統中醫學相結合的特色治療技術，以及豐富的醫療旅遊景點，將是成為中國國際醫療旅遊發展與其他國家最大差異化，以及增加潛在醫療旅遊勝地吸引力的亮點。2014 年，國家旅遊局與國家中醫藥管理局簽署了合作協定，也意味著發展中醫藥健康旅遊，已經進入大陸國家旅遊發展策略。

在政策引導下，北京市旅遊發展委員會與北京市中醫管理局聯合簽署了《關於推進中醫藥健康旅遊發展的合作協定》，積極推展醫療旅遊商品，包括凱撒、中青旅等 7 家旅行社推出了 7 條中醫養生旅遊行程，以凱撒旅遊所推的「動靜結合」、「養生 + 旅遊」的綜合行程為例，凱撒旅遊與北京地區知名的醫療機構合作，為旅遊者規劃接受中醫體檢、中醫推拿與刮痧體驗，並且可以遊覽入住「太醫館」，參觀藥用植物園等行程；另外，北京東直門醫院國際部，也推展中醫養生、文化體驗和旅遊三方結合的健康旅遊專案，旅客可以在現場進行藥丸製作、中醫講堂等體驗。除了北京，上海、廣州、南京、三亞、杭州等一級城市或旅遊勝地，也都紛紛推出醫療旅遊服務商品，希望能藉此吸引更多觀光遊客。

大陸各城市紛紛推廣醫療旅遊產業之際，在中央也早有規劃，自從 2009 年以來，中國國務院辦公廳、各部委、國家中醫管理局及部分地方政府，總共提出了 20 多項與醫療旅遊相關的文件，分別涉及開放社會資本辦醫、發展中醫健康旅遊以及醫療旅遊先行區的優惠政策等。在 2013 年的《關於促進健康服務業發展的若干意見》中，也首次提出將社會辦醫療機構納入財政資金補助範圍，並通過完善政府投資補助政策支持社會資本辦醫。而在《關於促進中醫藥健康旅遊產業發展的指導意見》裡也指出，到 2020 年，中醫藥健康旅遊收入將達 3,000 億元人民幣，在全國建設 30 個「中醫藥健康旅遊示範區」，並且提出了八項重點任務，國家中醫藥管理局和國家旅遊局，也將聯合開展中醫藥健康旅遊示範區的創建工作。

其中，海南博鰲樂成國際醫療旅遊先行區，正是中國大陸推展國際醫療旅遊的一張新名片。

●海南博鼇樂城國際醫療旅遊先行區

博鼇亞洲論壇在 2013 年年會中，首次宣布要在海南博鰲樂城設置中國第一個國際醫療旅遊先行區。整體專案分為「保健養生」和「醫學治療」兩大主題，以建設海南成為世界養生聖地為目標。在這示範區裡將以醫療服務業為重點，建設新興產業園區，吸引國際高端醫療與研發機構進駐，發展旅遊性醫療與康復性醫療項目，並以健康檢查、慢性病治療康復、中醫養生保健、整形美容、先進醫療技術研發和孵化作為重點內容。

為了推展博鰲樂城國際旅遊先行區，政府也提出：一、加快先行區醫療器械和藥品進口註冊審批；二、先行區可根據自身的技術能力，申報開展幹細胞臨床研究等前沿醫療技術研究專案；三、衛生部門在審批先行區非公立醫院機構及其開設的診療項目時，對其執業範圍內需配備且符合配備標準要求的大型藥用設備可一併審批；四、境外醫師在先行區內執業時間試行放寬至3年；五、允許境外資本在先行區內舉辦醫療機構；六、可適當降低先行區部分醫療器械和藥品的進口關稅；七、適當增加先行區建設用地計畫指標；八、支援並指導先行區引入生態、醫療、新能源等相關國際組織，承辦國際會議；九、鼓勵先行區利用多種管道融資，吸引社會投資等9項優惠政策，予以支持。

作為中國第一個國際醫療旅遊先行區，海南博鼇樂城國際醫療旅遊先行區，重點發展的領域主要包括：特許醫療、健康管理、照護康復、醫學美容和抗衰老等，將形成為遊客提供體檢、健康管理、醫療服務、康復、養生等專案的完整醫療產業鏈。海南省政府預計在十年內將其打造為世界首屈一指的醫療旅遊目的地、醫療高端人才聚集區及健康領域國際交流平臺，產值規模估計可達500億元人民幣以上，來先行區的醫療旅遊人數預計占全省旅遊過夜人數10%以上，產業增加值占全省旅遊產業增加值的比重，將達到20%以上。2015年12月底有7個確定專案集體動土建設，包括了博鼇恒大國際醫學中心、瑞達法珀賽爾國際康復中心、中國幹細胞集團海南博鼇附屬幹細胞醫院、博鼇濟民國際醫學抗衰老中心、博鼇一齡抗衰老中心、美麗田園博鼇醫療抗衰老中心與海南省腫瘤醫院成美國際醫學中心等。

此外，據了解，中國再生醫學集團也計畫在先行區投資建設「再生醫學臨床醫療中心」與「再生醫學研究中心」。再生醫學臨床醫療中心將由中國再生醫學國際有限公司承擔建設，並與英國牛津大學、香港大學、香港華潤醫療集團等合作，第一期將以角膜病治療為主的眼科醫療中心做為建設重點，這醫療中心未來將採用全球第一個生物工程角膜「艾欣瞳」的手術治療，希望能為世界角膜盲患者帶來快速重見光明的希望。

海南博鼇樂城國際醫療旅遊先行區，以萬泉河為生態廊道，強調以低碳生態環境為基礎、以發展高端醫療養生產業為方向，以可持續發展為標準，將這裡建構成國際醫療旅遊先行區、21 世紀新的國際組織聚集地和全球領先的低碳低排放生態社區，形成「一河兩岸、四區五組團」的空間結構，包括有世界頂級醫院、國際組織基地、高端購物中心、特色體驗居住區四大功能區，以及由 5 個醫療養生組團構成的健康長廊。

大陸醫療旅遊，尚待形成品牌

隨著海南博鰲樂城國際旅遊先行區開始建構落實，中國各主要旅遊勝地與一級城市也積極推動醫療旅遊商品，中國國際醫療旅遊產業看來似乎已經風風火火地展開，但是，劉庭芳認為，就整體來說，中國醫療旅遊發展其實還尚未成熟，因為，在國內將醫療旅遊作為旅遊產業項目開發的城市還是少數，還沒有建構一個網絡，在國際競爭上，也尚未形成品牌。

劉庭芳在《中國國際醫療旅遊相關政策及准入、運營與評價模式研究》的課題研究報告中，就提出了相關政策建議：

一、建立國家級多部門合作共管協調機制：在管理體制、機制方面需要創新和突破。

二、**制定國際醫療旅遊相關政策和制度**：從准入、運營、評價、監管等四個方面進行制度設計。

三、**積極進行國際醫療旅遊服務試點**：確定一些地區或幾所擁有高端醫療資源的公立醫院，以PPP模式（Public-Private Partnership，指公私合夥或公私協力）先試先行。例如選定北京中日友好醫院國際醫療部（目標市場為日本、歐洲）、上海國際醫學園區（上海國際醫院，目標市場以歐、美及日本為主）、廣州南方醫科大學南方醫院國際醫療部（目標市場以華僑、華人及台港澳為主）、海南省三亞市中醫院（目標市場鎖定俄羅斯、中亞、北歐）、新疆醫科大學附屬醫院（目標市場設定以中亞國家為主），以及寧夏醫科大學總醫院（目標市場設定為阿拉伯國家）作為開展國際醫療旅遊服務試點，在獲取經驗後，再逐步擴大中國國際醫療旅遊服務市場。

四、**加強國際醫療旅遊人才隊伍建設**：國際醫療旅遊的管理與服務人才，需要具有國際觀以及醫療、旅遊相關產業的專業。建議在管理人才方面，可從國際醫療旅遊主管部門和醫療機構，選送部分人員前往國際旅遊發展較好的國家或地區進行系統學習與培訓，更新觀念，以提高管理能力。在服務人才方面，對於醫療機構和旅遊相關產業服務人員，必須推動業務和語言培訓，以提供人力資源的保障。

五、**創建特色中醫保健國際醫療旅遊品牌**：中國國際醫療旅遊產業發展較慢，在亞洲地區已經競爭非常激烈，如何發揮中國醫療技術水平優勢，結合中國的特色，研發系列醫療旅遊產品，豐富中國醫療旅遊產品體系更為重要，中國傳統醫療將是最大的優勢。集結中醫藥醫治康復、養生保健、觀光休閒、娛樂為一體的中醫保健旅遊點，以中高端醫療保健市場為目標，建立獨具中國特色的醫療旅遊品牌，打入國際市場。

六、**建立國際醫療保險制度**：醫療旅遊雖然已經成為一種新的消費時尚，但由於醫療服務的不可確定性，醫療旅遊仍存在著不少旅遊風險。然而，針對醫療旅遊所設計的旅遊保險產品幾乎為零。即使國內外保險公司推出的境外旅遊險、交通意外保險等各類旅遊保險產品，都沒有涵蓋醫療旅遊保險。國際醫療保險制度的建立，與國際醫療旅遊服務的運行，兩者有著緊密的關係，需要主動引入或設計推出相關產品，以滿足市場需求。

七、**積極行銷，宣傳推廣中國國際醫療旅遊**：劉庭芳指出，優勢並不能自然而然形成市場，國際醫療旅遊起步較早的國家，都認識到對醫療旅遊進行宣傳推介的重要性。匈牙利在 2003 年曾以「健康旅遊年」作為旅遊主題、新加坡旅遊局曾在印尼的 8 個城市舉行推廣活動，推廣新加坡的醫療旅遊產品；印度則藉由每年的醫療旅遊博覽會，提升印度醫療旅遊產品的能見度。劉庭芳建議，醫療主管部門可以聯合旅遊主管部門、醫療機構與相關政府部門加強宣傳，積極運用目前國際上先進的營銷方式，例如網絡營銷、體驗營銷等，多管道與多元方式相結合，藉由媒體和輿論促進中國國際醫療旅遊的發展。

醫療旅遊的發展其實是全球醫療資源的重新整合，對於醫療旅遊者可以節省醫療成本，同時也能解決國家彼此間的醫療資源的供需平衡。但不可忽視的是，在發展中也存在一系列的問題，尤其面臨嚴峻的法律障礙與風險，由於醫療行為發生地和醫療旅遊者的經常居住地，分處於不同的國家，而各國的法律體系可能差異性較大。未來如何保障醫療旅遊者的權益，將會是發展國際醫療旅遊產業的一大課題。儘管如此，全球國際醫療旅遊產業風行已經勢不可擋，尤其是在亞洲區域，更是競爭最為激烈的戰場，卻也將成為全球人才薈萃的熱區。

第 8 章

銀髮產業人力大爆發——你瞭解嗎？

｜訪談專家｜蔡芳文（雙連安養中心執行長）

吳永平（徐州醫科大學黨委書記教授）

銀髮產業，是現今全球最具潛力的明星產業，無論是在醫護、管理、研發、設計、生產等都需要各種專業人力資源投入，尤其是在醫養的長照體系。

以台灣來說，每年相關科系的畢業生接近 6,000 人，政府有責任引導協助，提供好的就業環境，同時解決安養機構人力不足的問題。擁有良好的設施與環境等硬體條件後，更需要專業團隊來經營，因為養老產業是一項「人」的事業，需要的就是人才，目前雙連安養中心也與學校相關科系建立產學合作，研發服務模式、開發老人無障礙輔具。

徐州醫科大學，是中國大陸重要醫護人才的培養基地之一，同時與台灣、美國的醫療與養老專業資源合作，相關學系院所的學生，可藉由產學交流，讓自己的所學專業，能有實務經驗，未來更可落實在相關產業領域的工作表現，強化未來醫養機構的人力資源。

有一群高雄醫學大學醫務管理暨醫療資訊系的學生，在一堂專題課程中，運用現代科技設計了一個名為「啟動健健老」的年長者衰弱自主評估 App，以他們的學習專業對於高齡長者付出關懷。

這個 App 是將衰弱評估問卷的測驗流程與使用介面，轉化成圖像式的遊戲，讓反應較為遲緩的長者可以融入情境，引導他們作答。之後，會將所蒐集的資料與數據進行彙整，再透過雲端傳輸到社區的照顧中心和醫院，並且提供醫院監測，讓相關機構或醫師可以掌握長者的身體狀況與可能的問題，同時進行評估與紀錄，以提供日後長者就醫時適時的照顧與醫療協助。

衰弱評估問卷的題目從基本資料、社經地位、生活習慣、親屬關係、社區資源與醫療資源的調查，以及身心理的狀況評估，內容廣泛。這項計畫已經進行三年，除了繼續開發樣本數，也將「健健老」推廣到社區的活動中心、照護中心等據點，以及有智慧型手機的長者。從使用後的問卷結果發現，有很多長者認為這個評估量表對自己有幫助，願意繼續使用。同時，也有更多社區據點希望能與「啟動健健老」App 合作。而這項 App 計畫也還在持續進行中，期望能在未來可與在地醫院或是照護中心合作。

台灣長照人力資源，有強大需求

學校透過專題課程的設計，讓在學學生透過學習計畫，對於長者照護議題與銀髮產業有了初步認識與涉獵，甚至更進一步激盪出研究火花，開發出能夠提供高齡者更多方便、實用的新產品。銀髮產業是現今最具潛力的產業，無論是在研發、設計、生產、醫護都需要各種專業人力資源投入，尤其是在醫養的長照體系。雙連安養中心執行長蔡芳文就特別強調，要發展養老產業，一定要從培養人才著手。

以台灣來說，每年相關科系的畢業生越來越多，政府有責任引導協助，提供好的晉升制度與就業環境，同時解決安養機構人力不足的問題。就以雙連安養中心來說，擁有良好的設施與環境等硬體條件後，更需要專業團隊來經營，這就是軟體部分，需要的就是人才，因為養老產業是一項「人」的事業。養老機構在老人照護的各個不同階段，需要各種不同的專業，包括行政經營管理人員、護理師、社工督導、社工師、照顧服務員、居家服務員、居服督導員、營養師、物理治療師、職能治療師、健康管理師、廚師、廚房助理、配餐員、清潔員、總務、會計、出納、救護車駕駛、機電人員、資訊人員、志工，以及特約醫師、藥劑師、律師等。

目前在台灣各大學的老人服務管理照護相關科系，每年大約會有 6,000 多名畢業生，而台灣現在大約有一千兩百家機構，約有兩千個服務據點需要相關照護人才，但在實際產業市場卻是呈現出產業缺人，相關系所畢業生找不到工作的矛盾現象，而這與政府的政策反應太慢有關，因為沒有確切建立制度，致使養老產業的照護人力資源產生缺口，不僅僅是照護人力資源，在醫療護理人力資源方面，也有同樣的情形發生。因此，蔡芳文自身也進入學校教課，幫助學生做職涯規劃，雙連安養中心也與學校相關科系建立產學合作，研發服務模式、開發老人無障礙輔具。

養老機構主動與學校進行合作，雙方可以落實業界協同教學、培育學生職能導向、強化教師產學經驗與增加學生就業的目的，在教師研習、學生實習、業界專家協同教學以及學術、專業技術研討等多方面，實現產學交流，也有部分企業致力於支持長照人才培育，例如美商摩根大通集團攜手弘道基金會，和銀享全球主動出資，送在職的居服人員出國進修，推展長照人才培育計畫。但是僅憑少數機構或企業的努力，力量還是十分有限，希望能落實理想的老人照護願景，還是要回歸到政策的制定。

大陸醫養產業興起，為地方醫學院帶來新機遇

至於在中國大陸，人才培育也同樣是落實「醫養結合」的重要關鍵元素之一，這個人才團隊需要能夠滿足社會需要、掌握護理技能，而且必須受到老年人的喜愛。 只是大陸目前無論是居家養老、社區養老還是機構養老，專業的護理人員同樣出現嚴重短缺。面對這個問題，儘快制定相應的資質門檻與行業標準、完善專業護理人員的崗位培訓、職稱評定與薪酬待遇等政策與制度細則，是政府必須面對且立馬處理的新課題。

除了政府的政策制度，高校人才培育也是重要環節，而徐州醫科大學在醫療專業人才的培育上，就扮演關鍵角色，並且隨著社會趨勢脈動，不斷創新拓展。

徐州醫科大學原名徐州醫學院，建校於 1958 年，於 2016 年更名為現在的名稱，是蘇北及淮海經濟區醫學教育、醫療服務和醫學

研究的中心。淮海經濟區是以徐州為圓心，200 公里範圍內的區域，由蘇魯豫皖 4 個省份 20 個地級市組成，人口 1.43 億，約占全國人口 10%。徐州作為淮海經濟區的中心城市，位於交通樞紐，是一帶一路的重要節點城市，具有獨特的區位優勢。

徐州醫科大學全日制學生接近 1 萬 2 千人，碩士、博士研究生占全日制總數的 13%。醫學生本科教育規模位居江蘇省第一，研究生培養規模則居全省第二。在 24 個本科專業中，麻醉學、臨床醫學、醫學影像學、藥學等為國家級特色專業。尤其是麻醉學教育更在全國高校中發揮引領與示範作用。徐州醫科大率先提出創建中國特色麻醉學終身教育人才培養模式的新思路，構建從學校教育、畢業後教育和繼續醫學教育相互銜接的麻醉學人才終身教育模式，並且積極與國際接軌，為中國麻醉學學科和醫療衛生事業的發展培養了大批高級專門人才，並且獲得國家級教學成果一等獎和二等獎，被譽為中國麻醉學人才培養的搖籃，有多位校友在麻醉學領域取得傑出成就，在美國就有 100 多位學校麻醉學專業畢業生活躍在當地大學、科研院所和醫院。而在中國大多數三級甲等醫院麻醉科的中間幹部都是來自徐州醫科大地畢業生；因此，成為國家「人才培養模式創新試驗區」、國家「專業綜合改革第一批試點單位」和江蘇省「創新人才培養基地」。

徐醫科大以麻醉學為龍頭，帶動其他專業學科發展。在全國率先創設急救醫學方向，成為全國急救與救援人才培養基地。同時，率先在江蘇省內增設全科醫學專業，面向基層培養急需的醫療人才。帶動麻醉護理學發展，支撐護理學專業建設，成為江蘇省第一個通過教育部組織的護理學專業認證的學校。

徐州醫科大擁有 4 個校區，為醫學教學、科研、社會服務提供專業技術支援，是淮海經濟區最具權威的醫學資訊服務中心。此外，徐州醫科大還擁有淮海經濟區最大的臨床技能實訓中心，是國家級全科醫生臨床培養基地、江蘇省實驗教學與實踐教育中心，徐州及淮海經濟區全科醫生、住院醫師規培、執業醫師臨床技能考核及繼續醫學教育基地。同時，徐州醫科大學有 14 所附屬醫院，以及 45 家教學醫院，緊密聯繫型的實習基地 66 個，教學基地 88 個。徐醫附院東院按照中央和省級教學科研型醫院標準建設，額定床位 2,000 張，兼具醫療服務、醫學教育和醫學研究職能，已在 2016 年投入使用，具備龐大的醫療照護資源。

人才培養與區域需求，緊密結合

徐州醫科大學黨委書記教授吳永平表示，徐州醫科大學已培養了 7 萬多名畢業生，遍佈海內外，活躍在醫療、教學和科研一線。而且在培養高端人才的同時，學校也十分注重適應地方經濟社會發展的需要，為蘇北地區培養一批「下得去、留得住、用得上、幹得好」的優秀人才，為保障蘇北地區人民健康，提升蘇北地區醫療水準作出積極貢獻。根據學校 2014 年調查資料，在蘇北地區醫療機構中，有 60%的副主任醫師以上衛生技術人員曾經在徐州醫科大學習和進修，60%以上的碩士研究生是畢業於徐州醫科大，而且還有逐年上升趨勢，徐州醫科大的畢業生專業理論扎實，又具備實務能力，深受用人單位青睞。2015 年，徐醫附院門急診服務總量超過 300 萬人次，出院人數 17.6 萬人次，其中外省病人占約占 40%，連續三年位居全江蘇省第一，更顯現徐醫科大在區域醫療衛生事業舉足輕重的位置。

進入 21 世紀，徐州醫科大圍繞區域經濟社會發展，成立大學科技園，積極推動產、學、研結合與科技成果產業化。並且獲批成為「江蘇省生物技術與新醫藥科技產業園」，以「生物技術成果轉化、新醫藥企業孵化、創新創業人才培養」為基本功能，著重發展相關領域高新技術企業，園區現有 62 家合作發展企業，2015 年產值達 8000 萬元人民幣。

在徐醫精神的引領下，徐醫人對社會抱持的高度責任感和事業心，並且勇於擔當，開拓創新，為保障區域人民健康和發展醫療衛生事業做出奉獻。

吳永平秉持「國以才立，業以才興」的理念，認為醫學教育承擔著維護人類健康培養醫學人才的重要使命，沒有高品質的醫學教育，就不會有高水準的全民健康，改革醫學教育，提高辦學水準，是歷史所賦予的責任，也是社會對徐醫科大的期盼。

為了落實全民健康，以保障區域人民健康、發展醫療衛生事業、支撐產業轉型升級及服務地方經濟社會發展，吳永平認為地方醫學院校的建設發展從人才培養、科學研究和社會服務三大職能的目標定位、服務面向和路徑舉措，都需要積極做出調整，才能充分發揮地方醫學院校「人才是第一資源、科技是第一生產力、創新是第一驅動力」的「三個第一」作用。而徐醫科大也在此理念下，獲得社會支持，拓寬了資金籌措管道，整合優化辦學資源。

健康產業從醫療轉向保健服務

大陸當前的衛生人才隊伍總體品質尚待提昇，結構有待優化，合格臨床醫師不足，以全科醫生為重點的基層衛生人才短缺問題，因此，在全民健康背景下，醫學教育要以提高品質為核心，做到覆蓋全生命週期、覆蓋全健康領域、覆蓋全教育層次等三個覆蓋。並且要以疾病預防和健康促進為重點，創新人才培養模式；以社會衛生需求為基礎，制定課程計畫、促進醫學科學與醫學人文的結合，建立學校面向社會，社會參與教育的體制機制。

在全民健康背景下，圍繞健康、疾病和前沿領域的醫學科學研究，應該要通過科技創新、轉化整合、適宜技術推廣和國民健康教育普及，不斷提高醫學科學研究水準，為全面健康提高強有力的科技支撐。

吳永平進一步強調，醫學科學研究要樹立大醫學觀，形成促進（promotive）、保護（protective）、預測（predictive）、預警（prewarning）、預防（preventive）、個體化（personalized）結合的6P系統性整體醫學，形成「生物—環境—社會—心理—工程醫學」的最新醫學模式。要改革醫學科研組織模式，必須打破原有的獨立攻關、各自為戰科研組織方式，形成政產學研用一體化，協同創新新模式。並且聚焦重點領域，包括健康風險監測、評估和參與研究，重大疾病防治的轉化醫學研究，與健康有關的社會、自然環境、行為等相關因素研究，以及健康服務及其科技支撐機制體制研究。

產業主導社會變革，推動社會進步，是工業革命以來的現代社會的突出特徵。在社會共同期望和國家政策引導下，健康理念由疾病本位向健康本位轉變，健康產業則由以醫療產業為中心的傳統健康產業，向以保健服務等新興健康產業為重點的大健康產業轉變。

健康產業的快速發展，促使地方醫學院校充分發揮「三個第一」作用，拓寬產學研合作管道，整合多元辦學資源提供有力支撐和良好環境，有助於學校提升服務發展能力，推動學校轉型發展、特色發展、跨越發展。而徐州醫科大學也將進入服務經濟社會發展的快車道，將積累近 60 年的人才儲備、辦學資源和社會影響，與中國大健康產業緊密結合。

徐州醫科大產學合作，培育醫養照護人才

「如果說徐醫的昨天，是保障人民健康的真情實踐，徐醫的明天更應是提升社會福利的勇敢擔當。」吳永平表示，徐醫科在更名為大學之後，學校發展已經站在新的歷史起點上。徐州醫科大學將以人才培養為中心，以內涵建設為主題，以深化改革為動力，聚焦健康，融入地方，順勢而為，乘勢而上。吳永平希望能將徐州醫科大建設為「特色更加鮮明、區位優勢更加突出的高水準醫科大學」。同時，在創新、協調、綠色、開放及共用等五大發展理念引領下，依照「立足行業、聚焦健康、融入地方、服務發展」的思路，堅持學科特點和地方特色，以服務求支援，以貢獻謀發展，切實增強學科專業與地方戰略新興產業的契合度、人才智力支撐與服務社會的貢獻度以及學校發展與區域經濟社會發展的適應度。此外，學校也

將進一步解放思想，搶抓機遇，開拓創新，充分發揮區域高等教育的引領和帶動作用，為地方經濟及社會發展，提供強有力的人才支撐和智力保障。

徐醫科大如何在人才、科研與社會服務三面向落實，吳永平提出了相關實際做法：

一、人才培養：提升品質優化結構

徐州醫科大在人才培育上，始終不斷在進行創新與改革，除了繼續支持學校特色學科麻醉學專業優先發展外，更積極籌畫新辦全科醫學、兒科學、精神病學等，當前人才緊缺的專業學科育才工作，同時聯合企業新辦生殖遺傳學、眼視光學、腫瘤學等新專業，強化臨床藥學、康復醫學、護理學、急救與救援醫學等研習。

二、科學研究：協同創新重點突破

推動「科研—學科—人才」協調發展，將全力支持麻醉學、腫瘤生物治療等學科國家級平臺和國家級獎項申報；同時深化與企業的合作，爭取企業冠名設立橫向科研基金；爭取更多學科進入 ESI（Institute for Scientific Information，基本科學指標）排名前 1%。

三、社會服務：立足行業服務地方

積極發揮學科集群優勢，主動走出校園，問需於行業、產業，服務醫療機構和企業，大力支持大學科技園發展。按照用好現有平台、整合重點平台、打造高端平台的思路，切實提高服務經濟社會發展的能力和水準。此外，徐州醫科大也將加強與地方政府、企業共建產學研合作平台，建設高水準的創新基地和產學研合作基地；深入開展區域發展、社會治理、衛生行業等相關戰略研究和決策諮詢，打造具有醫學院校特色的智庫品牌。

徐醫大有想法，也有作法，更已經實際進行推動，例如，校內公共衛生政策研究中心承接了徐州市和賈汪區衛生計生委「十三五」總規劃和四個子規劃的編制任務，並且已經圓滿達成。

一、建立徐州醫科大學生殖遺傳專科醫院

中國大陸開放二胎政策後，優生優育問題成為社會焦點。根據統計截至 2013 年，全國不孕不育的人數超過 4,000 萬人，占育齡人口的 12.5％。江蘇省育齡婦女大約 1,540 萬人，依照全國不孕不育發病率為 10％推算，約有 150 萬家庭有此困擾。臨床統計，不孕症患者中約 10 ～ 20％的夫婦，需借助 ART（Assisted Reproductive Technology，人類輔助生殖技術）才能生兒育女，在江蘇省約有 15 萬～ 30 萬對夫婦有輔助生殖技術的潛在需求。通過對江蘇省、淮海經濟區、徐州市需求市場的調查研究分析後，將設立徐州醫科大學生殖醫院專科醫院，為淮海經濟區培養生殖遺傳人才，提供醫療服務，同時作為相關科學研究的高地。

二、打造徐州醫科大學康復養老高端品牌

中國大陸已經快速進入高齡社會，養老產業也成為新一世紀的重點發展產業，對於醫療照護的人才更是需才孔急。徐州醫科大學充分發揮本身在臨床醫學、康復醫學、護理學、醫學資訊學等學科在人才、科研、醫療服務等各項綜合優勢，利用徐州市國家第一批生態園林城市的社會影響，經過科學規劃將於徐州高鐵商務圈內新置換的 360 畝土地上，與企業健康集團共同打造淮海經濟區醫養融合、產城結合的康復養老服務高端品牌。開展康復養老人才培養、醫學研究、器械研發和康復養老服務，走政產學研用一體化發展道路。

三、籌建徐州醫科大人文醫學研究中心暨淮海經濟區醫師人文素質培訓基地

吳永平認為從事醫療工作者，不僅僅需要醫療專業，也需要具備人文素質，因此爭取政府關心和企業支持，整合徐醫及徐州各高校社會科學專業人才，打造醫學人文專兼職師資隊伍，組建徐州醫科大學健康人文醫學研究中心，承擔淮海經濟區醫學人才規培人文素質教育任務。

四、籌畫徐州醫科大學淮海經濟區健康資料中心

按照「學校牽頭、政府引導、企業投入、醫院共用」的原則，依託徐州醫科大學及附屬醫院在臨床醫學、醫學資訊學與醫學物聯網專業人才資源優勢，以徐州醫科大學及附屬醫院資訊高架橋為基礎，以居民電子健康檔案資料庫、衛生計生服務資來源資料庫、健康知識與決策支援資料庫等建設為核心，建立淮海經濟區智慧健康服務大資料中心。綜合運用雲計算、大資料、移動醫療等技術，為居民提供個性化健康指導、健康諮詢與評估，積極開展資訊化遠端醫療服務專案，實現公共衛生、醫療服務等健康資訊的動態管理，強化健康管理服務。同時，對健康資訊進行深度挖掘和利用，開發醫院監管、醫改監測、績效考核、綜合監督、疫情預警、衛生應急決策指揮等功能。

徐州醫科大學在培育醫護人才數十年來不餘遺力，是中國大陸重要醫護人才的培養基地之一，同時也隨著社會、環境與世界國際變遷，在醫學科研上不斷自我精進，配合國家政策，規劃相關人才培育政策，同時，與地方產業進行密切合作。通過產業資金協助，讓學校在人才培育上能更有豐沛的資源。

徐州醫科大學在與企業合作同時，也將在教學和醫院管理領域獲得國際更豐富的優質實用資源，以實用性強的定向人才培養上進行教學科研合作。而相關學系院所的學生，也可藉由產學合作，讓自己的所學專業，能有更確實的實務經驗學習，未來更可落實在相關產業領域的工作表現，強化未來醫養機構的人力資源。

中國大陸大健康產業發展已是大勢所趨，而相關產業的專業人才需求勢必倍增，尤其大陸推動醫養結合政策底下，醫療養老照護的人才出現嚴重不足缺口，除了各專業高校主動積極培育人才同時，產學合作也亦趨成熟，但仍有待政策面的積極完整，才能讓未來中國大健康產業在國內開花結果，在國際上做出品牌。

第 9 章

掘金四十兆，不容台灣缺席的中國大陸大健康盛筵

｜訪談專家｜王其鑫（上海悅心健康集團總裁）

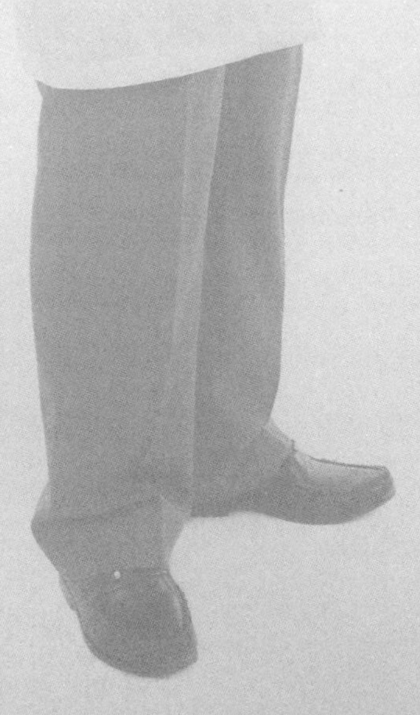

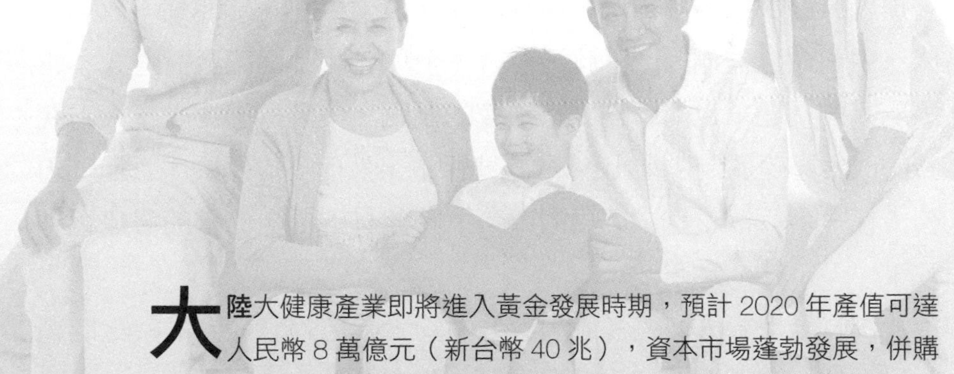

大陸大健康產業即將進入黃金發展時期，預計 2020 年產值可達人民幣 8 萬億元（新台幣 40 兆），資本市場蓬勃發展，併購風潮，更讓大陸醫療市場從春秋走向戰國，醫療民營化已是中國大趨勢。

台灣具有良好的醫療管理與服務基礎，遇上大陸迫切改革的環境，原本有極佳的機會，然而，過去成功的案例並不多，其癥結在於「不接地氣」。究竟該如何接地氣呢？本章提出台灣醫養進入大陸市場的教戰守則：五個觀念與一項做法。

台灣的醫療企業要改變以往單打獨鬥的模式，改採團隊合作，更不應該在這場大陸大健康產業的盛會中缺席，兩岸可以攜手合作，用大陸資金，做大陸事業，才是正確做法。

隨著社會進步、醫療與科技的發達，出生率及死亡率逐年降低，人口老化所帶來的醫養壓力，儼然已成為銀色海嘯，衝擊著全球許多國家。

就社會而言，人口結構的改變，直接影響到個人的日常生活，乃至家庭的生活水準。就經濟而言，人口老化一方面帶來了醫養壓力，而另一方面，數位化、物聯網等新科技也對此作出了回應，讓醫療產業發展出各種新的可能性，如智慧醫院、遠端診察、智慧病床、生理數位監測等。就政治而言，全球各國都面臨著醫療成本水漲船高的問題，也衝擊到國家預算的分配，美國歐巴馬總統大刀闊斧的改革醫療體制，推出「歐記健保」，然而不旋踵間，新總統川普上任後就亟欲推翻歐巴馬的政策，希望打造出更完善的醫療福利政策。

作為全世界人口最多的國家，中國大陸已經意識到高齡化問題的嚴重性，這個問題如果處理得好，將有助於未來的經濟發展；處理不好，則將影響社會和政治的穩定。

2017 年 2 月 28 日，在一份「國務院關於印發『十三五』國家老齡事業發展和養老體系建設規劃的通知」（以下簡稱「通知」）裡，就指出中國「老齡事業改革發展和養老體系建設」正面臨著「窗口期」（the window period），除了形勢嚴峻，還存在著明顯的缺失，亟需尋求解決之道。

「通知」進一步指出，預估到 2020 年的時候，中國 60 歲以上老年人口將增加到 2.55 億左右，占總人口 17.8%；獨居和空巢老人將增加到 1.18 億人，老年撫養比將提高到 28% 左右；用於老年人的社會保障支出將持續增長，同時農村實際居住人口老齡化程度可能進一步加深。而在「缺失」方面，首先包括了涉老法規政策系統性、協調性、針對性以及可操作性仍有待加強；其次是城鄉、區域老齡事業發展和養老體系建設不均衡的問題突出；第三是養老服務有效供給不足，質量效益不高，人才隊伍短缺；第四是老年用品市場供需矛盾突出；最後是老齡工作體制機制不健全，社會參與不充分，基層基礎薄弱。

中國積極應對人口老齡化

儘管有著以上的不足，中國的養老事業也存在著有利條件：其一就是中共中央、國務院高度重視老齡事業發展和養老體系建設，並且在「十三五」規劃綱要裡明確要求「積極應對人口老齡化」。

關於「積極應對人口老齡化」的意涵，中國人民大學社會與人口學院教授鄔滄萍進一步解釋，「積極」不是修飾詞，也不是用來加強語氣；「積極老齡化」是特殊的專有名詞，是經過全球許多專家多次會議集思廣益的結果，也是「健康老齡化」一詞的升級版，意指「提高老年人的生活質量，創造健康、參與、保障（安全）最佳機遇」；而這個最新的定義也體現在「通知」的八個重點任務裡，除了「健全完善社會保障體系」、「健全養老服務體系」、「推進老年宜居環境建設」和「保障老年人合法權益」等基本型任務以外，還包括「豐富老年人精神文化生活」、「繁榮老人消費市場」、「擴大老年人社會參與」等更具成長性的任務，然而這些都需要建成一個「健全的健康支持體系」，才能夠有效地達成目標。

細究「通知」中有關「健全健康支持體系」的內容，其中有四個子項：第一是「推進醫養結合」，除了完善醫養結合機制，也包括支持養老機構開展醫療服務；第二是「加強老年人健康促進和疾病預防」；三是「發展老年醫療與康復護理服務」；最後是「加強老年體育健身」。

大健康產業——中國經濟發展的新動力

隨著全世界的老化，各國都開始意識到生活品質與健康的關連，也都體會到醫療健康相關產業的重要性。全球健康年支出總額占GWP（Gross World Product，世界生產總值）的十分之一左右，而且正隨著人口老化不斷增加，也因此，大健康產業必將成為拉動全球經濟發展的新動力。

在中國大陸，所謂「大健康產業」，是指健康關聯產業的集合，可以大致分為「產品主導」和「服務主導」的產業，從圖一可見，兩者在中國所占比重非常接近。

圖一　以「產品」或「服務」為主導的大健康產業

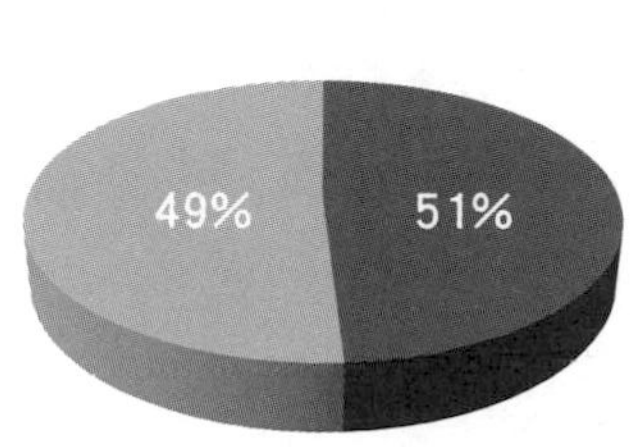

■ 以產品為導向的大健康產業
■ 以服務為導向的大健康產業

以產品為主導的大健康產業

生物製藥、醫藥、藥品銷售、醫療用品、健康產品（電子菸、智慧床墊）、保健品、營養健康食品、硒產業健康品、體育健康品（自行車）、醫療器械、健康可穿戴設備

以服務為主導的大健康產業

醫療資訊化業務、醫藥電子商務及交易、醫療福利、健康管理、移動醫療（健康諮詢和醫療協同）、健康體檢、醫院管理服務、醫療設備、生命醫療、養老保險、互聯網醫療（醫藥雲平台）

資料來源：證券時報、新華社

圖二　中美兩國健康產業對比

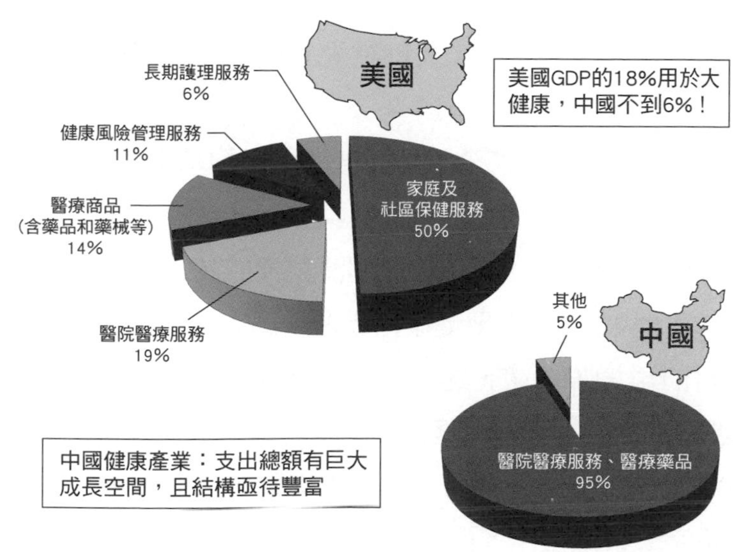

資料來源：證券時報、新華社

和發展成熟的美國相較，中國大陸的大健康產業可說仍處於起步階段。最近幾年，美國大健康產業支出占 GDP 比例將近 18%，居全球首位。中國大陸的大健康支出總額僅約為美國的十分之一到六分之一，而且僅占 GDP 不到 6%，如此懸殊的差異，也透露出中國大健康產業的巨大潛力。

健康中國 2030 願景

中國大陸領導人深知，如果只是建設醫療，國家負擔（如醫保等）必然會隨著人口老化而越來越沉重。如何讓人民更健康，而非延長壽命但卻加重醫療的負擔，已經成為一項重要的國策。2016 年 10 月，中國國務院公佈「健康中國 2030 規劃綱要」，清楚描繪出中國大陸未來十五年醫療健康產業的發展重點與佈局方向，將體育、健身、娛樂、養老、旅遊等項目都納入其中，為大健康領域開啟了龐大的市場。

到 2020 年，中國大陸將建立覆蓋城鄉居民的基本醫療衛生制度，大眾皆享有基本的醫療衛生和體育健身服務，健康產業將實現 8 兆元人民幣（約當 40 兆新台幣）的總經濟規模。2030 年，這個數字將再翻一番，達到 16 兆。主要健康指標進入高收入國家行列，人均預期壽命較目前再增加 3 歲，達到 79 歲；預估 2050 年之際，中國將成為大健康產業趨於成熟的國家。

值得注意的是，這份綱要更進一步提到，未來中國大陸將會運用互聯網和醫療緊密合作，互聯網和醫療將形成新的醫療服務模式，使醫療服務更親切、更貼近民眾，這也顯示了中國大陸透過科技創新來緩解服務壓力、帶動產業發展的企圖心。

上市公司紛紛跨足健康產業

中國大陸大健康產業的快速發展需求，吸引了眾多的上市公司向這一領域發展。2010 年至 2015 年，共有四十四家醫藥類上市公司向大健康方向擴展，另外還有三十六家非醫藥類的上市企業跨行向大健康方向轉型：

圖三　上市公司紛紛轉型大健康產業

2010 ～ 2015 年，中國大陸共有 36 家企業跨行業向大健康方向轉型，44 家醫藥類行業向大健康方向轉型：

行業	數量	公司名稱
電子資訊	4 家	銀江股份、延華智能、萬達信息、海虹控股
房地產	6 家	中天城投、宋都股份、世榮兆業、南京高科、華業地產、廣宇集團、宜華健康
紡織服裝	2 家	雅戈爾、江蘇三友
工程建設	1 家	江河創建
化工行業	1 家	新開源
機械行業	1 家	地爾漢宇
家電行業	2 家	奮達科技、蒙發利
交運設備	1 家	南方匯通
建材、裝飾行業	3 家	喜臨門（木業傢俱）、斯米克（瓷磚）、冠福股份（陶瓷）
農牧飼漁	1 家	好想你
汽車行業	1 家	模塑科技
商業百貨	2 家	新世界、南京新百
食品行業	8 家	伊利股份、湯臣倍健、金達威、恒順醋業、黑芝麻、黑牛食品、得利斯、保齡寶
文化傳媒	1 家	姚記撲克
造紙印刷	1 家	勁嘉股份

資料來源：證券時報

這股蜂擁而入的熱潮仍在加速，據估計，到 2016 年 10 月，中國大陸上市公司進入大健康領域的已經超過 136 家，透過資本的推波助瀾，大健康產業進入高速發展的良性循環，也激起健康產業鏈的多元發展機會。這些商機五花八門，大抵可以用下面的矩陣圖表來概括：

圖四　大健康產業（健康人生產業）範疇

人生需求／垂直市場	垂直市場												
	生				病				老		死		
上游──材料器具研發製造	負氧離子健康板		有機健康食品	健身器材	醫療設備器械	檢驗試劑	藥品耗材	生技產品	營養衛生日用品	輔具義肢耗材	壽具		
中游──系統技術照護服務	智能家居				遠距醫療		醫/養資通軟件系統						
	家政服務				護理學校				護工培訓產學合作				
下游──銷售通路終端服務	產品通路（實體＋電子）				藥品通路（實體＋電子）				輔具耗材通路				
	健康管理				慢性病全病程個案管理								
	生殖醫學	月子會所	體驗	養生健身中心	社區診所	專科醫院	綜合醫院	康復中心	社區、居家照護	老人院（機構）	安寧	雲中靈堂	殯葬
衍生──金融保險	一般健康保險				住院、癌症、失能保險				介護（長照）險		壽險		
					醫療租賃								

資料來源：證券時報、新華社、百度百科

由上圖可見，所有相關的「產品主導」產業，也都是直接間接由「服務主導」產業來拉動。因此，對台灣而言，要掌握中國大陸龐大的大健康市場，就不能不先聚焦健康服務產業。反過來說，如醫院、養老、月子會所等健康服務業，也是台灣發展已久的強項，值得投入。

醫養產業，在摸索中快速民營化

有人把 2013 年稱為中國大陸的「養老元年」，把 2015 年稱為「民營醫院元年」，顯示了中國大陸民營企業，特別是上市公司對健康服務（即養老和醫療）的突破性關注。

早在 2005 年，中國就已經成為全世界第一個高齡人口數破億的國家，隨著高齡人口不斷快速增加，如何長期照護老人，已成為中國大陸全社會關注的焦點。

圖五　中國大陸老年人口比重遞增

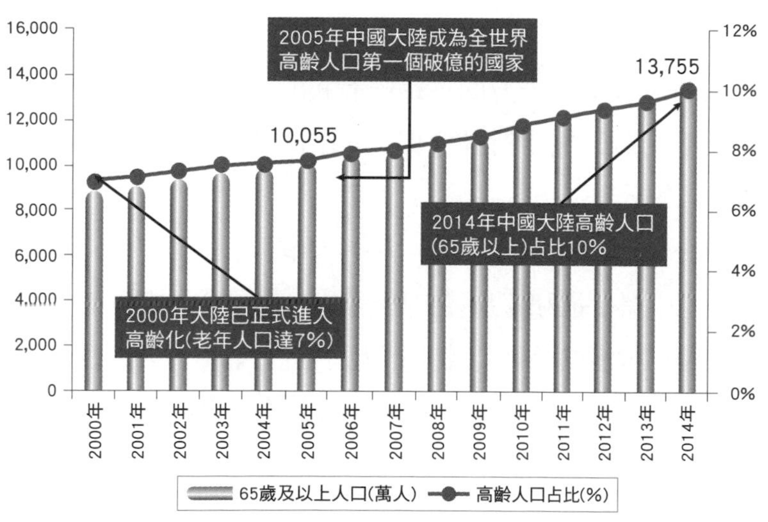

資料來源：中國大陸統計年鑑（2016 年 5 月）

傳統的中國大陸社會，三代同堂是常見的居住狀況，但隨著工業化、城鎮化，農村青壯人口大量移往都市，將父母留在農村，因而造成嚴重的空巢老人問題。根據中國大陸統計局公佈的數據，

2015 年年底 60 歲及以上人口達到 2.2 億，占總人口的 16.1%；2020 年預估將增加至 2.55 億人，獨居和空巢老人則將增加至 1.18 億人，失能、半失能老人則達到近 4000 萬人，而且每年以 1000 多萬人的速度增加之中。

2015 年，英國《經濟學人》公佈全球《臨終病人死亡品質》（Quality of Death）調查結果，中國大陸因為缺乏健全的老人安養機構、醫療護及社區福利，在八十個國家中排名倒數第十，可見中國大陸在老人照護上仍有很大的進步空間。

但絕大部份老人卻對入住養老機構興趣缺缺，除非是生活不能自理，否則老人都希望在自家安享晚年。一方面，中國人本就具有勤儉持家的傳統；另一方面，這一代的中國老年人經歷過三年自然災害和十年文革動亂，對社會保障的信心不足，也不願意花錢去享受好的養老服務。

根據一份權威的調查顯示，現今中國老人最關心的還是醫療，因此，養老產業要能和醫療產業緊密結合，已成為業界的共識。目前台灣在醫療和養老的整體照護上已有不錯的案例，未來很有機會將市場延伸到中國大陸，而「先醫後養」也應該是比較合適的發展步驟。

醫療民營化——中國大趨勢

過去三十年中國大陸的製造業突飛猛進，造就讓全世界刮目相看的經濟成就，然而在醫療服務方面，中國大陸卻還有很多地方需要改善。為什麼政府對醫療投資不少，然而老百姓對「看病難、看病貴」的抱怨卻越來越嚴重？這和中國大陸的公辦醫療思路與「半市場化經營」有關。

2003 年到 2013 年，可說是中國大陸大型公立醫院蓬勃發展的黃金十年。據統計，2000 年，中國大陸超過八百張床位的大型公立醫院只有七十一家。2003 年遽增至兩百多家，到 2013 年更是猛增到一千一百多家！主要原因在於：經濟發展，地價上漲，稅收增加，政府有錢了，希望改善民生服務，就大力投資到各地的公立醫院。這些大型公立醫院擁有政府支持的優勢，不斷添購最新的大型設備，實力如虎添翼。同時，過去計劃經濟時代殘存的評職稱制度〔例如，具有副主任（副高職稱）、主任醫生（正高職稱）等頭銜才能執行某些專業手術等〕，也促使絕大多數的年輕醫生加入大型的公立醫院。

如此，三甲醫院（等同於台灣的醫學中心）大者恒大，吸收了絕大部份的人才和高端設備，也讓病人趨之若鶩，寧可排長隊往大醫院 ，也不願意到二級或一級醫院去（哪怕是公立醫院），才造成了三甲門庭若市而其他醫院門可羅雀的奇觀，由圖六四川省的數據可見端倪。

如圖所示，2014 年四川省醫院收入統計，公立醫院的 908 億人民幣中，三級醫院 122 家約 634 億人民幣，二級醫院 352 家約 246 億人民幣，一級醫院甚至只有 50 家約 4.5 億的收入。

圖六　2014 年四川省醫院收入（單位：人民幣億元）

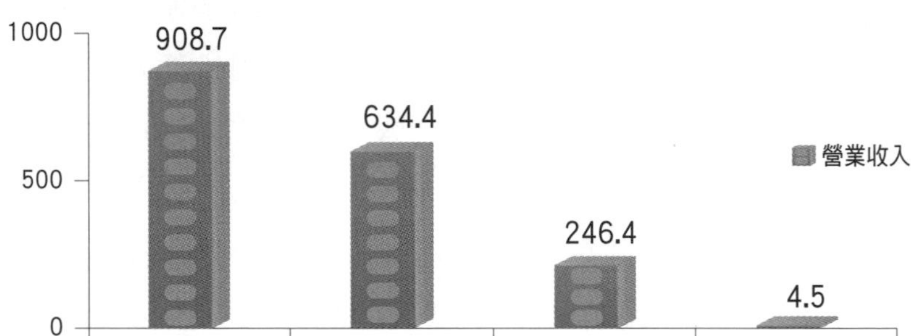

資料來源：國家衛生和計劃生育委員會（2014 年）

另一方面，由於民營醫院規模小、人才少，品質缺乏保障、莆田系醫院（過去二、三十年來，眾多福建莆田人陸續投資承包醫院科室，透過廣告行銷，過度醫療、過度用藥牟取暴利而迅速發展壯大）的醫德遭人詬病等因素，也導致了全社會對私人辦醫的偏見，從而導致了公私立醫院量與質的巨大差異，造成了惡性循環。

然而，伴隨著市場經濟的蓬勃發展，所得不斷提高，公立醫院的醫生，特別是大牌醫生，自然不可能甘於過去的公益性醫療，而要求越來越高的待遇。雖然醫生表面上的工資和掛號、診療等名目收費還是很低，但醫生透過藥品耗材「返利」（即藥廠耗材供應商等給予醫生的回扣）等灰色收入，卻是節節增高。

而公立醫院為了本身的發展，吸引人才、添購設備，也紛紛拋棄了原有的公益性質，而向各科室下達經營收入和利潤的指標，這便是表面公益而實際逐利的所謂「半市場化經營」，大陸醫界戲稱為「公立醫院不姓公」。

如此一來，過度用藥、過度醫療（檢查、手術等）等醫院病，便隨著效益指標的不斷攀高而滋生，隨之也誘發了越來越多的「醫鬧」（醫療糾紛）。

深化改革，服務全人群

為此，中國大陸有關部門正積極進行各方面的醫改措施，以加強醫療體系的效率和醫療服務品質，包括鼓勵社會資本（民營及外資等）興辦醫院，允許醫生和醫院脫鉤執業，鼓勵分級診療等。2017 年 3 月 28 日發布的「國務院關於落實《政府工作報告》重點工作部門分工的意見」（以下簡稱「分工意見」）中就提到，「全面啟動多種形式的醫療聯合體（指在一定區域內，由一家三級醫院領頭，聯合區域內二級醫院、社區衛生服務中心等，組建成責任和利益共享的聯合體）建設試點……，建立促進優質醫療資源上下貫通的考核和激勵機制，增強基層服務能力，方便群眾就近就醫。」

至於分級診療的試點和家庭簽約服務（以基層全科醫生及二級以上醫院醫生等醫藥護專業人員組成團隊，民眾可主動選擇團隊簽約，由醫療團隊給予較為全面和垂直縱深的醫療服務），則要擴大到 85％以上地市。根據新華網 2017 年 3 月 11 日報導，在十二屆全國人大五次會議的記者會上，國務院醫改辦主任王賀勝也承諾，到 2020 年要實現家庭醫生簽約服務全人群的全覆蓋。

除了分級醫療制度的改革，「分工意見」也指示各相關單位要「深化醫療、醫保、醫藥聯動改革」，並且「全面推開公立醫院綜合改革，全部取消藥品加成，協調推進醫療價格、人事薪酬、藥品流通、醫保支付方式等改革。」以北京醫改為例，從 2017 年 3 月 8 日零時開始，北京市 3600 多家的醫療機構全面實施「三去增一」，取消了掛號費、診療費，也取消了藥品加成費，徹底破除「以藥補醫」的積習，大幅降低民眾用藥和檢查費用，並且藉著落實家庭簽約制和分級收取的醫事服務費，不但減輕部分醫療服務支出，並且改進了醫生的薪酬制度。此外，北京醫改也實施藥品陽光採購制度，並且將 435 項醫療服務價格做了規範與調整。

總的來說，大陸醫改如果成功，可望大幅改善公立醫療機構大者恆大與老百姓持續不滿的病態。

民企辦醫，方興未艾

由於民眾對醫療的需求日益迫切，大陸官方在近年開始對醫療產業鬆綁。2014 年，政府允許境外投資者通過新設立或併購的方式，在北京、天津、上海、江蘇、福建、廣東、海南 7 省市設立外資獨資醫院，乃至鼓勵社會資本投資醫療。

醫療可說是中國大陸最後一個開放的行業領域。在這個巨大需求和改革的吸引之下，民營資本紛紛投入新建醫院，也有許多透過併購以加快進入的腳步。如圖七，2015 年公營醫院床位僅增長 4%，而民營醫院則增長了 24%，因此，有人戲稱 2015 年是民營醫院發展元年。

再過一年的 2016，形勢更為明顯：民營醫院增長了兩千家，而公立醫院則減少了近五百家！

圖七　2014-2015 年中國大陸公民營床位數變化

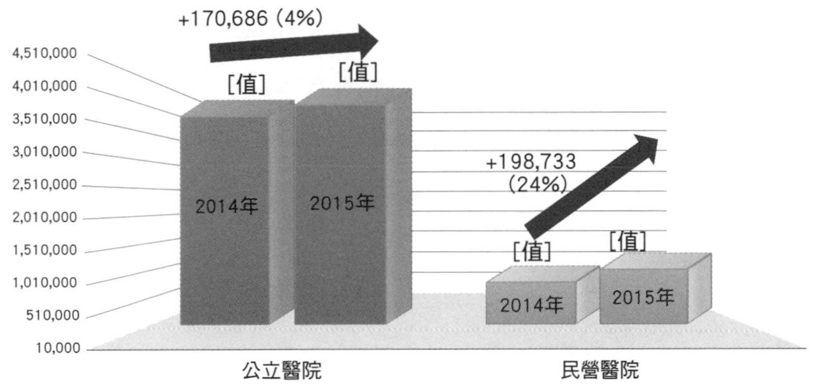

資料來源：國家衛生和計劃生育委員會「2015年我國衛生和計劃生育事業發展統計」公報

圖八　2015-2016 年中國大陸醫衛機構數

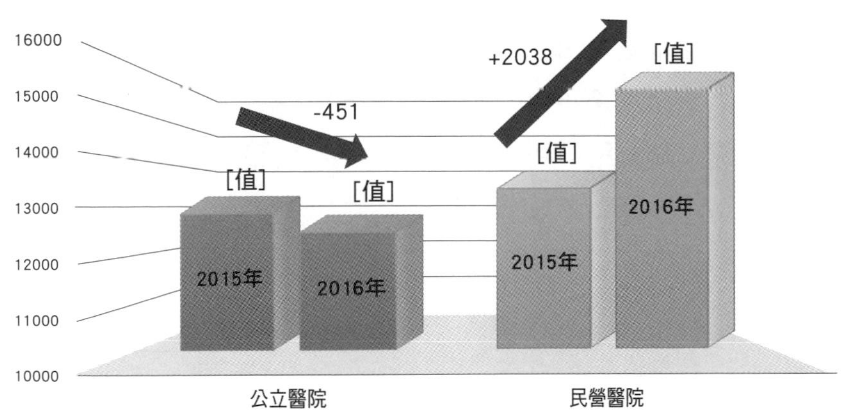

資料來源：國家衛生和計劃生育委員會，2015年 10月底與2016年10月底數據

儘管如此，公營醫院（特別是三甲醫院）在中國大陸仍居絕對優勢，民營醫院在人才、品牌、資金上都還受到規模與實力的制約，社會大眾和政府官員對民營醫院也還存在著歧視的現象，導致民營醫院經營上仍然困難重重。

有鑑於此，「中國非公立醫療機構協會」在 2014 年 8 月 20 日成立，協助執行國家衛生政策與提升民營醫療機構的管理和服務品質，以及專業技術水平。

2016 年 4 月 12 日，一位罹患「滑膜肉瘤」的年輕人，因為誤信百度排名，以及三甲醫院的名聲，而進入實際上承包給「莆田系」的細胞診療中心求診，結果花費巨資又未得到適當治療而不幸離世，結果引發輿論一片嘩然的「魏則西事件」。事件暴露了莆田系誇大不實的醫療宣傳手法，也暴露了若干醫療機構、人員執行未經許可的醫療行為，導致眾多莆田系醫院收入大幅降低，也引發社會要求政府加強醫療監管的強烈呼聲。魏則西事件讓莆田系遭遇重創，但對整體民營醫院的發展卻起到良性刺激，事件發生半年後，民間資本注入醫療不減，民眾到私立醫院看病也有所回升。

併購，讓大陸醫療市場從春秋走向戰國

近年來，中國大陸民間資本進入醫療的一個途徑是併購。如圖九可見，醫院併購呈現顯著的上升趨勢。2016 年的併購金額是 2015 年的三倍，而這個趨勢仍在持續加溫中，2016 年併購醫院數量與交易金額皆創下歷史新高。

圖九　2012-2016 年中國大陸醫院併購數量

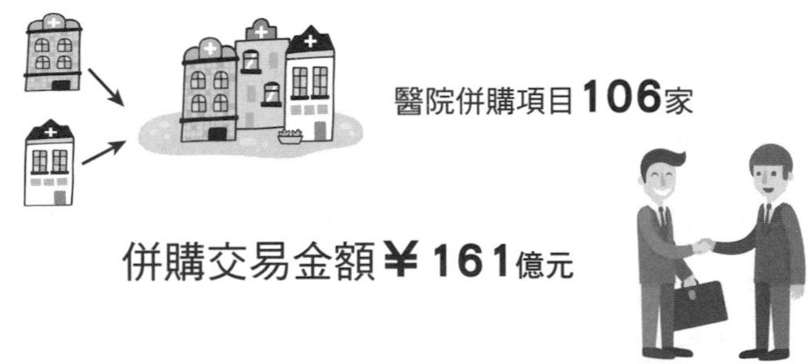

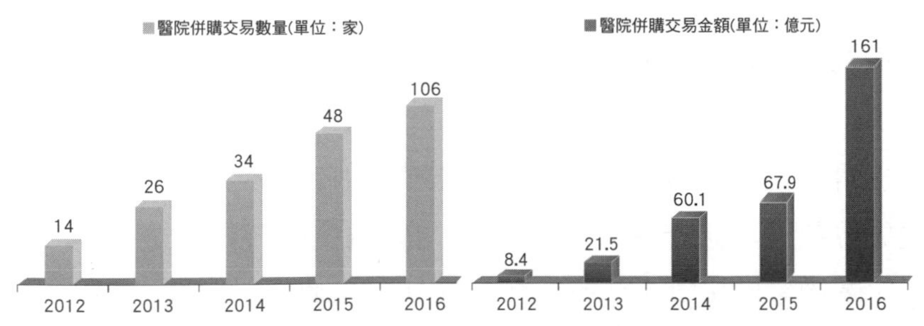

披露的併購交易金額較2015年**增長237%**

資料來源：普華永道《2012-2016 中國境內醫院併購活動回顧及展望》（2017 年 4 月 20 日）

2017 年 4 月，普華永道國際會計師事務所（Pricewaterhouse Cooper，簡稱 PwC），發佈《2012-2016 中國境內醫院併購活動回顧及展望》報告顯示，2016 年中國醫療健康行業呈現爆發式增長，併購交易數與金額均創歷史新高，境內醫院併購數量增至 106 家，與 2015 年相比翻了一番多，交易金額達 161 億人民幣，較 2015 年增長 237%。

資本為何青睞醫院？主因在於：醫院的現金流良好、不受景氣週期影響，而且在中國大陸，民營醫院是一個方興未艾的領域，高速成長可期。

2016 是中國大陸醫院併購的活躍年，在這一年中就有多起藥企併購醫院，以延伸產業鏈的案例，如海南醫藥買下湖北鄂鋼醫院，貴州壹佰集團收購安徽淮南朝陽醫院、千足珍珠收購黑龍江建華醫院等，這些企業都看準了大健康的市場商機，運用併購的模式，讓公司有發展雙主業的契機。

中國醫療產業，可望步美國後塵：借鏡 HCA 營運模式

社會有巨大的需求，政府又積極鼓勵社會辦醫，更吸引了大型企業集團投入。近年來，中國大陸的醫療集團逐漸形成「四大」的局面：華潤醫療集團、中信醫療健康產業集團、北大醫療產業集團，以及上海復星醫藥集團。據公開的資訊統計，到 2016 年底為止，「四大」旗下的醫療機構，合計已經擁有超過 30000 張床位。中國大陸市場具有超過美國的潛力，因而醫院集團化發展，可望步美國後塵，

絕對是一個值得關注的趨勢。

談到醫院集團化，若干中國大陸的民營企業正在借鑑美國醫院有限公司（Health Care America Holdings Inc, HCA) 的案例。HCA 是全球最大的營利性連鎖醫院運營商，已擁有半世紀的歷史，發展至今，經歷三度 IPO（Initial Public Offerings，首次公開募股），及兩度退市，年營收最高曾達 500 億美元。截至 2015 年末，HCA 已在美國二十個州及英國、瑞士等國家擁有超過 160 家醫院，其併購連鎖、資本運作的歷程值得中國同行參考。

HCA 的成功，歸功於擁有獨特的商業模式：

一、透過併購形成規模，再透過規模採購降低成本。

二、四方共贏的商業模式，透過提供高品質的醫療團隊服務，和有效控制成本的策略，兼顧了患者、醫生、政府、投資人四方的利益。

近年來，HCA 隨著規模擴大，服務項目也不斷新增，並將管理重心從公司總部轉向地方社區，在人口老齡化和人健康市場興盛的雙重作用下，類似 HCA 這樣的併購模式將會陸續誕生。

對台灣而言，機會與挑戰並存

中國大陸民營醫院不斷擴增，象徵了中國醫療產業的對外開放度提升，不少台灣企業也看準了這個市場需求，紛紛考慮去投資醫院，期盼搭上這股大健康產業的發展熱潮。

在台灣，民營市場化運作早已是健康服務業的常態。1975 年，長庚醫院成立，帶動了台灣醫療行業第一波民營投資浪潮，1995 年全民健保實施，帶動了第二波更大的民營醫院浪潮。從下圖比較兩岸的醫院數量可見，從 2013 年至 2015 年，台灣的民營醫院都穩定在 84%，而中國大陸的民營醫院則才開始超過 50%。如果比較床位，則台灣的民營醫院已經超過全島總床位的 67%，而大陸則剛剛趨近 20%。

我們再以養老業態來比較，也會發現同樣的現象：台灣是民營居絕大多數，而大陸仍屬公營掛帥的情況。

圖十　兩岸醫院數量比較

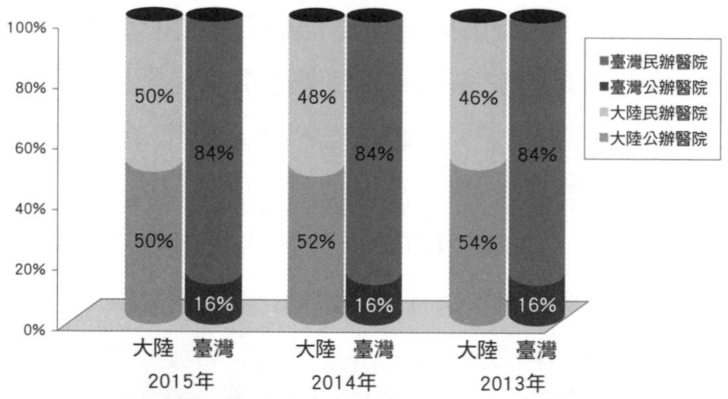

	大陸公辦	大陸民辦	台灣公辦	台灣民辦
2015醫院數	13,304	13,360	81	416
2014醫院數	13,343	12,166	81	414
2013醫院數	13,396	11,313	82	420

資料來源：內政部、衛計委、中時電子報

圖十一　兩岸公民營醫院病床量比較

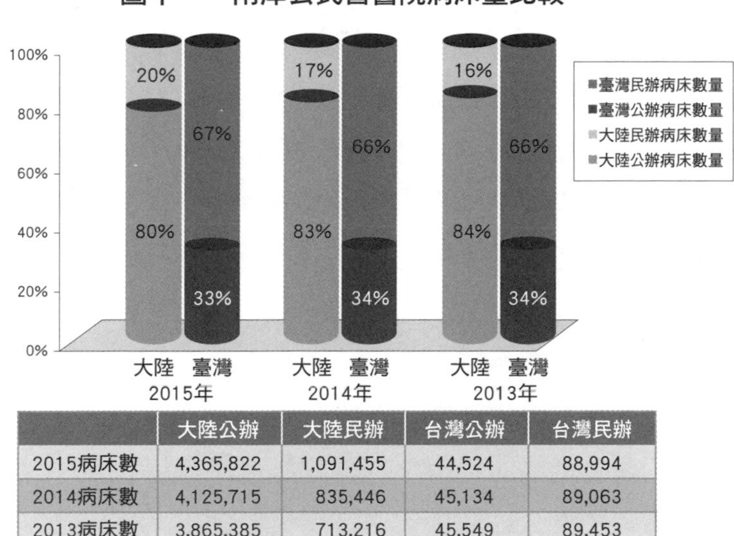

	大陸公辦	大陸民辦	台灣公辦	台灣民辦
2015病床數	4,365,822	1,091,455	44,524	88,994
2014病床數	4,125,715	835,446	45,134	89,063
2013病床數	3,865,385	713,216	45,549	89,453

資料來源：內政部、衛計委、中時電子報

圖十二　兩岸養老機構經營型態大不同

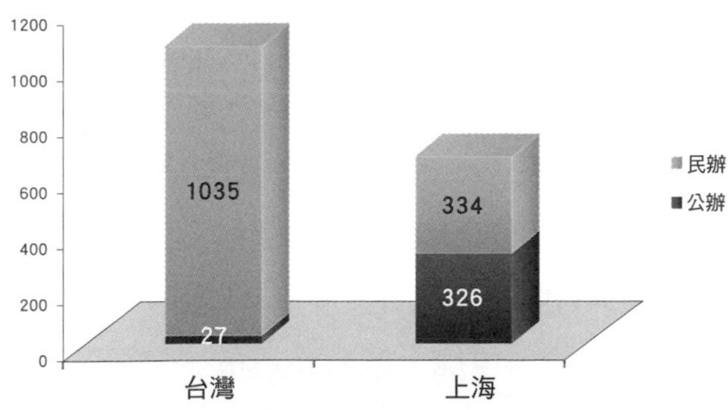

	常住人口	65歲以上老人	養老機構數	公辦占比	民辦占比
台灣	2343萬	281萬	1062	2.5%	97.5%
上海	2425萬	270萬	660	49.4%	50.6%

資料來源：內政部、衛計委、中時電子報：

以城市而言，上海是中國大陸老化最快的城市，2016 年 3 月，上海超過 60 歲的老年人數已經突破戶籍人口的 30%，按照上海如今的生育率和死亡率，到 2030 年，上海戶籍人口將有 40% 會是高齡人口。

上海與台灣人口數相近，但兩邊經營養老機構的業態卻大相徑庭——台灣的養老機構多半是民營，而上海則是公民營各半。而且，在上海的民營機構中，有 85% 都是非營利性質，因為這樣他們可以獲得政府補貼。反觀台灣，有高達 95% 都是營利性質的民營養老機構，可見台灣的市場化程度遠高於上海。

台灣的醫養機構，從很早期就開始適應市場經濟，透過自立自強的模式，靠經營效率和顧客滿意度彼此競爭，也因此能在業界中創造正循環，不需要仰賴政府補貼。

台灣醫養進入大陸的教戰守則：五個觀念與一項做法

相對於中國大陸醫療機構廣遭詬病的服務品質，台灣醫療機構的服務素質優良，連中國大陸的專業人士都趨之若鶩。台灣因血緣、地緣、語言皆與大陸相近，而且台灣的老化曲線比大陸早了十年，養老產業有先行經驗，再加上擁有卓越的醫療品質，許多中國大陸的醫療養老機構，也紛紛來台取經。

台灣精湛的醫療技術和優質的健保體系，早已獲得全球高度的肯定。英國《經濟學人》雜誌曾列出世界健康排名，台灣高居世界第二；瑞士洛桑學院的醫療保健基礎建設排名，台灣在 55 個國家中排名第十三名。台灣的健保也被是譽為世界最好的制度之一，連 2008 年諾貝爾經濟學獎得主克魯曼（Paul Krugman）也曾盛讚台灣健保，滿意度達八成，堪稱各國典範。2012 年，美國國家地理頻道《亞洲新視野：台灣醫療奇蹟》，介紹台灣的卓越醫療技術如何躍上國際舞台，透過紀錄片的拍攝讓全世界觀眾見證台灣的醫療奇蹟。節目就指出，全球前 200 大醫院中，台灣就占了 14 家，僅次於美國及德國，排名全球第 3，也是亞洲第一。

台灣擁有如此高水準的醫療，業者自然也想以先進的醫療和養老經驗進入中國大陸。早在 2000 年開始，台灣就有部分的醫療業者前往大陸發展。根據台灣兩岸醫療事務交流協會 2016 年 11 月的資料顯示，目前在中國大陸的台資醫院，計有廈門長庚醫院、湖南旺旺醫院、南京與蘇州明基醫院、上海禾新及辰新醫院（聯新國際醫療集團）、昆山宗仁卿紀念醫院、東莞台心醫院、北京寶島婦產醫院、上海景康診所（日月光集團與聯安診所合作）、平光齒科、蘇州慈濟健康促進中心／門診部等十餘所醫院，遺憾的是，迄今為止，還沒有一家醫院取得卓越績效和口碑。

表 1　主要台資醫院成立概況

醫院名	主要持股與投資方	床位	投資額	開業日
廈門長庚醫院	台塑集團	500	17.8 億	2008.5
湖南旺旺醫院	旺旺集團	507，可增至 1000	6.4 億	2005.12
南京與蘇州明基醫院	明基集團	共 800	共 24 億	2008.5 2013.5
上海禾新醫院	聯新國際醫療集團	100	1.5 億	2012.6
昆山宗仁卿醫院	六和集團	500	6 億	2008.11
東莞台心醫院	東莞台商協會	600	7.2 億	2013.12
北京寶島婦產醫院	台灣廣佑醫院管理公司	100	2 億	2012.8
上海瑞東醫院	行政院前副院長徐立德收購 59%股權	100	4,750 萬元（收購價）	2007.7

單位：人民幣
資料來源：中時電子報與媒體報導整理

過去中國大陸不允許外資獨資興辦醫院，如今開放了，對台灣醫界當然是相當大的契機，但迄今仍無成功案例，顯示這裡面隱藏著不少問題，這些問題既多又複雜，且舉三點分析：

一、體系差異：台灣是美式體系，住院醫生再上去就是主治醫生，以後就靠個人的醫術和病人口碑來取得事業的成功，然而大陸醫院還處於計劃經濟行政體系的思維，主治醫生之上有副主任（副高職稱）、主任醫生（正高職稱）等的分別，沒有達到一定職稱，不得從事某些較高難度的手術，而評職稱的權力又多在三甲醫院的領導手上，因此年輕有上進心的醫生不敢冒然離開公立大醫院；台灣已經享有盛譽的醫生到大陸行醫，也因缺乏大陸的高級職稱而遇到行醫障礙，招不到足夠能勝任職務的醫生，可說是台資醫院（乃至大陸各地的民營醫院）面臨的最大瓶頸。

二、行業壁壘：就大城市而言，表面准入，而事實上各種無形門檻很高。大陸的法令紛繁，但執行在人，新進者往往需要和當地的機關主管搞好關係，得到路徑的諮詢。然而各地衛生體系自有其小圈子，衛生部門主管和當地大醫院的院長群之間相互調動是常事，因而也容易保護當地的大醫院而排擠外來的競爭對手。

三、地域障礙：各地人情、文化、執法不同，社保單位對醫保（相當於台灣的健保）給付也不同。一般而言，比較發達的東部沿海一二線城市，是台資醫院比較希望進入的地區，然而這些城市往往強手林立，而衛政機關（衛計委）也不見得歡迎台灣醫院進入；如果是三四線或更偏鄉的地區，又少有台灣人才願意進駐。

雖然大陸情況複雜，但形勢也是多變的。「十二五」、「十三五」、「醫保、醫療、醫藥連動改革」等等政策推展，中國正是舉國以「洪荒之力」在進行創新、革新；世界在變、大陸在變，台灣也在變，在這個不停轉動的世界裡，不會給任何人留下一點點「故步自封」的餘地，也沒有人能以昨日的標準來判斷明日的是非。上海悅心健康集團總裁王其鑫遷居大陸二十多年，是「深接地氣」的台灣企業家，特別接受了我們的專訪，談他對台灣醫療進軍大陸的看法。

接地氣的五個觀念

王其鑫指出，台灣具有良好的醫療管理與服務基礎，遇上大陸迫切改革的市場需求，原本有極佳的機會。然而迄今仍乏成功的案例，其癥結也許不在技術、經驗，而在「不接地氣」。

什麼叫「不接地氣」？一般而言，對於大陸的社會及醫療體系不夠瞭解，找不到足夠的醫生以及留不住人才，乃至上述大陸醫療環境的三點制度性障礙，應該是最主要的癥結。但是，面臨龐大的中國醫療市場，又不能輕言放棄。那麼，究竟該如何接地氣呢？王其鑫提出了五個觀念改變和一個做法的轉變。

五項觀念改變，分別是：

一、塑造品牌：接地氣就一定要做 B2C，不能停留在 B2B；要將醫院對醫院或機構對機構的輔導與顧問關係，改成直接參與管理和經營的模式。因為輔導和顧問所得有限，無法發展出更大的規模，而且通常輔導結束就「船過水無痕」了。所以，必須要直接面對民眾（B2C），才能得到更多的收入並建立自己的品牌與通路，以取得更大更長遠的發展機會。

二、合作共建：大陸的醫療市場巨大，而越是大的市場，進入的規模越不能小，否則很容易產生稀釋效果。因此，台灣的醫療企業或機構，要改變以往個人單打獨鬥的思考與行為模式（過去三十年台灣製造業赴大陸投資的殷鑑不遠），改採團隊合作，才能截長補短，擴大規模，一同深耕大陸市場，創造互利共贏。

三、入境問俗：要了解大陸醫養的環境和背景限制。要深知正是因為存在著這些差異，才有我們可以作為的地方。與其不停抱怨對岸制度體系的落後，不如睜大眼睛找機會，擼起袖子抓緊幹，才能開創新局。

四、企業營運：要改變假日飛刀手的心態，假日飛越海峽開幾台刀的模式很難持久。如果能夠改採合作投資模式，將自己的技術授權，不但可以複製團隊而嘉惠更多病患，同時也能得到當地法律的保障。重點是要「團進團出」，不但要有醫療技術，而且要有經營管理（包含財務和法務）的參與。

五、市場意識：大陸醫療產業的市場化營運成熟度遠超過台灣，因此台灣醫界一定要改變過去純粹以醫師掛帥的模式，才能夠適應大陸醫療市場的競爭。也就是說，必須以類似美國的大市場行銷的經營意識為先導，做到醫、管、銷並重並行。

一個「栽培方法」的改變：從「移植」改為「嫁接」

台灣的醫院比較喜歡到大陸的大城市或沿海地區去新建綜合醫院，完全按照自己的體系來做，這樣固然有它的好處，但是面臨的競爭和挑戰確也不少。

要知道，在大城市三甲醫院強手如林，而且由於病例眾多，一線城市專科醫生的醫術可以說不遜於台灣的醫院。例如，上海市肺科醫院一年做手術超過七千例，吸引了來自全世界的肺科醫師到上海來學習；又例如武漢的亞洲心臟病醫院，每年的心臟手術超過一萬四千例，這些都不是台灣醫院所能想像的規模。

表 2　上海市肺科醫院，一年手術超過 7000 例
2016 年上海市肺胸外科進行了約 1 萬台手術，其中肺癌手術約 7000 例，其中 80% 都屬早期肺癌，使用單孔胸腔鏡微創手術即可，術後 5 年生存率可以達 90% 以上。過去三年來，總共有近 300 名來自美、德等國的外科大夫，自費到這家醫院參加為期兩周的「單孔胸腔鏡」手術學習班，或為期數月的胸外科全科手術學習班（中國新聞網，2017 年 3 月 23 日）。

在這樣的情況下，台灣醫界到大都市獨立建大型綜合醫院，不論是在長沙、南京、上海、北京、廈門或其他地方，都沒有經營很成功的例子，那麼我們不妨去考慮另外一種較能接地氣的形式，那就是收購大陸三四線城市的民營醫院。

到 2017 年 4 月為止，中國大陸的民營醫院數量已經多過公營醫院，超過一萬六千家，占比達到 55.7%，可說是一個很值得發掘的群體。為什麼是民營醫院？因為民營醫院決策快、方向靈活，不像公立醫院需要經過層層審批，既要避免國有資產流失的政治顧慮，又要考慮職工代表大會的意見，實施起來非常困難，因此，去收購地區型的民營醫院，是簡便易行的一個方向。

再說，新設一家醫院，通常耗費三五年甚至更長的時間，也許十年都不見得能夠打平。但如果採用併購的方式，可以去挑選已經營運順利，並且有利潤的醫院，是比較快的做法。收購之後，可以再仿效美國 HCA 的例子，結成一個連鎖的醫療網，然後再把台灣的專業醫療資源注入，那麼就是一個風險小而見效快的模式。

大陸的資本市場最近幾年來蓬勃發展，而且非常成熟，也提供了併購的一個很好方式。比如說，收購可以用增資換股的方式，不需要提供自己資金。換股提供給併購標的醫院的股票，必須經過三年之後才能解鎖，賣方三年之內還要完成對賭承諾，也就是說，賣方要能實現他所承諾的利潤後，這些股票才能兌現，這些都是通過資本市場，發揮財務槓桿來完成醫院收購很好的方式，用大陸資金，做大陸事業，才是正確做法。

編後語

從變局中掌握契機，開創新局

21世紀，人口高齡化促使銀髮產業蓬勃，也牽動著全球經濟命脈。既然我們知道老齡化的浪潮已無可避免，那麼在採取任何行動之前，是否也應該了解「老」的真正意義是什麼？我們對「老」倒底瞭解多少？

全新看待銀髮族對社會的貢獻

根據世界衛生組織 2016 年出版的《關於老齡化與健康的全球報告》，我們必須要改變的觀念是，沒有兩位老年人的情況是完全一樣的！有人未老先衰，有人卻老而彌堅；造成這種差異性的原因不完全是基因，而是和老年人所處的「物理和社會」環境有關，換句話說，如果我們能夠消除或改善這些差異因子，老年人可以生活得更健康和發揮更大的功能。

我們最應該改變的也許是「老年人需要被照顧、是負擔、對社會沒貢獻」等種種歧視的想法。2011 年英國一項研究顯示，扣掉養老金、社會福利和衛生保健支出等一般認為被老年人「浪費掉」的社會資源，英國老年人對該國經濟的淨貢獻是 400 億英磅（約新台幣 1 兆 5525 億），而且根據推估，2030 年將增加到 770 億英磅（約新台幣 2 兆 7169 億）。只要我們打開心胸，老年人在各地區以各種方式對社會做出各方面貢獻的例子，將多到不勝枚舉！

了解長輩在不同生命階段，有不同需求

參加制定老齡化與健康全球戰略與行動計畫的專家們認為，科技和社會均在進步，我們不能依循過去的觀念制定行動綱領，老齡化和時代進步的兩股浪潮相結合，有可能成為空前的動力而不是衝擊！重點是消弭環境的差異因子，並提供老年人足夠的支持體系，在這項報告中，即詳列出促進建健康老齡化的公共衛生體系，如何在銀髮長輩的生命歷程不同階段，提供符合需求的各項服務。

新的全球戰略和行動計畫，著眼在使老年人的功能發揮到最大，也就是在一般人內在能力穩定，即個體隨時能使用身體機能與腦力發揮功能的階段，儘可能長久地維持這種穩定的狀態，而醫療衛生部門的行動即在預防疾病的發生，社會則提供老年人樂於參與、發揮功能的環境；當進入中期衰退的階段，醫療衛生單位的功能已由預防轉為治療，以及治療後的復健和恢復能力；而社會則著重在提供一個老齡友善的環境。至於進入嚴重失能階段的老年人，除了長期照護系統的介入，如何保持老年人功能的發揮，更需要各部門的參與和合作。

促進健康老齡化的公共衛生體系：生命歷程中的公共衛生行動時機

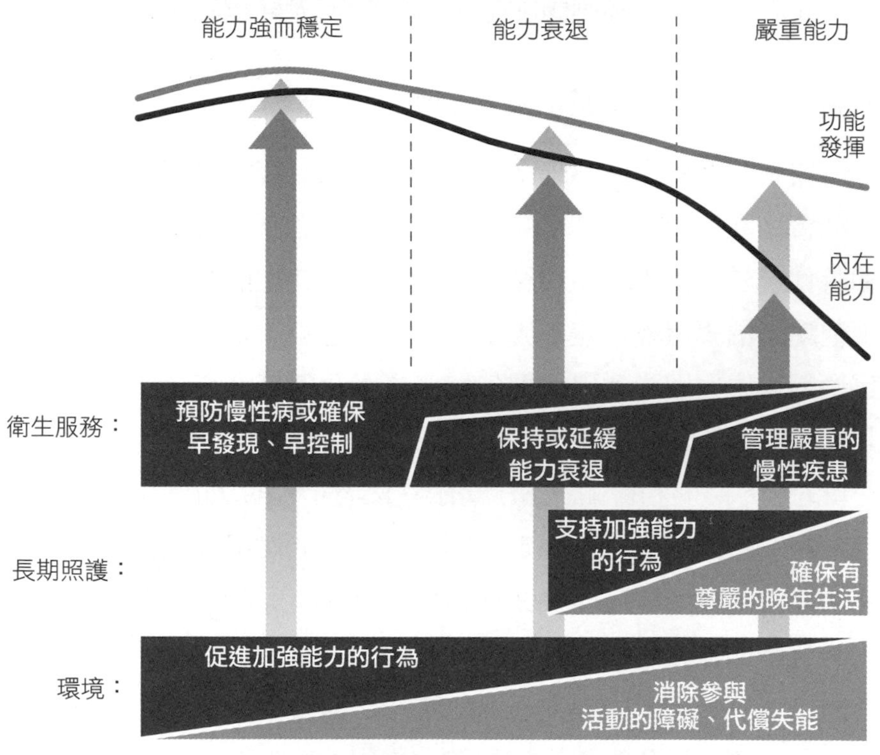

資料來源：世界衛生組織2016年《關於老齡化與健康全球報告》

每位高齡者都有屬於自己的價值與智慧，我們不能忽略人們的每個生活與成長階段，讓高齡者可以盡情揮灑自己的生命價值，獲得良善的生活照顧、復健服務、醫療照護，以及豐富多元的休閒娛樂和社交活動，讓老人家、社會與國家都能活躍老化並且快樂老化。

21世紀大健康產業發展趨勢已然成形，在現下與未來也將更為成長，成為每個國家經濟成長的重要指標，而中國大陸相關產業的發展與專業人才的需求勢必倍增，擁有不同優勢的台灣醫界、企業界以及有心人士，更不應該在這場中國大陸大健康產業的盛會中缺席，我們期待兩岸的人才可以攜手合作，創造共贏的局面，整合醫養優勢，共同促成健康老齡化的社會早日實現。

齊心合力、龍飛九天

熟悉《易經》的人都知道，人們應當學習從變局中掌握契機，從而開創新局，而不是拘泥於現狀或傳統而一成不變；現在大陸的醫療產業發展早已過了「潛龍勿用」的階段，而來到了下、上卦交接的緊要關頭，做為一個君子，終日乾乾夕惕若也沒什麼過錯，然而值得注意的是，下一個階段就要「躍」了。而龍由龍頭、龍身、龍尾、龍爪組成，甚至連龍鱗也缺一不可，要躍就得大家齊心合力，方能龍飛九天。

我們相信，投入醫養結合的大健康事業是一項無價的投資，因為人的尊嚴和幸福感是沒法用物質報酬來衡量的，我們謹以此書作為獻禮，並期待各界先進不吝指正。

國家圖書館出版品預行編目（CIP）資料

你不可不知的兩岸醫養大未來：掌握高齡化浪潮九大優勢 /
胡芳芳、張成華、孫浩玫、殷千晨採訪撰稿. -- 初版. -- 臺北市：大好文化企業社, 2017.07
336面； 17X23公分. -- (新視野1)
ISBN 978-986-93835-2-3(平裝)

1.健康醫療業 2.老人養護 3.產業發展

410.1655 106008046

新視野 | 1

你不可不知的 兩岸醫養大未來

掌握高齡化浪潮九大優勢

採訪撰稿 | 胡芳芳、張成華、孫浩玫、殷千晨

出 版 | 大好文化企業社 (Harmony Publishing House)
榮譽發行人 | 胡邦崐
發行人暨總編輯 | 胡芳芳
總經理 | 張成華
主編 | 古立綺
編輯 | 方雪雯
封面設計暨美術主編 | 簡嘉銘 · 李晨
行銷統籌 | 張榮偉
客戶服務 | 張凱特
通訊地址 | 11157台北市士林區磺溪街88巷5號3樓
訂購專線 | 02-23672090
讀者服務信箱 | dahao0615 @gmail.com
郵政劃撥 | 帳號：50371148 戶名：大好文化企業社
讀者服務電話 | 02-2367-2090
版面編排 | 唯翔工作室 (02)23122451
印 刷 | 鴻霖印刷傳媒股份有限公司0800-521-885
總 經 銷 | 大和書報圖書股份有限公司 (02)8990-2588

ISBN 978-986-93835-2-3 (平裝)
出版日期|2017年7月1日初版
定價|新台幣 450 元

Printed in Taiwan